中国民族医药学会
图书出版规划项目

名老中医

刘学春　王光涛　臧晓彤———

编著

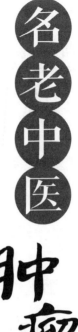

肿瘤

验方集萃

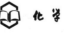化学工业出版社

·北京·

内 容 简 介

全国名老中医探历圣之源，综诸家之得，学验俱丰，拘古但不泥古，常用方、经验方创新多，临证常能力挽沉疴。为了继承、发展和弘扬全国名老中医治疗肿瘤的临床经验和学术思想，本书精选学术期刊网发表的相关论文，客观地保持了学术论文的科学性、权威性、先进性和临床实用性，以病名为纲，方论为目，依次梳理，便于检索，希望能为广大临床医师、科研工作者和医学爱好者提供阅读、借鉴的系统资料。

图书在版编目（CIP）数据

名老中医肿瘤验方集萃 / 刘学春，王光涛，臧晓彤编著.—北京：化学工业出版社，2022.9
ISBN 978-7-122-42219-4

Ⅰ.①名… Ⅱ.①刘… ②王… ③臧… Ⅲ.①肿瘤-验方-汇编 Ⅳ.①R289.5

中国版本图书馆 CIP 数据核字（2022）第 171229 号

责任编辑：张　蕾　王清颢　　　　　　文字编辑：翟　珂　陈小滔
责任校对：王　静　　　　　　　　　　装帧设计：史利平

出版发行：化学工业出版社（北京市东城区青年湖南街 13 号　邮政编码 100011）
印　　装：三河市延风印装有限公司
710mm×1000mm　1/16　印张 16¼　字数 364 千字　2024 年 3 月北京第 1 版第 1 次印刷

购书咨询：010-64518888　　　　　　　售后服务：010-64518899
网　　址：http://www.cip.com.cn
凡购买本书，如有缺损质量问题，本社销售中心负责调换。

定　　价：**69.80 元**

序言

古之方书浩如烟海，无外有四——书、论、歌诀、单验方，常以病名为始以便检索，下附诸方以备灵活运用，君臣佐使蕴意深奥，量效关系变化隐藏其间，辨证论治、煎服、宜忌论述翔实。

张仲景撰《伤寒杂病论》备诸病之用，详方药之准绳。其病与方，方与药，量与效，常中有变，变中有常，靡不曲尽。今之中医吸纳西医学之精粹，开创中西医结合的先河。国医大师、全国名中医等是当代中医临床医学发展核心成就的典型代表，他们览古论之精，承家学之华，结合现代医学之发展，临证数十载，发挥古意，创立新说，积累了一些常用方和经验方。

古今中医方药繁多，各家学说均有专长，临床均效如桴鼓立起沉疴。其简在通治，其繁在辨证论治，其贵在个性化诊疗。我倡导针对某一疾病制定通治方（主方）以便推广和应用；而对于疾病的个体不同、时间不同、地域不同、病因病位不同等诸多致病因素，我强调将辨证论治融入通治方中以简化目前中医教材中繁多的辨证分型，便于学习和应用。

《名老中医验方集萃》系列图书通过精选精学论文和著作、跟诊学习、访谈和古籍回顾等研究方法，广泛收集国医大师、全国名中医等的医案，提炼选取典型的方剂，并进行了细致的考究。系列图书以病名为纲，方论为目，依次梳理，探讨国医大师和全国名中医等的遣方用药原则，理解其配伍规律，先后在一些领域（如肝胆病、肿瘤、痹病等）较系统地梳理当代名老中医学术经验。旨在提炼中医药文化精神标识，挖掘阐释并推广普及名医名家学术思想，对保护和传承以国医大师、全国名中医等为代表的中医药文化具有重要意义。该丛书可为广大临床医师、科研工作者和医学爱好者提供较系统的研学资料，具有较强的实用性，是广大中医工作者提高理论水平和临床疗效的重要参考书。

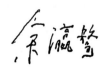

前言

　　恶性肿瘤是严重危害人类健康的重大疾病之一，它不仅造成患者个人的病痛，更导致一个家庭的悲伤。尽管诊疗技术已取得长足的进步，我们对肿瘤的病因和发病机制也有了更深入的认识，手术、化疗、放疗、免疫治疗、靶向治疗、内分泌治疗等治疗手段也在持续更新突破，但迄今为止，中国的癌症发病率与死亡率仍在继续上升，世界卫生组织的数据分析预测，2040 年相比 2020 年，全球癌症患者将增加50%，恶性肿瘤带给我们的是前所未有的挑战。

　　中医药是中华民族得天独厚的优势，它有着三千多年的历史，在肿瘤防治方面也积累了丰富的经验。中医的"治未病"思想对肿瘤的预防及早期诊断、早期治疗具有重要指导意义，"辨证论治"的核心理念十分贴合现代循证医学对肿瘤治疗中人的需求的重视，"天人合一"的整体观念又指导肿瘤治疗中全面考虑患者精神、心理、生活、环境等因素，以尽可能减轻肿瘤对患者本人、家庭及社会带来的痛苦。已有不少临床研究证实，中医药能够提升肿瘤治疗效果，减轻放化疗的毒副作用，提高患者生存质量。

　　名老中医是中医药的杰出代表，是当代中医药学术的集大成者，体现了当前中医学术和临床的最高水平。他们具备深厚的理论造诣，卓越的学术成就，丰富的临床经验，独到的诊疗技术，在肿瘤治疗方面创下了很多疗效卓著的经验用方，他们的学术思想和临证经验是中医学的宝贵财富。因此，挖掘名老中医治疗肿瘤的经验方具有重要意义。

　　本书共分为 10 篇：呼吸系统肿瘤篇、消化系统肿瘤篇、泌尿系统肿瘤篇、妇科肿瘤篇、男性生殖系统肿瘤篇、血液肿瘤篇、神经系统肿瘤篇、头颈部肿瘤篇、骨肿瘤篇和综合篇。

　　呼吸系统肿瘤篇的内容包括：肺癌、肺癌转移、肺结节。

　　消化系统肿瘤篇的内容包括：肝癌、肝血管瘤、胆囊癌、胃癌前病变、胃癌、肠癌、食管癌、胰腺癌、消化道肿瘤。

泌尿系统肿瘤篇的内容包括：肾癌、泌尿系肿瘤。

妇科肿瘤篇的内容包括：乳腺癌、宫颈癌、子宫内膜癌、子宫肌瘤、卵巢癌。

男性生殖系统肿瘤篇的内容包括：前列腺癌、睾丸癌。

血液肿瘤篇的内容包括：淋巴瘤、白血病。

神经系统肿瘤篇的内容包括：胶质瘤、脑瘤、脑膜瘤、脑星形细胞瘤。

头颈部肿瘤篇的内容包括：鼻咽癌、喉癌、舌癌、口腔癌、腮腺癌、颈静脉球体瘤、甲状腺癌。

骨肿瘤篇的内容包括：骨癌、骨肉瘤、骨髓瘤。

综合篇肿瘤的内容包括：肿瘤、恶性肿瘤、癌性睡眠障碍、癌性发热、癌性胸腹水、癌性便秘、癌性疼痛、肿瘤术后。

本书收录了四届国医大师及全国名老中医治疗多种肿瘤的经验方，并对其组成、功能主治、用量用法、方解做出详细说明，为中医肿瘤专病研究学习提供了极具价值的资料。需要说明的是，由于名老中医所处地域、临床主攻病证等不同，在具体资料的取舍上可能有所选择和偏重，有的病证由于资料较少，对国医大师治疗的个案处方也会相应选取，无具体方名者直接以"经验方"命名，全书以能真实反映名老中医的学术思想和临床经验作为资料选取的基本原则，力求通过这些宝贵经验的推广，凸显中医药的特色优势，推动中医药事业的繁荣与进步。希望本书能够为广大中医药科研人员、临床医师、中医药院校师生及中医学爱好者提供帮助。但由于编者水平有限，加之时间仓促，书中难免存在不足，恳望得到广大读者的批评指正，谨对本书中所有引用资料的作者、编者致以衷心的谢意！

编著者

2022 年 6 月

目 录

呼吸系统肿瘤篇

肺癌

益肺化积汤

【药物组成】人参 6g，石见穿 30g，泽漆 15g，清半夏 15g，山慈菇 15g，仙鹤草 15g，白前 15g，桂枝 10g，黄芩 10g，薏苡仁 30g，甘草 6g，生姜 9g。

【功能主治】益气养阴，理气化痰，祛瘀散结，解毒抗癌。适用于肺癌。

【用量用法】水煎服，日一剂，早晚温服。

【出处】张维骏，侯建春，王艳，等. 路志正运用益肺化积汤治疗肺癌经验[J]. 中医杂志，2018，59（4）：289-291.

【方解】本方为国医大师路志正教授治疗肺癌的经验方。方中泽漆味辛、苦，微寒，滋肾阴，止嗽泄水散结；人参大补元气，其中存在的天然皂苷能抑制癌细胞转移，诱导肿瘤细胞凋亡，为极具开发前景的抗肿瘤药物；白前、甘草补脾宣肺，脾健可化湿利水，宣肺可通调水道；石见穿、山慈菇、仙鹤草散结消积；桂枝通阳导寒水；黄芩苦泄清邪热；清半夏燥湿化痰，降逆止呕，消痞散结，其中含有的半夏多糖、半夏生物碱、胡芦巴碱、外源性凝聚素等对多种肿瘤细胞均有抑制作用❶；薏苡仁健脾利湿；生姜辛散，降逆止咳，祛痰化饮。阴虚内热酌加生地黄、玄参、知母、黄柏等。气阴两虚酌加北沙参、麦冬、天冬、五味子等。肺脾两虚酌加白术、山药、百合等。气滞血瘀酌配血府逐瘀汤。肾阳不足加附子、肉桂、鹿角霜、淫羊藿等。多发转移者，可酌加钩藤、夏枯草、蝉花、龙骨、牡蛎等息风药。

止嗽散

【药物组成】桔梗，荆芥，紫菀，百部，白前，甘草，陈皮。（原方无用量）

【功能主治】止咳化痰。适用于以咳嗽为主要症状表现的肺癌。

【用量用法】水煎服，日一剂，早晚温服。

【出处】顾锡冬，徐光星，何若苹，等. 何任治疗肺癌临床用药规律探究[J]. 辽宁中

❶ 李万军，马新焕，王建良. 半夏的药理作用[J]. 西部中医药，2012（9）：129-131.

医杂志，2015，42（6）：1227-1228.

【方解】本方为国医大师何任教授治疗肺癌的经验方。方中紫菀止咳、百部润肺止咳，虽苦但不伤肺，为君药，二者性温而不热，润而不寒，皆可止咳化痰。桔梗善开宣肺气、白前长于降气化痰，二者协同使用，一升一降，使气机运转，恢复肺气之宣降，增强君药的止咳化痰之力，共为臣药。荆芥可疏风解表，除在表之邪；陈皮理气调中，燥湿化痰，有祛痰、平喘等作用；二者均为佐药。甘草缓急和中，调和诸药，为使药。药理实验表明，止嗽散可明显延长小鼠引咳潜伏期，减少咳嗽次数，增加酚红排泌量。

大补阴丸

【药物组成】龟甲20g，莪术10g，黄柏10g，知母20g，冬凌草20g，猫爪草20g。

【功能主治】养阴散结。适用于阴虚火旺型肺癌。

【用量用法】水煎服，日一剂，早晚温服。

【出处】刘华蓉，刘尚义.辨证论治肺癌60例[J].贵阳中医学院学报，2010，32（4）：4-5.

【方解】本方为国医大师刘尚义教授治疗肺癌的经验方。方中龟甲滋阴润燥，补水制火；莪术破血逐瘀。知母滋肾润燥，清肺泻火；黄柏苦寒坚阴，清泻相火；二药相配使火降而不耗阴。冬凌草具有清热解毒，消炎止痛，健胃活血之效，临床实验证明冬凌草对食管癌、贲门癌、原发性肝癌及乳腺癌等有缓解症状作用，有稳定和缩小瘤体及延长患者生命的效果，与化疗合用，可减轻化疗药物的不良反应，提高疗效，对食管上皮重度增生也有一定疗效；猫爪草清热解毒，消肿散结，冬凌草与猫爪草相伍能增强消肿散结之功，亦可治疗各种肿瘤。诸药共奏滋阴降火之功。

小陷胸汤

【药物组成】瓜蒌皮20g，法半夏10g，黄连6g，紫菀20g，百部20g，款冬花20g，白花蛇舌草30g，薤白30g，半枝莲20g，皂角刺20g。

【功能主治】化痰散毒。适用于痰毒内蕴型肺癌。

【用量用法】水煎服，日一剂，早晚温服。

【出处】刘华蓉，刘尚义.辨证论治肺癌60例[J].贵阳中医学院学报，2010，32（4）：4-5.

【方解】本方为国医大师刘尚义教授治疗肺癌的经验方。小陷胸汤出自《伤寒论》，用于治疗痰热结胸证，方中瓜蒌皮甘寒，清热涤痰，宽胸散结；黄连泄热降火除心下之痞，配法半夏降逆祛痰，散结消痞，诸药合用，共奏清热化痰、散结消痞之功效。柯琴在《伤寒来苏集·伤寒附翼》提到"止在心下，不及胸腹，按之知痛不甚硬者，为小结胸，是水与热结，凝滞成痰，留于膈上，故脉亦应其象而浮滑也"。现代研究显示，小陷胸汤具有抗肿瘤作用。本方再加紫菀、百部、款冬花温肺下气，消痰止咳，紫菀中的表无羁萜醇对小鼠艾氏腹水癌有抑瘤作用，正丁醇提取部分分离出的环肽类化合物对S180细胞有抗肿瘤活性；薤白通阳散结，行气导滞，《千金方》用其治咽喉肿痛；白花蛇舌草清热解毒，现代药理研究发现其在体外对急性淋巴细胞型、粒细胞型、单核细胞型及慢性粒细胞型肿瘤细胞有较强的抑制作用；半枝莲清热解毒，化瘀，利尿；皂角刺消肿托毒，排脓。

星夏涤痰饮

【药物组成】天南星15g，法半夏15g，全瓜蒌15g，浙贝母15g，薏苡仁30g，鱼腥草30g，夏枯草15g，桔梗10g，苦杏仁10g，壁虎5g，仙鹤草30g，三七5g。

【功能主治】化痰解毒，祛瘀散结，健脾燥湿。适用于肺郁痰瘀型肺癌。

【用量用法】水煎服，日一剂，早晚温服。

【出处】唐幸林子，方灿途，孟金成，等. 国医大师周岱翰运用星夏涤痰饮治疗肺癌经验[J]. 中医药导报，2019，25（8）：35-36，40.

【方解】本方为国医大师周岱翰教授治疗肺癌的经验方。肺癌病位主要为肺，肺癌患者痰瘀证多见，脾为生痰之源，肺为储痰之器，本证治疗当涤肺中之痰，以攻散毒邪，同时理脾中之痰，以固摄本源。本方天南星燥湿化痰，消肿散结；法半夏燥湿化痰，消痞散结；全瓜蒌清热涤痰，利气宽胸，此三药皆入肺经，寒热并用，合力以涤肺中之痰。浙贝母散结解毒，清热化痰；薏苡仁解毒散结，健脾渗湿；鱼腥草清热解毒，此三药可攻散癌毒同时助化痰。桔梗宣肺利咽，苦杏仁止咳平喘，此二药归于肺经，一升一降，化痰利咽止咳的同时可调畅全身气机。夏枯草入肝、胆经，解毒散结；壁虎入肾经，活络散结；三七散瘀止血；仙鹤草解毒同时可补虚；合薏苡仁健脾固本。本方以化痰为主，佐以散结、理气、化瘀之法，祛邪不留弊，同时注重健脾，以绝生痰之源，标本兼治且有所侧重，配伍精良。临床可根据患者实际症状表现酌情加减。

失笑散

【药物组成】蒲黄10g，五灵脂10g，浙贝母15g，皂角刺15g，赤芍10g，川芎10g。

【功能主治】化瘀散结。适用于瘀血内结型肺癌。

【用量用法】水煎服，日一剂，早晚温服。

【出处】刘华蓉，刘尚义. 辨证论治肺癌60例[J]. 贵阳中医学院学报，2010，32（4）：4-5.

【方解】本方为国医大师刘尚义教授治疗肺癌的经验方。方中五灵脂甘平，入肝经血分，功擅通利血脉，散瘀止痛；蒲黄甘平，行血消瘀，炒用并能止血；二者相须为用，消瘀散结。浙贝母清热化痰止咳，解毒散结消痈，其中的生物碱有镇咳、解痉的作用❶；皂角刺消肿托毒，排脓；川芎行气活血止痛，有改善脑循环、抗肿瘤等作用❷；赤芍清热凉血，祛瘀止痛，具有解热、抗炎等作用，其中的赤芍正丁醇提取物赤芍 D 有抗肿瘤作用❸。诸药合用，共奏化瘀散结之功。若胸痛难忍加莪草花 20g，喘促甚加炙麻黄 10g，地龙 20g。

滋水救肺汤

【药物组成】百合 30g，薏苡仁 30g，玉竹 20g，石斛 20g，鳖甲 10g，北沙参 20g，麦冬 20g，天冬 20g，五味子 10g。

【功能主治】养阴补气，佐以杀毒散结。适用于气阴两虚型肺癌。

【用量用法】水煎服，日一剂，早晚温服。

【出处】刘华蓉，刘尚义. 辨证论治肺癌 60 例[J]. 贵阳中医学院学报，2010，32（4）：4-5.

【方解】本方为国医大师刘尚义教授治疗肺癌的经验方。方中百合甘寒，滋阴清热，润肺止咳；北沙参养阴清肺，祛痰止咳；玉竹养阴润燥，生津止渴；石斛益胃生津，对肺癌、卵巢癌和早幼粒细胞性白血病等恶性肿瘤的某些细胞有杀灭作用，具有较强的抗肿瘤活性❹；麦冬养阴润肺，益胃生津，清心除烦，有抗疲劳、清除自由基、提高细胞免疫功能、镇静、催眠等作用❺；天冬养阴润燥，清肺生津，与麦冬一治肺胃，一治肾，调补全身；鳖甲滋阴清热，软坚散结，具有抗肝纤维化、抗癌等作用，并可增强实验动物免疫力❻；薏苡仁健脾利湿；五味子收敛固涩，益气生津，补肾宁心，可助肾纳气。诸药合用，则阴津得复，癥结可除。

一贯煎

【药物组成】沙参 20g，枸杞子 20g，麦冬 20g，当归 20g，生地黄 20g，熟地黄 20g，炒酸枣仁 20g，山茱萸 20g。

【功能主治】阴阳双补。适用于阴阳两虚型肺癌。

【用量用法】水煎服，日一剂，早晚温服。

【出处】刘华蓉，刘尚义. 辨证论治肺癌 60 例[J]. 贵阳中医学院学报，2010，32（4）：

❶ 张明发，沈雅琴. 浙贝母药理研究进展[J]. 上海医药杂志，2007（10）：459-461.

❷ 张文海. 川芎的药理作用及临床应用[J]. 中国卫生标准管理，2015，6（26）：117-118.

❸ 张石凯，曹永兵. 赤芍的药理作用研究进展[J]. 药学实践杂志，2021，39（2）：97-101.

❹ 陶泽鑫，陆宁姝，吴晓倩，等. 石斛的化学成分及药理作用研究进展[J]. 药学研究，2021，40（1）：44-51，70.

❺ 李兰青，张丽娟. 麦冬的药理作用[J]. 河北中医药学报，2000，15（2）：34-35.

❻ 温欣，周洪雷. 鳖甲化学成分和药理药效研究进展[J]. 西北药学杂志，2008（2）：122-124.

4-5.

【方解】本方为国医大师刘尚义教授治疗肺癌的经验方。方中生地黄、熟地黄同用，滋阴养血、补益肝肾，内寓滋水涵木之意；当归补血和血；枸杞子滋补肝肾，益精养血，枸杞子多糖具有促进免疫、延缓衰老、抗肿瘤、清除自由基、抗疲劳、抗辐射、保肝、保护和改善生殖功能等作用[1]；麦冬养阴润肺，益胃生津，清心除烦，有抗疲劳、清除自由基、提高细胞免疫功能、镇静、催眠等作用；沙参滋养肺胃，养阴生津，意在佐金平木，扶土制木；炒酸枣仁养肝，宁心，安神，敛汗；山茱萸补养肝肾，并能涩精，现代药理研究证实其具有增强免疫系统功能的作用[2]。

清肺抑癌汤

【药物组成】生晒参 10g，黄芪 15g，紫丹参 10g，天葵子 15g，白花蛇舌草 15g，半枝莲 15g，炙紫菀 10g，炙款冬花 10g，薏苡仁 15g，珍珠母 12g，制鳖甲 12g，山慈菇 12g；桑白皮 10g，蔓荆子 10g，甘草 5g。

【功能主治】益气活血，清热解毒，软坚散结。适用于肺癌。

【用量用法】水煎服，日一剂，早晚温服。

【出处】刘应科，孙光荣. 肿瘤病症辨治心悟[J]. 湖南中医药大学学报，2016，36（3）：1-4.

【方解】本方为国医大师孙光荣教授治疗肺癌的经验方。方中生晒参、黄芪补脾益气，现代药理研究表明，黄芪可以增强机体免疫功能，其中含有的黄芪总苷不仅在整体水平有抑瘤作用，而且对体外肿瘤细胞有直接抑制作用，并可能通过诱导癌细胞凋亡起到抑癌作用[3]；紫丹参益气活血，共为君。天葵子、白花蛇舌草清热解毒，现代药理研究发现白花蛇舌草在体外对急性淋巴细胞型、粒细胞型、单核细胞型以及慢性粒细胞型肿瘤细胞有较强的抑制作用[4]；半枝莲清热解毒散结，具有抗肿瘤作用；薏苡仁、山慈菇清热解毒；炙紫菀、炙款冬花清肺化痰，共为臣。制鳖甲滋阴清热，软坚散结，具有抗肝纤维化、抗癌等作用，并可增强实验动物免疫力；珍珠母软坚散结为佐；桑白皮清热化痰，蔓荆子清热利咽。甘草调和诸药为使。若五心烦热者，加银柴胡、地骨皮以清虚热；若痰中带血者，加仙鹤草、宣百合、白及粉以止血化痰，但有冠心病史者应禁用白及粉；若久咳不止者，加矮地茶、麦冬、川贝母以润肺止咳，但咳痰不爽者应该慎用川贝母；若胸腔积液者，加全瓜蒌、葶苈子、薏苡仁以化痰饮。

[1] 王莎莎，张钊，陈乃宏. 枸杞子主要活性成分及药理作用研究进展[J].神经药理学报，2018，8（6）：53.

[2] 周迎春，张廉洁，张燕丽. 山茱萸化学成分及药理作用研究进展[J]. 中医药信息，2020，37（1）：114-120.

[3] 阎力君，洪涛，王福玲，等. 黄芪多糖水提工艺的优化及其体外抗肿瘤活性[J]. 中成药，2017，39（10）：2045-2049.

[4] 李梓盟，张佳彦，李菲，等. 白花蛇舌草抗肿瘤化学成分及药理作用研究进展[J]. 中医药信息，2021，38（2）：74-79.

肺复方

【药物组成】百合 10g，熟地黄 10g，生地黄 10g，玄参 10g，当归 10g，麦冬 10g，白芍 10g，沙参 15g，桑白皮 15g，黄芩 15g，重楼 30g，臭牡丹 30g，白花蛇舌草 30g。

【功能主治】益气养阴、清热解毒。适用于肺癌。

【用量用法】水煎服，日一剂，早晚温服。

【出处】潘博. 潘敏求主任医师治疗肺癌经验[J]. 湖南中医杂志，2010，26（3）：44-45.

【方解】本方为国医大师潘敏求教授治疗肺癌的经验方。方中百合、麦冬益气养阴、润肺止咳，重楼清热解毒、化瘀止痛，共为君药。生地黄、熟地黄配白芍养阴凉血，滋阴壮水，共助益气养阴；沙参助百合、麦冬滋阴生津，润肺止咳；臭牡丹、白花蛇舌草清热解毒、散结止痛，助重楼解毒化瘀，共为臣药。桑白皮、黄芩、玄参泻肺清热，止咳化痰，清咽利膈，共为佐药；当归为使药，补血活血。诸药合用，共奏益气养阴，清热解毒之功。若见脑转移加全蝎 5g、僵蚕 5g、蜈蚣 2 条、红花 5g、姜皮 10g、菊花 15g、川芎 15g，以搜风通络、化瘀利水；若见骨转移加鹿角胶 10g、肉桂 3g、补骨脂 12g、菟丝子 12g、淫羊藿 12g、骨碎补 20g，以温阳补肾，强筋健骨；若见肝转移加制鳖甲 12g、苏木 12g、莪术 12g、陈皮 10g、鸡内金 10g，以软坚散结，健脾理气；若见胸腔心包积液加紫苏子 10g、葶苈子 10g、麦冬 15g、五味子 10g、姜皮 10g、芫花 3g，以泻肺逐水，下气平喘；气短乏力加黄芪 15g、党参 15g；胸痛、舌质紫暗有瘀斑加红花 6g、桃仁 10g；咳痰带血加蒲黄炭 15g、藕节炭 15g、生大黄 10g、仙鹤草 15g；痰黄加胆南星 10g、紫花地丁 10g、芫花 3g；低热加牡丹皮 10g、地骨皮 10g；高热加生石膏 20g、生地黄 15g、羚羊角 3g。

益肺清化颗粒

【药物组成】黄芪，党参，沙参，苦杏仁，桔梗，败酱草，白花蛇舌草，甘草。（原方无用量）

【功能主治】益气养阴，清热解毒。适用于肺癌。

【用量用法】水煎服，日一剂，早晚温服。

【出处】周雍明，朴炳奎. 朴炳奎教授治疗肺癌学术经验撮要[J]. 中国中医药信息杂志，2008（S1）：67.

【方解】本方是全国老中医药专家学术经验继承工作指导老师朴炳奎教授治疗肺癌的经验方。方中黄芪、党参为君药，益气补肺，黄芪补脾益气，现代药理研究表明，黄芪可以增强机体免疫功能，其中含有的黄芪总苷不仅在整体水平有抑瘤作用，而且对体外肿瘤细胞有直接抑制作用，可能通过诱导癌细胞凋亡起到抑癌作用。沙参、苦杏仁等养阴润肺，解毒化瘀，败酱草、白花蛇舌草清热解毒，共为臣药。桔梗为肺经引经药，协药力直达病所，甘草调和诸药，二者共为佐使。该方针对癌症邪实正虚的特点，补气养阴扶正，清热解毒祛邪，相辅相成。临床试验表明，该方对肺癌患者有改善症状、增强体质、提高生存质量、延缓病灶发展、延长生存期的作用；与化疗配合使用还可增强化疗的效果，减轻化疗对消化道、造血系统及肝、肾功能的损伤。

清燥救肺汤

【药物组成】炒白术 15g，桑叶 10g，枇杷叶 10g，麦冬 10g，沙参 10g，生石膏 30g，百合 30g，生地黄 15g，川贝母 10g，浙贝母 10g，桔梗 10g，白芍 15g，石斛 15g，鳖甲 10g，鼠妇 10g，僵蚕 10g，金荞麦 10g，蒲黄[包煎] 10g，蜂房 6g，重楼 15g，甘草 10g。

【功能主治】清肺润燥，养阴润肺。适用于肺癌肺失清肃，燥热津伤的治疗。

【用量用法】水煎服，日一剂，早晚温服。

【出处】王靖思，顾恪波，孙桂芝. 孙桂芝分型论治肺癌经验[J]. 中医杂志，2013，54（19）：1636-1638.

【方解】本方为全国老中医药专家学术经验继承工作指导老师孙桂芝教授治疗肺癌的经验方。方中炒白术益气健脾，药理研究证实白术对小鼠艾氏腹水瘤、淋巴肉瘤腹水型及食管癌都有显著的抑制作用❶。桑叶质轻性寒，轻宣肺燥，透邪外出；生石膏甘辛而大寒，清泄肺热；麦冬养阴润肺，益胃生津，清心除烦，有抗疲劳、清除自由基、提高细胞免疫功能、镇静、催眠等作用；沙参养阴润肺；枇杷叶苦降肺气，止咳化痰；百合色白入肺，养肺阴而清气热；生地黄色黑入肾，益心营而清血热；浙贝母清热化痰止咳，解毒散结消痈，其中的生物碱有镇咳、解痉的作用；川贝母清热润肺，化痰止咳，且有散结消肿之功；桔梗宣通肺气；白芍柔肝和血止痛；石斛滋阴润燥；鳖甲滋阴清热，软坚散结，具有抗肝纤维化、抗癌作用，并可增强实验动物免疫力；鼠妇破血利水，解毒止痛；僵蚕化痰散结，通络止痛；金荞麦、重楼清热解毒；蒲黄活血化瘀；蜂房解毒止痛；甘草兼能调和诸药。可酌加相应抗肿瘤药物，如白花蛇舌草、半枝莲、半边莲等；若患者皮肤瘙痒难耐者，可加用地肤子、白鲜皮、浮萍、蝉蜕等，以其"肺主皮毛"也；咽部干痒者，可加木蝴蝶、桔梗、金银花之类轻清上浮之品以利咽祛风止痒。

千金苇茎汤

【药物组成】芦根 30g，苦杏仁 10g，薏苡仁 15g，冬瓜子 15g，桃仁 6g，生地黄 15g，玄参 15g，川贝母 15g，浙贝母 15g，桔梗 15g，麦冬 15g，桑叶 10g，枇杷叶 15g，沙参 15g，生石膏 30g，僵蚕 10g，鼠妇 10g，九香虫 6g，鳖甲 10g，鱼腥草 30g，甘草 10g，白花蛇舌草 30g，鸡内金 30g，生麦芽 30g。

【功能主治】清火宣肺，化痰通络。适用于肺癌痰热蕴肺，肺失清肃的治疗。

【用量用法】水煎服，日一剂，早晚温服。

❶ 柳威，邓林华，赵英强. 白术及其有效成分药理作用概述[J]. 中医药学报，2021，49（10）：116-119.

【出处】王靖思，顾恪波，孙桂芝. 孙桂芝分型论治肺癌经验[J]. 中医杂志，2013，54（19）：1636-1638.

【方解】本方为全国老中医药专家学术经验继承工作指导老师孙桂芝教授治疗肺癌的经验方。方中芦根甘寒轻浮，善清肺热；冬瓜子清热化痰，利湿排脓，能清上彻下，肃降肺气，与芦根配合则清肺宣壅，涤痰排脓；薏苡仁甘淡微寒，上清肺热而排脓，下利肠胃而渗湿；桃仁活血化瘀；苦杏仁降气止咳平喘，润肠通便；生地黄益心营而清血热；玄参启肾水上济润肺兼能清热；川贝母清热润肺，化痰止咳，散结消肿，其中含有的生物碱有明显的祛痰镇咳作用[1]；浙贝母清热润肺，化痰止咳，且有散结消肿之功；桔梗宣通肺气；桑叶质轻性寒，轻宣肺燥，透邪外出；生石膏甘辛而大寒，清泄肺热；麦冬养阴润肺，益胃生津，清心除烦，有抗疲劳、清除自由基、提高细胞免疫功能、镇静、催眠等作用；沙参养阴润肺；枇杷叶苦降肺气，止咳化痰；鳖甲滋阴清热，软坚散结，具有抗肝纤维化、抗癌等作用，并可增强实验动物免疫力；鼠妇破血利水，解毒止痛；僵蚕化痰散结，通络止痛；九香虫行气止痛；鱼腥草、白花蛇舌草清热解毒，药理研究发现白花蛇舌草在体外对急性淋巴细胞型、粒细胞型、单核细胞型以及慢性粒细胞型肿瘤细胞有较强的抑制作用；鸡内金、生麦芽益胃和中；甘草益气且调和诸药。

新加苇茎汤

【药物组成】芦根30g，冬瓜子30g，薏苡仁30g，桃仁10g，桔梗10g，茯苓30g，黄芪30g，郁金12g，桑叶30g，竹茹15g，丝瓜络15g，陈皮10g，甘草10g。

【功能主治】清热化痰散结。适用于肺癌。

【用量用法】温开水冲服，日一剂，早晚温服。

【出处】孙玉信. 张磊治疗癌症五法[J]. 河南中医，2017，37（2）：215-216.

【方解】本方为国医大师张磊教授治疗肺癌的经验方。方中芦根甘寒轻浮，善清肺热；冬瓜子清热化痰，利湿排脓，能清上彻下，肃降肺气，与芦根配合则清肺宣壅，涤痰排脓；薏苡仁甘淡凉，上清肺热而排脓，下利肠胃而渗湿；桃仁活血化瘀；桔梗、陈皮一升一降调理气机；陈皮理气调中，燥湿化痰，有祛痰、平喘等作用；茯苓健脾利湿助化痰；黄芪补脾益气，现代药理研究表明，黄芪可以增强机体免疫功能，其中含有的黄芪总苷不仅在整体水平有抑瘤作用，而且对体外肿瘤细胞有直接抑制作用，并可能通过诱导癌细胞凋亡起到抑癌作用；郁金行气活血止痛；桑叶清热化痰；竹茹清热润肺生津；丝瓜络清热祛湿；甘草益气且调和诸药。

百合固金汤

【药物组成】百合30g，生地黄10g，熟地黄10g，玄参10g，川贝母10g，浙贝母

---

[1] 张勇慧，阮汉利，吴继洲. 贝母的药理作用研究概况[J]. 医药导报，2003（11）：797-799.

10g, 桔梗 10g, 麦冬 10g, 何首乌 15g, 僵蚕 10g, 九香虫 6g, 白术 40g, 合欢皮 30g, 炒酸枣仁 30g, 龟甲 15g, 鳖甲 15g, 灵芝 15g, 桃仁 6g, 鸡内金 30g, 麦芽 30g, 白果 6g, 金荞麦 15g, 甘草 10g。

【功能主治】 补益肺肾之阴，润肺清燥。适用于肺癌燥热伤肺，肺肾阴虚的治疗。

【用量用法】 水煎服，日一剂，早晚温服。

【出处】 王靖思，顾恪波，孙桂芝. 孙桂芝分型论治肺癌经验[J]. 中医杂志，2013，54（19）：1636-1638.

【方解】 本方为全国老中医药专家学术经验继承工作指导老师孙桂芝教授治疗肺癌的经验方。方中百合甘寒，滋阴清热，润肺止咳；生地黄、熟地黄并用，滋肾壮水，其中生地黄兼能凉血止血；三药相伍，为润肺滋肾，金水并补的常用组合。麦冬养阴润肺、益胃生津、清心除烦，有抗疲劳、清除自由基、提高细胞免疫功能、镇静、催眠等作用；玄参启肾水上济润肺兼能清热；川贝母清热润肺，化痰止咳，散结消肿，其中含有的生物碱有明显的祛痰镇咳作用；浙贝母清热润肺，化痰止咳，且有散结消肿之功；桔梗宣通肺气；何首乌补益肝肾；鳖甲滋阴清热，软坚散结，具有抗肝纤维化、抗癌等作用，并可增强实验动物免疫力；龟甲滋阴软坚散结；僵蚕化痰散结，通络止痛；九香虫行气止痛；白术益气健脾，药理研究证实其对小鼠艾氏腹水癌、淋巴肉瘤腹水型及食管癌都有显著的抑制作用；合欢皮、炒酸枣仁养心安神；灵芝补益五脏之气，具扶正固本之效，现代药理研究表明灵芝含有丰富的营养物质，能滋补人体器官，并能双向调节各器官的生理功能，使之恢复正常，且有较强的补气安神、止咳平喘、祛痰、抗肿瘤、抗放射性损伤的作用[1]；桃仁活血化瘀；金荞麦清热解毒；白果敛肺定喘；鸡内金、麦芽益胃和中；甘草益气且调和诸药。

苇茎汤合清气化痰丸

【药物组成】 黄芩，苦杏仁，瓜蒌，桑白皮，地骨皮，芦根，冬瓜子，鱼腥草，猫爪草，浙贝母，三叶青，金荞麦，山豆根，砂仁，炒白术，薏苡仁，甘草。（原方无用量）

【功能主治】 清热化痰散结。适用于痰热互结型肺癌。

【用量用法】 水煎服，日一剂，早晚温服。

【出处】 许洁，高宇，王晞星. 王晞星运用和法治疗肺癌经验[J]. 山东中医杂志，2017，36（7）：591-593.

【方解】 本方为国医大师王晞星教授治疗肺癌的经验方。方中黄芩清泻肺中实火；瓜蒌清热化痰；苦杏仁宣肺化痰止咳；芦根甘寒轻浮，善清肺热；冬瓜子清热化痰，利湿排脓，能清上彻下，肃降肺气，与芦根配合则清肺宣壅，涤痰排脓；薏苡仁甘淡凉，上清肺热而排脓，下利肠胃而渗湿；鱼腥草清热解毒，散结消痈，具有抗菌、抗病毒、

---

❶ 刘华，唐琼. 中药灵芝药理作用研究[J]. 中国医药导报，2009（5）：153-154.

提高机体免疫力、利尿等作用，被称为"天然而又安全的抗生素"❶；金荞麦清热解毒、消痈排脓，能抗菌消炎、抑制肿瘤，同时还可以增强巨噬细胞的吞噬功能，提高机体的免疫能力❷；桑白皮泄肺热化痰，配合地骨皮养阴清热；浙贝母清热化痰止咳、解毒散结消痈，其中的生物碱有镇咳、解痉的作用；猫爪草、三叶青化痰软坚散结；山豆根清热利咽；砂仁行气和胃；炒白术益气健脾，药理研究证实其对小鼠艾氏腹水癌、淋巴肉瘤腹水型及食管癌都有显著的抑制作用；甘草调和诸药。

一贯煎合苇茎汤

【药物组成】生地黄，沙参，麦冬，瓜蒌，半夏，芦根，黄芩，浙贝母，冬瓜子，鱼腥草，冬凌草，百合，龙葵，天南星，三叶青，甘草。（原方无用量）

【功能主治】滋阴清热。适用于阴虚肺热型肺癌。

【用量用法】水煎服，日一剂，早晚温服。

【出处】许洁，高宇，王晞星. 王晞星运用和法治疗肺癌经验[J]. 山东中医杂志，2017，36（7）：591-593.

【方解】本方为国医大师王晞星教授治疗肺癌的经验方。方中生地黄、沙参清热润肺；麦冬养阴润肺，益胃生津，清心除烦，有抗疲劳、清除自由基、提高细胞免疫功能、镇静、催眠等作用；百合滋阴益胃；黄芩清热燥湿；半夏燥湿化痰，降逆止呕，消痞散结，其中含有的半夏多糖、半夏生物碱、胡芦巴碱、外源性凝聚素等对多种肿瘤细胞均有抑制作用；天南星、瓜蒌、芦根、冬瓜子、鱼腥草合用清肺化痰、解毒消痈；浙贝母清热化痰止咳、解毒散结消痈，其中的生物碱有镇咳、解痉的作用；龙葵清热，解毒，活血，消肿，具有抗炎、镇静、提高机体免疫力的作用❸；三叶青、冬凌草软坚散结，解毒抗癌；甘草调和诸药。全方甘寒滋阴与苦寒泄热同用，补泻兼施，调和药性，调和阴阳。

四君子汤合生脉散

【药物组成】太子参，白术，茯苓，生地黄，沙参，麦冬，黄芩，浙贝母，芦根，冬瓜子，鱼腥草，猫爪草，天南星，龙葵，百合，冬凌草，甘草。（原方无用量）

【功能主治】补气健脾。适用于肺脾两虚型肺癌。

【用量用法】水煎服，日一剂，早晚温服。

---

❶ 黄南龙，黄焕明，张碧玉，等. 中药鱼腥草的药理作用、临床应用及不良反应概述[J]. 福建中医药，2021，52（3）：58-60.

❷ 盛华刚，朱立俏，林桂涛. 金荞麦的化学成分与药理作用研究进展[J]. 西北药学杂志，2011，26（2）：156-158.

❸ 赫军，周畅均，马秉智，等. 龙葵的化学成分及抗肿瘤药理活性研究进展[J]. 中国药房，2015，26（31）：4433-4436.

【出处】许洁，高宇，王晞星. 王晞星运用和法治疗肺癌经验[J]. 山东中医杂志，2017，36（7）：591-593.

【方解】本方为国医大师王晞星教授治疗肺癌的经验方。方中太子参益气健脾，生津润肺；茯苓、甘草补脾益气；白术益气健脾，药理研究证实其对小鼠艾氏腹水癌、淋巴肉瘤腹水型及食管癌都有显著的抑制作用；麦冬养阴润肺，益胃生津，清心除烦，有抗疲劳、清除自由基、提高细胞免疫功能、镇静、催眠等作用；生地黄、沙参、百合滋阴润肺；黄芩清热燥湿；芦根、冬瓜子、鱼腥草清肺化痰消痈；浙贝母清热化痰止咳，解毒散结消痈，其中的生物碱有镇咳、解痉的作用；天南星清肺化痰散结；龙葵清热，解毒，活血，消肿，具有抗炎、镇静、提高机体免疫力的作用；冬凌草具有清热解毒，消炎止痛，健胃活血之效，临床实验证明冬凌草对食管癌、贲门癌、原发性肝癌及乳腺癌等有缓解症状作用，有稳定和缩小瘤体及延长患者生命的效果，与化疗合用，可减轻化疗药物的不良反应，提高疗效，对食管上皮重度增生也有一定的疗效；猫爪草化痰散结抗肿瘤。

补肺汤合生脉散

【药物组成】黄芪，党参，桑白皮，生地黄，熟地黄，山茱萸，麦冬，五味子，壁虎，浙贝母，甘草。（原方无用量）

【功能主治】滋阴益气。适用于肺肾两虚型肺癌。

【用量用法】水煎服，日一剂，早晚温服。

【出处】许洁，高宇，王晞星. 王晞星运用和法治疗肺癌经验[J]. 山东中医杂志，2017，36（7）：591-593.

【方解】本方为国医大师王晞星教授治疗肺癌的经验方。方中黄芪补脾益气，现代药理研究表明，黄芪可以增强机体免疫功能，其中含有的黄芪总苷不仅在整体水平有抑瘤作用，而且对体外肿瘤细胞有直接抑制作用，并可能通过诱导癌细胞凋亡起到抑癌作用；党参大补元气；生地黄养肺阴；熟地黄滋肾阴；山茱萸补养肝肾，并能涩精，现代药理研究证实其具有增强免疫系统功能的作用；麦冬养阴润肺，益胃生津，清心除烦，有抗疲劳、清除自由基、提高细胞免疫功能、镇静、催眠等作用；五味子补肾敛肺止咳，配合麦冬滋阴润肺；桑白皮清肺化痰；壁虎软坚散结；浙贝母清热化痰止咳，解毒散结消痈，其中的生物碱有镇咳、解痉的作用；甘草调和诸药。

小陷胸汤、桑贝止嗽散合咯血方

【药物组成】桑白皮15g，浙贝母30g，苦杏仁10g，桔梗10g，炙紫菀10g，百部15g，白前10g，陈皮10g，白花蛇舌草15g，矮地茶10g，栀子炭6g，海浮石10g，黄连5g，炒瓜蒌皮6g，诃子10g，青黛粉10g，海蛤粉10g，三七10g，白及10g，甘草6g。

【功能主治】清热化痰，清肝宁肺，凉血止血。适用于肝火犯肺，痰热壅盛型肺癌。

【用量用法】水煎服，日一剂，早晚温服。

【出处】郭麒，喻嵘，肖碧跃，等. 国医大师熊继柏运用小陷胸汤合方治疗恶性肿瘤经验[J]. 湖南中医药大学学报，2020，40（3）：271-273.

【方解】本方为国医大师熊继柏教授治疗肺癌的经验方。方中桔梗苦辛平，能宣通肺气，泻火散寒，治痰壅喘促，鼻塞咽痛；炙紫菀辛温润肺，苦温下气，补虚调中，消痰止渴，治寒热结气，咳逆上气；百部甘苦微温，能润肺，治肺热咳呛；白前辛苦微温，长于下痰止嗽，治肺气盛实之咳嗽；陈皮调中快膈，导滞消痰；甘草炒用气温，补三焦元气而散表寒；炒瓜蒌皮甘寒，清热涤痰，宽胸散结，用时先煮，意在"以缓治上"，而通胸膈之痹；黄连清热燥湿，具有抗炎、抗菌、解热作用，其中小檗碱还能通过抑制癌细胞呼吸，阻碍癌细胞嘌呤和核酸的合成，干扰癌细胞代谢等途径产生抗癌作用❶；浙贝母清热化痰止咳，解毒散结消痈，其中的生物碱有镇咳、解痉的作用；桑白皮、苦杏仁清热化痰，润肺止咳；青黛粉咸寒，入肝经，善清肝经郁火，并清肺热以消痰止嗽；海浮石清肺化痰，软坚散结；海蛤粉咸寒，清肺化痰，软坚散结；白花蛇舌草清热解毒，现代药理研究发现其对急性淋巴细胞型、粒细胞型、单核细胞型以及慢性粒细胞型肿瘤细胞有较强的抑制作用；矮地茶化痰止咳，利湿，活血，常用于咳嗽、痰中带血；三七、白及、诃子、栀子炭收敛止血。

四逆散合瓜蒌薤白半夏汤

【药物组成】柴胡10g，赤芍18g，延胡索10g，全瓜蒌15g，薤白10g，法半夏9g，陈皮10g，土茯苓15g，薏苡仁15g，白英15g，白术15g，桔梗10g，枳壳10g，甘草6g。

【功能主治】疏肝散结，祛痰止痛。适用于肝郁气结，痰瘀阻肺型肺癌。

【用量用法】水煎服，日一剂，早晚温服。

【出处】胡皓，蔡小平. 治疗肺癌经验探讨[J]. 中国民间疗法，2017，25（5）：10-12.

【方解】本方是全国老中医药专家学术经验继承工作指导老师朴炳奎教授治疗肺癌的经验方。方中柴胡疏肝行气；延胡索行气活血，止痛散结，药理研究表明其中含有的延胡索乙素有明显的镇痛作用，而其中的左旋四氢帕马丁则具有镇静作用，延胡索总碱还能扩张外周血管❷；赤芍清热凉血，祛瘀止痛，具有解热、抗炎等作用，其中的赤芍正丁醇提取物赤芍D有抗肿瘤作用；全瓜蒌、薤白宣阳通痹，化痰通络；法半夏燥湿化痰，降逆止呕，消痞散结，其中含有的半夏多糖、半夏生物碱、胡芦巴碱、外源性凝聚素等对多种肿瘤细胞均有抑制作用；陈皮理气调中，燥湿化痰，有祛痰、平喘等作用；土茯苓、薏苡仁、白英、桔梗祛湿除痰，清热解毒；桔梗、枳壳一升一降，调畅气机；白术益气健脾，药理研究证实其对小鼠艾氏腹水癌、淋巴肉瘤腹水型及食管癌都有显著的抑

❶ 付琳，付强，李冀，等. 黄连化学成分及药理作用研究进展[J]. 中医药学报，2021，49（2）：87-92.

❷ 冯自立，赵正栋，刘建欣. 延胡索化学成分及药理活性研究进展[J]. 天然产物研究与开发，2018，30（11）：2000-2008.

制作用；甘草调和诸药。

小陷胸加枳实汤

【药物组成】法半夏 10g，全瓜蒌 10g，黄连 10g，枳实 20g，浙贝母 15g，桔梗 10g，白英 20g，龙葵 15g，半枝莲 30g，白花蛇舌草 30g，石上柏 20g，制三棱 10g，莪术 10g。

【功能主治】清热解毒，化痰散结。适用于湿热瘀毒型肺癌。

【用量用法】水煎服，日一剂，早晚温服。

【出处】何家振，周贤，胡旭，等. 梅国强对肿瘤放疗后的认识及治疗经验[J]. 中华中医药杂志，2016，31（9）：3592-3594.

【方解】本方为国医大师梅国强教授治疗肺癌的经验方。方中全瓜蒌甘、微苦，寒，清热涤痰，宽胸散结；黄连泄热降火，除心下之痞，配法半夏降逆祛痰，散结消痞；浙贝母清肺化痰止咳；桔梗开肺气，与枳实一升一降，共理全身气机；半枝莲清热解毒散结，具有抗肿瘤作用；白英清热解毒；龙葵清热，解毒，活血，消肿，具有抗炎、镇静、提高机体免疫力的作用；白花蛇舌草清热解毒，现代药理研究发现其在体外对急性淋巴细胞型、粒细胞型、单核细胞型、慢性粒细胞型肿瘤细胞有较强的抑制作用；石上柏清热散结，抗癌解毒；制三棱破血消积；莪术破血逐瘀。诸药同用，共奏清热解毒，化痰散结之功。

四君子合生脉饮

【药物组成】西洋参 15g，茯苓 15g，白术 15g，薏苡仁 30g，百合 30g，生地黄 15g，浙贝母 12g，桔梗 12g，五味子 10g，麦冬 10g，白花蛇舌草 30g，壁虎 10g，鱼腥草 15g，蜈蚣 2 条，姜半夏 10g，陈皮 10g。

【功能主治】益气健脾，清肺化痰，解毒祛瘀。适用于肺脾气虚，癌毒内蕴型肺癌。

【用量用法】水煎服，日一剂，早晚温服。

【出处】甘霞，张选明，杨军用，等. 袁今奇治疗恶性肿瘤经验[J]. 实用中医内科杂志，2021，35（2）：1-5.

【方解】本方为全国老中医药专家学术经验继承工作指导老师袁今奇教授治疗肺癌的经验方。方中西洋参益气养阴；茯苓健脾益气；白术益气健脾，药理研究证实其对小鼠艾氏腹水癌、淋巴肉瘤腹水型及食管癌都有显著的抑制作用；薏苡仁健脾利湿；百合、生地黄滋阴补肾；浙贝母清热化痰止咳，解毒散结消痈，其中的生物碱有镇咳、解痉的作用；桔梗解毒利咽排脓；五味子敛肺益气；麦冬养阴润肺，益胃生津，清心除烦，有抗疲劳、清除自由基、提高细胞免疫功能、镇静、催眠等作用；白花蛇舌草清热解毒，现代药理研究发现其在体外对肿瘤细胞有较强抑制作用；鱼腥草清热解毒散结；壁虎、蜈蚣活血化瘀，通络散结；姜半夏燥湿化痰，降逆止呕，消痞散结，其中含有的半夏多糖、半夏生物碱、胡芦巴碱、外源性凝聚素等对多种肿瘤细胞均有抑制作用；陈皮理气调中，燥湿化痰，有祛痰、平喘等作用。

肺癌方

【药物组成】山海螺30g，三七6g，壁虎6g，浙贝母10g，鱼腥草30g，仙鹤草15g，蜈蚣3条，僵蚕10g，皂角刺15g，鹿衔草15g，白花蛇舌草30g，橘红5g，黄芪25g，五味子5g，北沙参15g，蜜紫菀10g，蜜款冬花10g，石斛10g，白术10g，桑白皮15g，法半夏10g，煅牡蛎30g。

【功能主治】化痰软坚散结，益气养阴。适用于中晚期肺癌见咯血的治疗。

【用量用法】水煎服，日一剂，早晚温服。

【出处】杨义维，梁学艳，莫怡丰，等. 潘金辉教授治疗肺癌经验[J]. 广西中医药，2021，44（5）：31-32.

【方解】本方为广东省名中医潘金辉教授治疗肺癌的经验方。方中煅牡蛎、浙贝母、皂角刺、壁虎、蜈蚣、僵蚕等软坚散结。潘教授认为肿瘤坚如磐石，根深蒂固，一般植物类药无法达到病所，而虫类药善行走窜搜刮，攻坚破积，无坚不破，被广而用之。现代研究认为，壁虎抗肿瘤的药理机制在于诱导肿瘤细胞凋亡、抑制肿瘤新生血管形成、诱导肿瘤细胞分化以及免疫调节等方面；蜈蚣多糖蛋白复合物、蜈蚣藻多糖为抗肿瘤有效成分，能抑制血管生成的活性。鹿衔草、三七等活血化瘀；山海螺、鱼腥草、仙鹤草、白花蛇舌草等清热解毒，《滇南本草》中记载"鱼腥草，味苦、辛，性寒平；治肺痈咳嗽成痨带脓血者，痰有腥臭；亦治肺痈吐脓、吐血"。鱼腥草生物碱为鱼腥草的主要活性组分之一，现代药理学研究发现鱼腥草生物碱能抑制肺癌 H460 细胞的生长，阻滞肺癌细胞周期并诱导凋亡。同时现代药理研究也证实，白花蛇舌草等清热解毒的药物能抑制肿瘤生长和肺部转移，提高机体免疫力。橘红、法半夏等化痰止咳；蜜紫菀、蜜款冬花、桑白皮等宣降肺气化痰；黄芪、五味子、北沙参、石斛、白术等益气健脾以固本，《脾胃论》中言"百病皆由脾胃盛衰而生也"，顾护脾胃贯彻整个治疗过程，脾生肺，"土旺而金生"。纵观全方，攻补兼施，临床效果显著。

治疗肺癌经验方 1

【药物组成】北沙参30g，党参30g，白术12g，茯苓12g，百合30g，生地黄15g，山茱萸15g，山药30g，薏苡仁30g，天冬12g，白花蛇舌草30g，瓜蒌15g，枳实10g，全蝎6g，半枝莲15g，竹茹6g。

【功能主治】养肺健脾化痰，滋肾解毒化瘀。适用于肺脾气虚，癌毒内蕴，肾阴不足型肺癌。

【用量用法】水煎服，日一剂，早晚温服。

【出处】甘霞，张选明，杨军用，等. 袁今奇治疗恶性肿瘤经验[J]. 实用中医内科杂志，2021，35（2）：1-5.

【方解】本方为全国老中医药专家学术经验继承工作指导老师袁今奇教授治疗肺癌的经验方。方中北沙参润肺生津；党参益气养阴；茯苓、山药健脾益气；白术益气健脾，药理研究证实其对小鼠艾氏腹水癌、淋巴肉瘤腹水型及食管癌都有显著的抑制作用；薏苡仁健脾利湿；百合、生地黄、天冬滋阴补肾；山茱萸补养肝肾，并能涩精，现代药理研究证实其具有增强免疫系统功能的作用；白花蛇舌草清热解毒，药理研究发现其对急性淋巴细胞型、粒细胞型、单核细胞型以及慢性粒细胞型肿瘤细胞有较强的抑制作用；半枝莲清热解毒散结，具有抗肿瘤作用；全蝎活血化瘀，通络散结；瓜蒌、竹茹清热化痰散结；枳实理气助化痰。

治疗肺癌经验方 2

【药物组成】生晒参 15g，黄芪 30g，淫羊藿 12g，防风 6g，百合 30g，白术 12g，山茱萸 15g，山药 30g，白花蛇舌草 30g，全蝎 6g，薏苡仁 30g，壁虎 6g，姜半夏 10g，陈皮 10g，焦三仙各 15g，甘草 10g。

【功能主治】养肺健脾补肾，化痰祛瘀解毒。适用于肺脾气虚，癌毒内蕴型肺癌。

【用量用法】水煎服，日一剂，早晚温服。

【出处】甘霞，张选明，杨军用，等. 袁今奇治疗恶性肿瘤经验[J]. 实用中医内科杂志，2021，35（2）：1-5.

【方解】本方为全国老中医药专家学术经验继承工作指导老师袁今奇教授治疗肺癌的经验方。方中生晒参大补元气，其中存在的天然皂苷能抑制癌细胞转移，诱导肿瘤细胞凋亡，为极具开发前景的抗肿瘤药物❶；黄芪补脾益气，现代药理研究表明，黄芪可以增强机体免疫功能，其中含有的黄芪总苷不仅在整体水平有抑瘤作用，而且对体外肿瘤细胞有直接抑制作用，并可能通过诱导癌细胞凋亡起到抑癌作用；淫羊藿补肾阳，强筋骨，具有抗肿瘤作用；防风能行能散，可缓解癌痛；白术益气健脾，药理研究证实其对小鼠艾氏腹水癌、淋巴肉瘤腹水型及食管癌都有显著的抑制作用；山药健脾益气；薏苡仁健脾利湿；百合滋阴补肾；山茱萸补养肝肾，并能涩精，现代药理研究证实其具有增强免疫系统功能的作用；白花蛇舌草清热解毒，现代药理研究发现其在体外对急性淋巴细胞型、粒细胞型、单核细胞型以及慢性粒细胞型肿瘤细胞有较强的抑制作用；壁虎、全蝎活血化瘀，通络散结；姜半夏燥湿化痰，降逆止呕，消痞散结，其中含有的半夏多糖、半夏生物碱、胡芦巴碱、外源性凝聚素等对多种肿瘤细胞均有抑制作用；陈皮理气调中，燥湿化痰，有祛痰、平喘等作用；焦三仙消食和中；甘草益气健脾并调和诸药。

---

❶ 蒋景华. 人参的药理作用和临床应用[J]. 现代中西医结合杂志，2004（7）：956-957.

治疗肺癌经验方 3

【药物组成】黄药子，猫爪草，海藻，藤梨根，猫人参，忍冬藤，十大功劳叶，鱼腥草，垂盆草，夏枯草，三七，儿茶，石韦，百部，枇杷叶，五味子，桑白皮，银柴胡，龟甲，牡蛎，山豆根，射干，佛耳草，野菊花，冬虫夏草，马兜铃，龙葵，重楼，蜀羊泉，紫草，八月札。（原方无用量）

【功能主治】清热解毒、活血散瘀。适用于肺癌。

【用量用法】水煎服，日一剂，早晚温服。

【出处】张志远. 常见癌症与中药调治[J]. 辽宁中医杂志，1994（6）：248-250.

【方解】本方为国医大师张志远教授治疗肺癌的经验方。方中黄药子、海藻、龟甲、牡蛎软坚散结；龙葵清热解毒，活血消肿，具有抗炎、镇静、提高机体免疫力的作用；猫爪草、藤梨根、猫人参、忍冬藤、鱼腥草、野菊花、重楼、蜀羊泉、夏枯草清热解毒，散结消肿；紫草清热解毒凉血消肿；八月札行气止痛；十大功劳叶、银柴胡清虚热，解毒祛湿；垂盆草、石韦、佛耳草清热祛湿；佛耳草合枇杷叶、百部、桑白皮、马兜铃等化痰止咳；三七、儿茶活血化瘀；五味子敛肺止咳；山豆根、射干解毒利咽，消肿散结；冬虫夏草解毒补虚。

治疗肺癌经验方 4

【药物组成】白花蛇舌草 50g，穿心莲 15g，半枝莲 15g，白芥子 10g，炒紫苏子 10g，葶苈子 10g，莱菔子 10g，瓜蒌 30g，十大功劳叶 30g，海浮石 15g，紫菀 6g，款冬花 6g，黄药子 15。

【功能主治】清热解毒，化痰散结。适用于痰热内盛，气阴两伤型肺癌。

【用量用法】水煎服，日一剂，早晚温服。

【出处】王兴臣，王栋先，王斌胜. 王新陆教授运用黄药子经验举要[J]. 中华中医药杂志，2012，27（1）：129-131.

【方解】本方为国医大师王新陆教授治疗肺癌的经验方。方中白芥子温肺化痰，利气散结；炒紫苏子降气化痰，止咳平喘；莱菔子消食导滞，下气祛痰；海浮石清肺化痰，软坚散结，有促进支气管分泌物排出的作用，还可促进尿液的形成及排泄；黄药子祛痰软坚散结，据《开宝本草》记载，黄药子主治恶肿疮瘘，喉痹，蛇犬咬毒；白花蛇舌草清热解毒，现代药理研究发现其在体外对急性淋巴细胞型、粒细胞型、单核细胞型以及慢性粒细胞型肿瘤细胞有较强的抑制作用；半枝莲清热解毒散结，具有抗肿瘤作用；穿心莲清热解毒；葶苈子泄肺止咳；紫菀、款冬花清肺降气，化痰止咳；瓜蒌清肺化痰散结；十大功劳叶清热养阴。

治疗肺癌经验方 5

【药物组成】芦根 30g，薏苡仁 30g，冬瓜仁 30g，桃仁 15g，天南星 15g，半夏 15g，山慈菇 15g，丹参 15g，枳壳 12g，三七粉^{冲服} 3g。

【功能主治】祛痰散结，活血祛瘀。适用于痰瘀闭阻型肺癌。

【用量用法】水煎服，日一剂，早晚温服。

【出处】吴玉生，杨海燕. 邓铁涛教授"痰瘀相关理论"在肿瘤疾病的临床应用[J]. 现代医院，2005，5（6）：39-40.

【方解】本方为国医大师邓铁涛教授治疗肺癌的经验方。痰瘀痹阻型肺癌以痰、瘀为主，故用清肺化痰，逐瘀排脓的千金苇茎汤为底方。方中芦根甘寒轻浮，善清肺热；冬瓜仁清热化痰，利湿排脓，能清上彻下，肃降肺气，与芦根配合则清肺宣壅，涤痰排脓；薏苡仁甘淡凉，上清肺热而排脓，下利肠胃而渗湿；桃仁活血逐瘀，可助消痈；再加天南星、半夏温肺化痰，增加化痰之功；山慈菇清热解毒，消痈散结，《滇南本草》言其"消阴分之痰，止咳嗽，治喉痹，止咽喉痛。治毒疮，攻痈疽，敷诸疮肿毒，有脓者溃，无脓者消"；丹参活血祛瘀，三七活血且能补血，二者共用配合桃仁有活血之功而不伤正；枳壳理气宽中，防止痰瘀阻滞气机。若肺热明显、发热、口干、口苦、痰黄稠者可加鱼腥草、黄芩、人工牛黄；咳嗽甚者加浙贝母、苦杏仁、百部；胸痛甚者加延胡索、郁金，兼服西黄丸；痰血、咯血明显者加仙鹤草、侧柏叶、白及粉；气促加紫苏子、莱菔子、鹅管石；胸水加半边莲、葶苈子、猪苓等；有脑转移者加全蝎、蜈蚣、壁虎等虫类药；气阴两虚者加用人参、黄芪、冬虫草补益肺气，天冬、百合、燕窝等养肺阴，西洋参炖服独具益气养阴之功。

治疗肺癌经验方 6

【药物组成】瓜蒌 15g，苦杏仁 10g，桔梗 10g，浙贝母 20g，海蛤壳 15g，黄芪 30g，北沙参 10g，太子参 15g，麦冬 10g，白术 15g，山药 12g，肉苁蓉 15g，女贞子 15g，当归 15g，焦三仙各 30g，豆蔻 5g，仙鹤草 15g，侧柏炭 15g，甘草 10g。

【功能主治】益气养阴，清热解毒，祛痰化瘀。适用于痰瘀胶结，毒损肺络肺型肺癌。

【用量用法】水煎服，日一剂，早晚温服。

【出处】郑红刚，花宝金，朴炳奎. 朴炳奎辨治肺癌学术思想与经验探析[J]. 中医杂志，2010，51（4）：304-306.

【方解】本方是全国老中医药专家学术经验继承工作指导老师朴炳奎教授治疗肺癌的经验方。方中瓜蒌甘寒，清热涤痰，宽胸散结；苦杏仁、桔梗一升一降，理气止咳；浙贝母清肺化痰散结；海蛤壳软坚散结；黄芪补脾益气，现代药理研究表明，黄芪可以增强机体免疫功能，其中含有的黄芪总苷不仅在整体水平有抑瘤作用，而且对体外肿瘤细胞有直接抑制作用，并可能通过诱导癌细胞凋亡起到抑癌作用；太子参、白术、山药益气健脾；白术益气健脾，药理研究证实其对小鼠艾氏腹水癌、淋巴肉瘤腹水型及食管癌都有显著的抑制作用；当归补血和血；北沙参、麦冬、女贞子滋阴益气；肉苁蓉、豆蔻温肾助阳；焦三仙消食和中；仙鹤草、侧柏炭敛肺止血；甘草益气且调和诸药。

治疗气阴两虚型肺癌经验方 1

【药物组成】党参，生晒参，南沙参，北沙参，黄芪，茯苓，女贞子，枸杞子，猪苓。（原方无用量）

【功能主治】益气养阴。适用于气阴两虚型肺癌。

【用量用法】水煎服，日一剂，早晚温服。

【出处】顾锡冬，徐光星，何若苹，等. 何任治疗肺癌临床用药规律探究[J]. 辽宁中医杂志，2015，42（6）：1227-1228.

【方解】本方为国医大师何任教授治疗肺癌的经验方。方中党参益气健脾，生津润燥，具有增加机体免疫力的作用[1]；生晒参大补元气，其中存在的天然皂苷能抑制癌细胞转移，诱导肿瘤细胞凋亡，为极具开发前景的抗肿瘤药物；黄芪补脾益气，现代药理研究表明，黄芪可以增强机体免疫功能，其中含有的黄芪总苷不仅在整体水平有抑瘤作用，而且对体外肿瘤细胞有直接抑制作用，并可能通过诱导癌细胞凋亡起到抑癌作用；枸杞子滋补肝肾，益精养血，枸杞子多糖具有促进免疫、延缓衰老、抗肿瘤、清除自由基、抗疲劳、抗辐射、保肝、保护和改善生殖功能等作用；南沙参、北沙参养阴清肺，益胃生津；女贞子补益肝肾之阴，有升高外周白细胞、增强网状内皮系统吞噬能力、增强细胞免疫和体液免疫的作用，对缓解化疗或放疗所致的白细胞减少有一定作用[2]；猪苓利水渗湿；茯苓健脾祛湿。诸药合用，健脾益气，养阴生津。

治疗气阴两虚型肺癌经验方 2

【药物组成】黄芪18g，当归9g，太子参12g，北沙参21g，白芍9g，芦根24g，半夏9g，枳壳9g，黄芩9g，白花蛇舌草21g，瓜蒌15g，柴胡9g，茯苓12g，川贝母6g，甘草6g。

【功能主治】益气养阴，清肺化痰。适用于气阴两虚型肺癌。

【用量用法】水煎服，日一剂，早晚温服。

【出处】刘如秀. 刘志明治疗恶性肿瘤验案3则[J]. 中医杂志，1994（7）：397-399.

【方解】本方是国医大师刘志明教授治疗肺癌的经验方。方中半夏燥湿化痰，降逆止呕，消痞散结，其中含有的半夏多糖、半夏生物碱、胡芦巴碱、外源性凝聚素等对多种肿瘤细胞均有抑制作用；瓜蒌、芦根、北沙参宣肺祛痰，滋阴止咳；川贝母清热润肺，化痰止咳，散结消肿，其中含有的生物碱有明显的祛痰镇咳作用；黄芩清热燥湿；白花

---

[1] 赵晓梅. 分析补益药党参的药理和临床应用[J]. 中国实用医药，2016，11（32）：135-136.

[2] 金芝贵，金刚，肖忠革，等. 女贞子的药理作用及其临床应用进展[J]. 药学服务与研究，2011（3）：189-192.

蛇舌草清热解毒，现代药理研究发现其在体外对急性淋巴细胞型、粒细胞型、单核细胞型以及慢性粒细胞型肿瘤细胞有较强的抑制作用；白芍柔肝和血止痛；柴胡、枳壳、茯苓透邪解郁，疏肝理脾；黄芪补脾益气，现代药理研究表明，黄芪可以增强机体免疫功能，其中含有的黄芪总苷不仅在整体水平有抑瘤作用，而且对体外肿瘤细胞有直接抑制作用，并可能通过诱导癌细胞凋亡起到抑癌作用；当归补血和血；太子参、甘草补气活血，扶正祛邪。全方相合，有清热解毒，止咳祛痰，软坚化瘀，活血止痛，补虚扶正之效。

治疗气阴两虚型肺癌经验方 3

【药物组成】太子参，生晒参，北沙参，天冬，麦冬，百合，玉竹，怀山药，黄精，牡丹皮，赤芍，桃仁，墨旱莲。（原方无用量）

【功能主治】益气养阴，祛痰消癥。适用于气阴两虚型肺癌。

【用量用法】水煎服，日一剂，早晚温服。

【出处】赵凤达. 洪广祥治疗晚期肺癌的经验[J]. 新中医，1996（3）：3-4.

【方解】本方为国医大师洪广祥教授治疗肺癌的经验方。方中生晒参大补元气，其中存在的天然皂苷能抑制癌细胞转移，诱导肿瘤细胞凋亡，为极具开发前景的抗肿瘤药物；太子参补气滋阴，北沙参滋阴润肺，天冬、玉竹、百合、墨旱莲益气养阴，肝肾肺胃皆得滋养；黄精补气养阴，具有降血糖、降血脂、抗炎抗菌、延缓衰老、调节免疫力、抗肿瘤等多种作用[1]；麦冬养阴润肺，益胃生津，清心除烦，有抗疲劳、清除自由基、提高细胞免疫功能、镇静、催眠等作用；怀山药益气健脾；桃仁活血化瘀；牡丹皮清热凉血，活血化瘀；赤芍清热凉血，祛瘀止痛，具有解热、抗炎等作用，其中的赤芍正丁醇提取物赤芍 D 有抗肿瘤作用。诸药合用，瘀血得去，且大量滋阴药使新血社生化有源，正气得复。

治疗痰浊瘀结型肺癌经验方

【药物组成】半夏，茯苓，陈皮，猫爪草，黄药子，葶苈子，浙贝母，天浆壳，海蛤壳，桃仁，土鳖虫，黄芪，党参，白术，薏苡仁。（原方无用量）

【功能主治】祛痰化瘀，扶正健脾。适用于痰浊瘀结型肺癌。

【用量用法】水煎服，日一剂，早晚温服。

【出处】赵凤达. 洪广祥治疗晚期肺癌的经验[J]. 新中医，1996（3）：3-4.

【方解】本方为国医大师洪广祥教授治疗肺癌的经验方。方中黄芪补脾益气，现代药理研究表明，黄芪可以增强机体免疫功能，其中含有的黄芪总苷不仅在整体水平有抑

❶ 李东洋，管贺，袁志鹰. 黄精药理作用及其复方在中医临床中的应用[J]. 亚太传统医药，2021，17（7）：197-199.

瘤作用，而且对体外肿瘤细胞有直接抑制作用，并可能通过诱导癌细胞凋亡起到抑癌作用；党参、茯苓健脾；白术益气健脾，药理研究证实其对小鼠艾氏腹水癌、淋巴肉瘤腹水型及食管癌都有显著的抑制作用；半夏燥湿化痰，降逆止呕，消痞散结，其中含有的半夏多糖、半夏生物碱、胡芦巴碱、外源性凝聚素等对多种肿瘤细胞均有抑制作用；陈皮理气调中，燥湿化痰，有祛痰、平喘等作用；浙贝母、天浆壳清肺化痰；海蛤壳清热化痰；葶苈子祛痰且能行水；薏苡仁合前药能健脾利水且可解毒补虚；桃仁活血化瘀；土鳖虫活血化瘀；猫爪草、黄药子化痰散结。

治疗痰热壅肺型肺癌经验方

【药物组成】玄参，麦冬，浙贝母，金银花，连翘，桔梗，百部，冬瓜子，金荞麦，鱼腥草。（原方无用量）

【功能主治】养阴清热，化痰解毒。适用于痰热壅肺型肺癌。

【用量用法】水煎服，日一剂，早晚温服。

【出处】顾锡冬，徐光星，何若苹，等. 何任治疗肺癌临床用药规律探究[J]. 辽宁中医杂志，2015，42（6）：1227-1228.

【方解】本方为国医大师何任教授治疗肺癌的经验方。方中浙贝母清热化痰止咳，解毒散结消痈，其中的生物碱有镇咳、解痉的作用；百部润肺下气止咳，其中百部碱能镇咳、祛痰、平喘[1]；冬瓜子清热化痰，排脓，利湿，还可提高机体免疫力；麦冬养阴润肺，益胃生津，清心除烦，有抗疲劳、清除自由基、提高细胞免疫功能、镇静、催眠等作用；玄参清热凉血，滋阴降火，解毒散热，可启肾水上行以济上焦火热，利咽喉；桔梗开肺气，宣肺，祛痰，利咽，排脓；金银花清热解毒，消炎退肿，药理实验发现其有抗炎、抗毒、抗肿瘤作用；连翘清热解毒散结；金荞麦清热解毒，消痈排脓，能抗菌消炎、抑制肿瘤，同时还可以增强巨噬细胞的吞噬功能，提高机体的免疫能力；鱼腥草清热解毒，具有抗菌、抗病毒、提高机体免疫力、利尿等作用，被称为"天然而又安全的抗生素"。诸药合用，清热化痰解毒，祛邪而不伤正。

治疗痰浊阻肺型肺癌经验方

【药物组成】半枝莲 30g，白花蛇舌草 25g，紫菀 15g，党参 15g，苦杏仁 10g，沙参 10g，麦冬 10g，五味子 10g，黄精 10g，墨旱莲 10g，生地黄 10g，熟地黄 10g，山茱萸 10g，甘草 10g。

【功能主治】补肺健脾，补肾填精，止咳化痰，解毒抑瘤。适用于痰浊阻肺型肺癌。

【用量用法】水煎服，日一剂，早晚温服。

---

❶ 樊兰兰，陆丽妃，王孝勋，等. 百部药理作用与临床应用研究进展[J]. 中国民族民间医药，2017，26（8）：55-59.

【出处】许银姬，王辛秋，晁恩祥. 国医大师晁恩祥教授治疗肺癌临证经验拾萃[J]. 新中医，2016，48（8）：228-229.

【方解】本方为国医大师晁恩祥教授治疗肺癌的经验方。方中紫菀、苦杏仁清肺止咳化痰；麦冬养阴润肺，益胃生津，清心除烦，有抗疲劳、清除自由基、提高细胞免疫功能、镇静、催眠等作用；沙参、五味子益气养阴，肺脾同补；生地黄、熟地黄同用，滋阴养血，补益肝肾，内寓滋水涵木之意；再入黄精、墨旱莲，补气养阴之功更强；山茱萸补养肝肾，并能涩精，现代药理研究证实其具有增强免疫系统功能的作用；党参益气健脾；半枝莲、白花蛇舌草清热解毒，现代药理研究发现白花蛇舌草在体外对急性淋巴细胞型、粒细胞型、单核细胞型以及慢性粒细胞型肿瘤细胞有较强的抑制作用；甘草调和诸药。全方标本同治，功效甚伟。

治疗瘀血阻肺型肺癌经验方

【药物组成】卫矛，猫爪草，桃仁，鳖甲，苏木，瓜蒌，郁金，人参，白术，薏苡仁，大枣。（原方无用量）

【功能主治】化瘀消癥，扶正健脾。适用于瘀血阻肺型肺癌。

【用量用法】水煎服，日一剂，早晚温服。

【出处】赵凤达. 洪广祥治疗晚期肺癌的经验[J]. 新中医，1996（3）：3-4.

【方解】本方为国医大师洪广祥教授治疗肺癌的经验方。方中卫矛行血通经，散瘀止痛，试验表明其具有调节免疫力及抗过敏的作用❶；猫爪草化痰散结，解毒消肿；桃仁活血化瘀；鳖甲滋阴清热，软坚散结，具有抗肝纤维化、抗癌等作用，并可增强实验动物免疫力；苏木行血祛瘀，消肿止痛，具有促进血液循环、降低血液黏度及抗肿瘤的作用❷；瓜蒌清热化痰；郁金理气止痛；人参大补元气，其中存在的天然皂苷能抑制癌细胞转移，诱导肿瘤细胞凋亡，为极具开发前景的抗癌和抗肿瘤药物；薏苡仁、大枣益气健脾；白术益气健脾，药理研究证实其对小鼠艾氏腹水癌、淋巴肉瘤腹水型及食管癌都有显著的抑制作用。诸药合用，标本同治，祛瘀而不伤正，补气而不留瘀。

治疗脾肺气虚型肺癌经验方

【药物组成】黄芪，党参，茯苓，白术，薏苡仁，法半夏，陈皮，猫爪草，天浆壳，牡荆子，卫矛，川芎。（原方无用量）

【功能主治】补益肺脾，祛痰行瘀。适用于脾肺气虚型肺癌。

【用量用法】水煎服，日一剂，早晚温服。

---

❶ 孙婧，杨燕云，许亮，等. 鬼箭羽化学成分与药理作用研究进展[J]. 辽宁中医药大学学报，2021，23（7）：85-95.

❷ 邓成杰，刘爽，徐晓云，等. 苏木化学成分及药理作用的研究进展[J]. 中国现代中药，2020，22（5）：810-826.

【出处】赵凤达. 洪广祥治疗晚期肺癌的经验[J]. 新中医，1996（3）：3-4.

【方解】本方为国医大师洪广祥教授治疗肺癌的经验方。方中黄芪补脾益气，现代药理研究表明，黄芪可以增强机体免疫功能，其中含有的黄芪总苷不仅在整体水平有抑瘤作用，而且对体外肿瘤细胞有直接抑制作用，并可能通过诱导癌细胞凋亡起到抑癌作用；党参、茯苓健脾；白术益气健脾，药理研究证实其对小鼠艾氏腹水癌、淋巴肉瘤腹水型及食管癌都有显著的抑制作用；法半夏燥湿化痰，降逆止呕，消痞散结，其中含有的半夏多糖、半夏生物碱、胡芦巴碱、外源性凝聚素等对多种肿瘤细胞均有抑制作用；陈皮理气调中，燥湿化痰，有祛痰、平喘等作用；天浆壳清肺化痰；牡荆子化湿祛痰，止咳平喘，理气止痛；薏苡仁健脾利水且可解毒补虚；卫矛行血通经，散瘀止痛，试验表明其具有调节免疫力及抗过敏的作用；猫爪草化痰散结，解毒消肿；川芎行气活血止痛，有改善脑循环、抗肿瘤等作用。

桑贝止嗽散、小陷胸汤合黛蛤散

【药物组成】桑白皮 15g，浙贝母 30g，苦杏仁 10g，桔梗 10g，炙紫菀 10g，百部 10g，白前 10g，陈皮 10g，白花蛇舌草 15g，黄连 5g，瓜蒌 6g，法半夏 6g，青黛粉 8g，海蛤粉 15g，三七片 15g，甘草 6g，白及片 10g，栀子炭 6g。

【功能主治】清热化痰，宣肺止咳。适用于肺癌术后放射性肺炎。

【用量用法】水煎服，日一剂，早晚温服。

【出处】阳国彬，刘朝圣. 国医大师熊继柏辨治肿瘤并发症验案举隅[J]. 湖南中医药大学学报，2019，39（9）：1061-1063.

【方解】本方为国医大师熊继柏教授治疗肺癌术后放射性肺炎的经验方。方中桔梗苦辛微温，能宣通肺气，泻火散寒，治痰壅喘促，鼻塞咽痛；炙紫菀辛温润肺，苦温下气，补虚调中，消痰止渴，治寒热结气，咳逆上气；百部甘苦微温，能润肺，治肺热咳呛；白前辛甘微寒，长于下痰止嗽，治肺气盛实之咳嗽；陈皮调中快膈，导滞消痰；甘草炒用气温，补三焦元气而散表寒；瓜蒌甘寒，清热涤痰，宽胸散结，用时先煮，意在"以缓治上"，而通胸膈之痹；黄连清热燥湿，具有抗炎、抗菌、解热作用，其中小檗碱还能通过抑制癌细胞呼吸，阻碍癌细胞嘌呤和核酸的合成，干扰癌细胞代谢等途径产生抗癌作用；法半夏辛温化痰散结；浙贝母清热化痰止咳，解毒散结消痈，其中的生物碱有镇咳、解痉的作用；桑白皮、苦杏仁清热化痰，润肺止咳；青黛粉咸寒，入肝、肺、胃经，善清肝经郁火，并清肺热以消痰止嗽；海蛤粉苦咸寒，入肺、胃经，清肺化痰，软坚散结；白花蛇舌草清热解毒，现代药理研究发现其在体外对急性淋巴细胞型、粒细胞型、单核细胞型以及慢性粒细胞型的肿瘤细胞有较强抑制作用；三七片、白及片、栀子炭收敛止血。

治疗肺癌疼痛及放化疗后胃脘不适经验方

【药物组成】延胡索，白芍，甘草，川楝子，蒲公英，沉香曲。（原方无用量）

【功能主治】活血，行气，止痛。适用于肺癌引起的疼痛及放化疗后胃脘不适。

【用量用法】水煎服，日一剂，早晚温服。

【出处】顾锡冬，徐光星，何若苹，等. 何任治疗肺癌临床用药规律探究[J]. 辽宁中医杂志，2015，42（6）：1227-1228.

【方解】本方为国医大师何任教授治疗肺癌的经验方。何教授认为癌性疼痛的原因多为不通则痛，故治疗时以行气活血为主，气行则血自行。方中延胡索行气活血，止痛散结，药理研究表明其中含有的延胡索乙素有明显的镇痛作用，其中的左旋四氢帕马丁具有镇静作用，延胡索总碱还能扩张外周血管；川楝子行气止痛，疏肝泄热；二者通用，行气止痛，共为君药。沉香曲理气，止痛，消胀，对放化疗后的胃脘不适有很好的疗效，为臣药。蒲公英清热解毒；白芍柔肝和血止痛；二者共为佐药。甘草补气且调和诸药，为使药。

治疗肺癌放射性肺损伤经验方

【药物组成】生地黄，沙参，麦冬，百合，百部，浙贝母，八月札，壁虎，山慈菇，甘草。（原方无用量）

【功能主治】养阴清肺，化痰解毒。适用于肺癌放射性肺损伤。

【用量用法】水煎服，日一剂，早晚温服。

【出处】张一哲，王晞星. 王晞星教授治疗老年晚期非小细胞肺癌并发症经验[J]. 光明中医，2017，32（1）：32-34.

【方解】本方为国医大师王晞星教授治疗肺癌放射性肺损伤的经验方。方中生地黄、沙参清热；麦冬养阴润肺，益胃生津，清心除烦，有抗疲劳、清除自由基、提高细胞免疫功能、镇静、催眠等作用；百合滋阴；百部止咳润肺；浙贝母清热化痰止咳，解毒散结消痈，其中的生物碱有镇咳、解痉的作用；山慈菇清热解毒，消痈散结，《滇南本草》言其"消阴分之痰，止咳嗽，治喉痹，止咽喉痛。治毒疮，攻痈疽，敷诸疮肿毒，有脓者溃，无脓者消"；八月札等化痰散结，解毒抗癌；壁虎通络散结；甘草调和诸药。若见气阴两虚证，则加生脉散益气养阴，并用太子参补气养阴；若兼见消化不良、胃脘不适等脾胃功能受损之征，则加六君子汤以健脾和胃，并减少滋阴药的应用，防止滋腻碍胃；若是阴虚火旺，痰热内扰为主，则可加小陷胸汤来清热化痰，且用黄芩来替换原方黄连以重点清解肺热。若出现瘀阻肺络的后期临床表现，则应加桃仁、红花、赤芍等活血通络之品以及陈皮、乌药等可入肺行气的药物。

治疗肺癌咯血经验方

【药物组成】旋覆花，赭石，海浮石，仙鹤草，茜草，白茅根，海蛤粉，阿胶，藕节。（原方无用量）

【功能主治】清热降火，消瘀散结。适用于阴虚火旺型肺癌见咯血。

【用量用法】水煎服，日一剂，早晚温服。

【出处】顾锡冬，徐光星，何若苹，等. 何任治疗肺癌临床用药规律探究[J]. 辽宁中医杂志，2015，42（6）：1227-1228.

【方解】本方为国医大师何任教授治疗肺癌的经验方。方中旋覆花、赭石取自《伤寒论》旋覆代赭汤，为降逆止呃的常用药对，这里取其下行之功，能有效降肺气；海浮石清肺化痰，软坚散结，有促进支气管分泌物排出的作用，还可促进尿液的形成及排泄；白茅根凉血止血，清热利尿，清肺胃热；茜草凉血止血，活血祛瘀，且有镇咳祛痰、抗肿瘤、扩张血管等作用[1]。仙鹤草收敛止血，解毒补虚；海蛤粉清热，利湿，化痰，软坚；藕节收敛止血，可缩短凝血时间；阿胶补血，止血，滋阴润燥，还可以促进机体造血干细胞的增殖和分化[2]；以上四药温凉并用，针对阴虚火旺造成的咯血止血而不留瘀，效果显著。

六君子汤

【药物组成】党参，云茯苓，白术，清半夏，陈皮，薏苡仁，百合，龙葵，桑白皮，葶苈子，牵牛子，车前子，天南星。（原方无用量）

【功能主治】健脾利水。适用于肺癌胸腔积液。

【用量用法】水煎服，日一剂，早晚温服。

【出处】张一哲，王晞星. 王晞星教授治疗老年晚期非小细胞肺癌并发症经验[J]. 光明中医，2017，32（1）：32-34.

【方解】本方为国医大师王晞星教授治疗肺癌胸腔积液的经验方。方中党参甘平益气，健脾养胃；白术益气健脾，药理研究证实其对小鼠艾氏腹水癌、淋巴肉瘤腹水型及食管癌都有显著的抑制作用；云茯苓健脾渗湿，云茯苓与白术相配，则健脾祛湿之功益著；清半夏燥湿化痰，降逆止呕，消痞散结，其中含有的半夏多糖、半夏生物碱、胡芦巴碱、外源性凝聚素等对多种肿瘤细胞均有抑制作用；陈皮理气调中，燥湿化痰，有祛痰、平喘等作用；薏苡仁健脾利水；龙葵清热，解毒，活血，消肿，具有抗炎、镇静、提高机体免疫力的作用；百合与龙葵配伍，利水养阴并举，补益而不留瘀；桑白皮、葶苈子清泻肺热，平喘止咳；牵牛子、车前子泻水利尿，导邪从小便而去；天南星味苦、辛，性温，有毒，既能行气化痰散积，又对肺癌引起的胸腔积液有着明显的疗效。

❶ 杨连荣，周庆华，张哲锋，等. 茜草的化学成分与药理作用研究进展[J]. 中医药信息，2007（1）：21-24.

❷ 李笃军，杨铧，武勇. 阿胶化学成分及药理作用研究进展[J]. 中国食品，2021（21）：98-99.

肺癌转移

温胆汤

【药物组成】竹茹，清半夏，枳实，陈皮，云茯苓，石菖蒲，远志，天南星，山慈菇，壁虎，僵蚕，全蝎，天竺黄，炙麻黄，白花蛇舌草。（原方无用量）

【功能主治】理气化痰，开窍醒神。适用于肺癌脑转移实证。

【用量用法】水煎服，日一剂，早晚温服。

【出处】张一哲，王晞星. 王晞星教授治疗老年晚期非小细胞肺癌并发症经验[J]. 光明中医，2017，32（1）：32-34.

【方解】本方为国医大师王晞星教授治疗肺癌脑转移的经验方。方中清半夏燥湿化痰，降逆止呕，消痞散结，其中含有的半夏多糖、半夏生物碱、胡芦巴碱、外源性凝聚素等对多种肿瘤细胞均有抑制作用；枳实行气消痰；竹茹清热化痰，止呕除烦；陈皮理气调中，燥湿化痰，有祛痰、平喘等作用；云茯苓健脾渗湿消痰；炙麻黄宣肺平喘；石菖蒲、远志开窍醒神；山慈菇清热解毒，消痈散结，《滇南本草》言其"消阴分之痰，止咳嗽，治喉痹，止咽喉痛。治毒疮，攻痈疽，敷诸疮肿毒，有脓者溃，无脓者消"；天南星、壁虎等既可软坚散结抗癌，又可入脑，对于治疗脑转移有着良好的疗效；僵蚕、全蝎等可祛风止痉，化痰散结；天竺黄清热化痰；白花蛇舌草清热解毒，现代药理研究发现其在体外对急性淋巴细胞型、粒细胞型、单核细胞型以及慢性粒细胞型肿瘤细胞有较强的抑制作用。若脑转移患者出现癫痫状态时，应加大僵蚕、全蝎、蜈蚣、壁虎等虫类药的应用，以祛风定痉。

益气聪明汤

【药物组成】黄芪，党参，升麻，葛根，蔓荆子，白芍，黄柏，甘草，石菖蒲，远志，僵蚕，全蝎。（原方无用量）

【功能主治】益气升阳。适用于肺癌脑转移虚证。

【用量用法】水煎服，日一剂，早晚温服。

【出处】张一哲，王晞星. 王晞星教授治疗老年晚期非小细胞肺癌并发症经验[J]. 光明中医，2017，32（1）：32-34.

【方解】本方为国医大师王晞星教授治疗肺癌脑转移的经验方。方中党参甘平以补脾胃；黄芪补脾益气，现代药理研究表明，黄芪可以增强机体免疫功能，其中含有的黄芪总苷不仅在整体水平有抑瘤作用，而且对体外肿瘤细胞有直接抑制作用，并可能通过诱导癌细胞凋亡起到抑癌作用；甘草甘缓以和脾胃；葛根、升麻、蔓荆子轻扬升发，能入阳明，鼓舞胃气，上行头目，中气既足，清阳上升，则九窍通利，耳聪而目明矣；白芍柔肝和血止痛；黄柏补肾生水；石菖蒲、远志开窍醒神；僵蚕、全蝎等可祛风止痉，化痰散结。诸药合用，清补兼施、标本同治。

一贯煎合小柴胡汤

【药物组成】柴胡，清半夏，黄芩，生地黄，沙参，麦冬，川楝子，延胡索，太子参，石见穿，蜈蚣，壁虎，天南星，山慈菇。（原方无用量）

【功能主治】滋阴养血清热，适用于肺癌肝转移。

【用量用法】水煎服，日一剂，早晚温服。

【出处】张一哲，王晞星. 王晞星教授治疗老年晚期非小细胞肺癌并发症经验[J]. 光明中医，2017，32（1）：32-34.

【方解】本方为国医大师王晞星教授治疗肺癌肝转移的经验方。方中柴胡、黄芩既入肺经，又入肝经，可同时清肺肝之热，体现肺肝同治；清半夏不但可以散结化痰，而且具有镇静的作用，镇静效果与剂量成正比，可缓解因肝转移出现的情志方面的问题，且柴胡、黄芩、生地黄等滋阴清热之品性寒凉，可兼制半夏燥性；生地黄、川楝子入肝经清热活血理气；延胡索行气活血，止痛散结，药理研究表明其中含有的延胡索乙素有明显的镇痛作用，其中的左旋四氢帕马丁具有镇静作用，延胡索总碱还能扩张外周血管；太子参益气健脾；麦冬养阴润肺，益胃生津，清心除烦，有抗疲劳、清除自由基、提高细胞免疫功能、镇静、催眠等作用；沙参入肺经清热养阴补气；石见穿活血化瘀，清热利湿，散结消肿，有抗炎、镇痛、改善血流变的作用❶；山慈菇清热解毒，消痈散结，《滇南本草》言其"消阴分之痰，止咳嗽，治喉痹，止咽喉痛。治毒疮，攻痈疽，敷诸疮肿毒，有脓者溃，无脓者消"；天南星清肺化痰；蜈蚣、壁虎祛风止痉，通络散结。

肺结节

润肺止咳汤

【药物组成】南沙参 15g，北沙参 15g，菊花 12g，桑叶 15g，甘草 6g，桑白皮 15g，莪术 12g，百合 15g，山药 15g，穿山龙 15g，太子参 20g，黄芪 20g，薏苡仁 30g，麦冬 12g，金荞麦 30g，三叶青 15g，虎杖根 20g，枸杞子 15g。

【功能主治】益气养阴，活血化瘀。适用于气虚血瘀型肺结节的治疗。

【用量用法】水煎服，日一剂，早晚温服。

【出处】徐俪颖，蔡宛如，王会仍. 王会仍从积聚论治结节病[J]. 中华中医药杂志，2015，30（11）：3973-3975.

【方解】本方为全国老中医药专家学术经验继承工作指导老师王会仍教授治疗肺结节的经验方。方中南沙参、北沙参养阴清肺，益胃生津；菊花、桑叶疏风清热；桑白皮泻肺平喘，利水消肿；莪术破血逐瘀；百合养阴润肺，且能安神；山药健脾益气补虚，

---

❶ 高俊峰，王秀辉，张鹏，等. 石见穿化学成分和药理作用研究进展[J]. 中国实验方剂学杂志，2013（12）：348-351.

可刺激和调节人类免疫系统，其中山药多糖对环磷酰胺所导致的细胞免疫抑制有对抗作用，故能抗肿瘤[1]；穿山龙祛风除湿，舒筋通络，活血止痛，止咳平喘；太子参益气生津，黄芪补气健脾，二者共用，补而不燥；薏苡仁健脾除湿；麦冬养阴益胃，生津润肺；金荞麦清热解毒，活血祛瘀；三叶青清热解毒，为天然抗生素；虎杖根解毒利湿；枸杞子滋补肝肾，益精养血；甘草调和诸药。全方攻补兼施，气阴双补，注重肺胃阴津，疗效颇彰。

---

❶ 白义萍. 山药的现代药理研究[J]. 中国食品，2021（21）：96-97.

消化系统肿瘤篇

肝癌

治疗肝癌经验方 1

【药物组成】潞党参 15g，炒白术 10g，怀山药 15g，当归 10g，白芍 10g，三棱 10g，莪术 10g，石见穿 15g，炒木瓜 15g，郁金 10g，延胡索 10g，鸡内金 10g，香橼 10g，大腹皮 15g。

【功能主治】调和肝脾，祛湿逐瘀。适用于肝脾不调，湿毒内聚型肝癌。

【用量用法】水煎服，日一剂，早晚温服。

【出处】陈晶. 刘沈林教授治疗消化道恶性肿瘤的临证经验[J]. 环球中医药，2015，8（S2）：92.

【方解】本方为全国老中医药专家学术经验继承工作指导老师刘沈林教授治疗肝癌的经验方。方中潞党参益气健脾，生津润燥，具有增加机体免疫力的作用；炒白术、怀山药健脾益气；当归补血活血；白芍柔肝和血止痛；三棱破血逐瘀；莪术破血逐瘀；石见穿解毒散结；炒木瓜化湿和中且能解毒；延胡索行气活血，止痛散结，药理研究表明其中含有的延胡索乙素有明显的镇痛作用，其中的左旋四氢帕马丁具有镇静作用，延胡索总碱还能扩张外周血管；郁金行气止痛；鸡内金消食和中；香橼行气消胀；大腹皮行气利水。

治疗肝癌经验方 2

【药物组成】八月札，重楼，莪术，三七，凌霄花，丹参，水红花子，石见穿，虎杖，蜀羊泉，白屈菜，马鞭草，地耳草，鸡骨草，大黄，龙葵，连钱草，三白草，蔂头回，阿魏，马钱子，芦荟，仙鹤草，白花蛇舌草，山慈菇。（原方无用量）

【功能主治】清利解毒、活血散瘀，适用于肝癌。

【用量用法】水煎服，日一剂，早晚温服。

【出处】张志远. 常见癌症与中药调治[J]. 辽宁中医杂志，1994（6）：248-250.

【方解】本方为国医大师张志远教授治疗肝癌的经验方。方中八月札行气止痛；重楼、石见穿、蜀羊泉、白屈菜、马鞭草、墓头回清热解毒；龙葵清热，解毒，活血，消肿，具有抗炎、镇静、提高机体免疫力的作用；白花蛇舌草清热解毒，现代药理研究发现其在体外对急性淋巴细胞型、粒细胞型、单核细胞型以及慢性粒细胞型肿瘤细胞有较强的抑制作用；山慈菇清热解毒，消痈散结，《滇南本草》言其"消阴分之痰，止咳嗽，治喉痹，止咽喉痛。治毒疮，攻痈疽，敷诸疮肿毒，有脓者溃，无脓者消"；莪术破血逐瘀；三七、水红花子、阿魏、马钱子活血化瘀，消肿散结；凌霄花、丹参活血通经散结；虎杖、地耳草、鸡骨草、大黄、连钱草、三白草清热利湿退黄；芦荟合大黄泄热通便使邪热从大便去；仙鹤草收敛止血，解毒补虚。

治疗肝癌经验方 3

【药物组成】北沙参 20g，石斛 15g，醋鳖甲 25g，枳壳 15g，陈皮 10g，姜竹茹 10g，绿梅花 20g，佛手 15g，土鳖虫 10g，炒谷芽 25g，灵芝 10g。

【功能主治】开郁醒脾，化瘀散结。适用于肝气郁滞，气阴两伤，血脉瘀结型肝癌。

【用量用法】水煎服，日一剂，早晚温服。

【出处】张颖，李崇慧. 国医大师徐经世运用中医药治疗肝癌经验拾萃[J]. 陕西中医药大学学报，2018，41（5）：22-24.

【方解】本方为国医大师徐经世教授治疗肝癌的经验方。方中北沙参滋阴润燥；石斛性轻清和缓，主生津止渴，补虚除烦，尚能开胃健脾，厚肠理胃；炒谷芽、绿梅花芳香开郁，醒脾和胃，直以安中；姜竹茹清化痰热，宁神开郁；枳壳、陈皮一升一降调理气机；陈皮理气调中，燥湿化痰，有祛痰、平喘等作用；佛手理气散结；醋鳖甲滋阴清热，软坚散结，具有抗肝纤维化、抗癌等作用，并可增强实验动物免疫力；土鳖虫破血逐瘀；灵芝补益五脏之气，具扶正固本之效，现代药理研究表明灵芝含有丰富的营养物质，能滋补人体器官，并能双向调节各器官的生理功能，使之恢复正常，且有较强的补气安神、止咳平喘、祛痰、抗肿瘤、抗放射性损伤的作用。

肝复方

【药物组成】生晒参 10g，黄芪 30g，白术 10g，茯苓 10g，灵芝 10g，枸杞子 10g，菟丝子 10g，女贞子 10g，全蝎 3g，土贝母 6g，重楼 9g，半枝莲 30g，白花蛇舌草 30g，地耳草 15g，甘草 5g。

【功能主治】健脾理气，化瘀软坚，清热解毒。适用肝郁脾虚，瘀毒内结型肝癌。

【用量用法】水煎服，日一剂，早晚温服。

【出处】袁柳群，潘博. 潘敏求运用虫类药治疗肝癌经验[J]. 湖南中医杂志，2017，33（1）：23-25.

【方解】本方为国医大师潘敏求教授治疗肝癌的经验方。方中生晒参大补元气，其中存在的天然皂苷能抑制癌细胞转移，诱导肿瘤细胞凋亡，为极具开发前景的抗肿瘤药物；黄芪补脾益气，现代药理研究表明，黄芪可以增强机体免疫功能，其中含有的黄芪总苷不仅在整体水平有抑瘤作用，而且对体外肿瘤细胞有直接抑制作用，并可能通过诱导癌细胞凋亡起到抑癌作用；白术、茯苓益气健脾；灵芝益气补虚劳，现代药理研究发现其对癌症发生和发展的过程都有抑制作用，不仅可以抑制肿瘤细胞增殖，而且对癌细胞的侵袭及转移也有抑制作用；枸杞子滋补肝肾，益精养血，枸杞子多糖具有促进免疫、延缓衰老、抗肿瘤、清除自由基、抗疲劳、抗辐射、保肝、保护和改善生殖功能等作用；菟丝子补肾助阳；女贞子滋补肝肾，益精养血；全蝎活络散结；土贝母性味苦、微寒，具有散痈毒、化脓、行滞、解疮、除风湿、利痰等功效；重楼清热解毒；半枝莲清热解毒散结，具有抗肿瘤作用；白花蛇舌草清热解毒，现代药理研究发现其在体外对急性淋巴细胞型、粒细胞型、单核细胞型以及慢性粒细胞型肿瘤细胞有较强的抑制作用；地耳草清热利湿，解毒散结；甘草调和诸药。

肝复乐

【药物组成】党参12g，白术12g，茯苓15g，柴胡10g，香附10g，陈皮10g，醋鳖甲[先煎]15g，桃仁10g，大黄5g，三七[冲服]3g，生牡蛎[先煎]30g，土鳖虫3g，全蝎[冲服]3g，重楼20g，半枝莲20g。

【功能主治】健脾理气，化瘀软坚，清热解毒。适用于肝癌。

【用量用法】水煎服，日一剂，早晚温服。

【出处】潘博. 潘敏求主任医师治疗肝癌经验[J]. 湖南中医杂志，2011，27（3）：46-48.

【方解】本方为国医大师潘敏求教授治疗肝癌的经验方。方中党参健脾益气，《本草正义》记载"党参能补脾养胃，健运中气，本与人参不甚相远，其尤可贵者，则健脾胃而不燥，滋胃阴而不湿"；醋鳖甲入肝，化瘀软坚；重楼入肝经，清热解毒，消滞止痛，三者共为君药。臣以白术补脾益胃，助党参益脾胃之气；土鳖虫、大黄、桃仁功擅活血化瘀，助鳖甲化瘀散结；半枝莲清热解毒散结，具有抗肿瘤作用。佐以茯苓健脾利湿，以增强脾胃运化之力；三七、生牡蛎活血散结，化瘀软坚；《灵台要览》云"治积之法，理气为先"，用香附、陈皮疏肝理气，和胃降逆，助诸药健运脾胃，活血通络；全蝎破血逐瘀，通络止痛。柴胡为使，其作用有二：一则疏肝解郁，以佐上药；二则引经，使他药直达病所，如《医学启源》所云："柴胡，少阳、厥阴引经之药也。"诸药合用，共奏健脾理气，化瘀软坚，清热解毒之功。肝胆湿热者加茵陈蒿10g、蒲公英12g、黄芩10g；脾虚湿困者加桑白皮10g、茯苓皮10g、大腹皮15g、薏苡仁20g；肝肾阴虚者加枸杞子10g、女贞子10g、墨旱莲12g；疼痛者加当归10g、延胡索10g、川楝子10g；纳差者加鸡内金5g、炒山楂10g、炒谷芽15g、炒麦芽15g；便稀者去大黄，加炮姜5g、苍术10g、炒扁豆12g。

护肝抑癌汤

【药物组成】西洋参 12g，黄芪 12g，紫丹参 10g，北柴胡 12g，郁金 12g，佛手片 10g，制鳖甲 15g，菝葜 15g，山慈菇 15g，白花蛇舌草 15g，半枝莲 15g，鸡骨草 15g，地耳草 12g，车前子 10g，甘草 5g。

【功能主治】益气养肝，清热解毒，凉血化瘀止血。适用于肝癌。

【用量用法】水煎服，日一剂，早晚温服。

【出处】刘应科，孙光荣. 肿瘤病症辨治心悟[J]. 湖南中医药大学学报，2016，36（3）：1-4.

【方解】本方为国医大师孙光荣教授治疗肝癌的经验方。方中黄芪补脾益气，现代药理研究表明，黄芪可以增强机体免疫功能，其中含有的黄芪总苷不仅在整体水平有抑瘤作用，而且对体外肿瘤细胞有直接抑制作用，并可能通过诱导癌细胞凋亡起到抑癌作用；西洋参、紫丹参益气活血为君。北柴胡、郁金、佛手片疏肝解郁为臣。制鳖甲滋阴清热，软坚散结，具有抗肝纤维化、抗癌等作用，并可增强实验动物免疫力；菝葜行气止痛；山慈菇清热解毒，消痈散结，《滇南本草》言其"消阴分之痰，止咳嗽，治喉痹，止咽喉痛。治毒疮，攻痈疽，敷诸疮肿毒，有脓者溃，无脓者消"；白花蛇舌草清热解毒，现代药理研究发现其在体外对急性淋巴细胞型、粒细胞型、单核细胞型以及慢性粒细胞型肿瘤细胞有较强的抑制作用；半枝莲清热解毒散结，具有抗肿瘤作用；地耳草、鸡骨草、车前子清热利湿；共为佐药。甘草调和诸药为使。诸药合用，共奏益气活血，疏肝解郁之功效。若深度黄疸者，加重楼、绵茵陈、黄芩以清肝利胆；若伴有胆疾者，加海金沙、金钱草、蒲公英以清热利胆；若疼痛剧烈者，加鸡矢藤、延胡索、炙乳香，炙没药以理气止痛；若癌块不散者，加净水蛭、土鳖虫、肉桂以活血消癥。

扶正安中汤

【药物组成】黄芪 20~30g，仙鹤草 10~20g，怀山药 15~20g，石斛 10~20g，绿梅花 5~10g，炒谷芽 15~25g，无花果 5~10g，酸枣仁 20~30g，橘络 10~20g，姜竹茹 5~10g，灵芝 5~10g。

【功能主治】扶正固本，调和中州。适用于肝癌。

【用量用法】水煎服，日一剂，早晚温服。

【出处】张颖，李崇慧. 国医大师徐经世运用中医药治疗肝癌经验拾萃[J]. 陕西中医药大学学报，2018，41（5）：22-24.

【方解】本方为国医大师徐经世教授治疗肝癌的经验方。方中黄芪为君，补脾益气，现代药理研究表明，黄芪可以增强机体免疫功能，其中含有的黄芪总苷不仅在整体水平有抑瘤作用，而且对体外肿瘤细胞有直接抑制作用，并可能通过诱导癌细胞凋亡起到抑癌作用。仙鹤草性平味苦，既养血又调血，具有双向调节作用，现代医学研究表明仙鹤草抗肿瘤效果肯定，可抑制瘤体增殖，防止转移❶；怀山药味甘性平，平补脾肺肾三脏，助君药补气；石斛性轻清和缓，主生津止渴，补虚除烦，尚能开胃健脾，厚肠理胃；炒谷芽、绿梅花芳香开郁、醒脾和胃，直以安中；五药共为臣。佐以无花果，性平味甘，既能收涩止泻，又能润肠通便，更兼抗癌作用；酸枣仁意在宁心安神，从统筹全局的角度多方位达到"安中"效果。同时佐以橘络护胃络，降冲逆。最后使以姜竹茹清化痰热，宁神开郁的特性协调全方，使胃受纳；灵芝补益五脏之气，具扶正固本之效，现代药理研究表明灵芝含有丰富的营养物质，能滋补人体器官，并能双向调节各器官的生理功能，使之恢复正常，且有较强的补气安神、止咳平喘、祛痰、抗肿瘤、抗放射性损伤的作用。全方诸药药性平和，共奏扶正安中，滋养化源之效，护脾而不碍脾，补脾而不滞脾，泄脾而不耗脾；温燥适度，甘平养胃，益脾兼理气。

治疗湿热郁结型肝癌经验方

【药物组成】北沙参20g，石斛15g，炒丹参15g，半枝莲15g，车前草12g，白花蛇舌草15g，蒲公英20g，橘络20g，绿梅花20g，土鳖虫10g，醋鳖甲25g，西洋参^{代茶饮}5g，灵芝^{代茶饮}10g。

【功能主治】清利湿热，化瘀解毒。适用于湿热郁结型肝癌。

【用量用法】水煎服，日一剂，早晚温服。

【出处】张颖，李崇慧. 国医大师徐经世运用中医药治疗肝癌经验拾萃[J]. 陕西中医药大学学报，2018，41（5）：22-24.

【方解】本方为国医大师徐经世教授治疗肝癌的经验方。方中北沙参滋阴润燥；石斛性轻清和缓，主生津止渴，补虚除烦，尚能开胃健脾，厚肠理胃；炒丹参活血通经；橘络、绿梅花芳香开郁，醒脾和胃，直以安中；半枝莲清热解毒散结，具有抗肿瘤作用；白花蛇舌草清热解毒，现代药理研究发现其在体外对急性淋巴细胞型、粒细胞型、单核细胞型以及慢性粒细胞型肿瘤细胞有较强的抑制作用；蒲公英清热解毒；车前草清热利湿；土鳖虫破血逐瘀；醋鳖甲滋阴清热，软坚散结，具有抗肝纤维化、抗癌等作用，并可增强实验动物免疫力。西洋参补气健脾而不燥；灵芝补益五脏之气，具扶正固本之效，现代药理研究表明灵芝含有丰富的营养物质，能滋补人体器官，并能双向调节各器官的生理功能，使之恢复正常，且有较强的补气安神、止咳平喘、祛痰、抗肿瘤、抗放射性损伤的作用；二者代茶饮频频饮用以补益正气。

香砂连朴饮合参芪龙牡散

【药物组成】广木香6g，砂仁10g，麸炒白术10g，茯苓30g，陈皮10g，黄连5g，厚朴20g，西洋参6g，黄芪30g，煅龙骨30g，煅牡蛎30g，茵陈10g。

❶ 沈佳雯，夏玲红，孙黎，等. 仙鹤草的药理活性与临床应用研究进展[J]. 医药导报，2017，36（20）：68-69.

【功能主治】健脾益气，化湿清热，收敛止汗。适用于脾虚湿热，气虚失摄型肝癌。

【用量用法】水煎服，日一剂，早晚温服。

【出处】杜义斌. 熊继柏"抓主症"诊治恶性肿瘤经验[J]. 中医杂志，2019，60（4）：285-287，321.

【方解】本方为国医大师熊继柏教授治疗肝癌的经验方。方中广木香、砂仁、厚朴行气化湿；黄连清热燥湿，具有抗炎、解热作用，其中小檗碱还能通过抑制癌细胞呼吸，阻碍癌细胞嘌呤和核酸的合成，干扰癌细胞代谢等途径产生抗癌作用；茵陈清利湿热，具有利胆、保肝等药理作用；陈皮理气调中，燥湿化痰，有祛痰、平喘等作用；茯苓健脾利湿；麸炒白术益气健脾，药理研究证实其对小鼠艾氏腹水癌、淋巴肉瘤腹水型及食管癌都有显著的抑制作用；西洋参益气健脾；黄芪补脾益气，现代药理研究表明，黄芪可以增强机体免疫功能，其中含有的黄芪总苷不仅在整体水平有抑瘤作用，而且对体外肿瘤细胞有直接抑制作用，并可能通过诱导癌细胞凋亡起到抑癌作用；煅龙骨、煅牡蛎软坚散结且可收敛止汗。

栀子柏皮汤、茵陈四苓散合黄芪龙牡散

【药物组成】栀子 6g，黄柏 15g，茵陈 10g，猪苓 10g，茯苓 30g，泽泻 10g，麸炒白术 10g，黄芪 30g，煅龙骨 30g，煅牡蛎 30g，甘草 6g，三棱 8g，莪术 8g，浙贝母 20g。

【功能主治】清利湿热，益气敛汗，利水散瘀。适用于湿热气虚，水瘀互结型肝癌。

【用量用法】水煎服，日一剂，早晚温服。

【出处】杜义斌. 熊继柏"抓主症"诊治恶性肿瘤经验[J]. 中医杂志，2019，60（4）：285-287，321.

【方解】本方为国医大师熊继柏教授治疗肝癌的经验方。方中茵陈清利湿热，具有利胆、保肝等药理作用；栀子清热利湿；黄柏清下焦热，燥湿坚阴；麸炒白术燥而淡，燥则能健脾，淡则能利湿；茯苓甘而淡，甘则能补中，而淡亦渗湿；猪苓、泽泻清热利湿；黄芪补脾益气，现代药理研究表明，黄芪可以增强机体免疫功能，其中含有的黄芪总苷不仅在整体水平有抑瘤作用，而且对体外肿瘤细胞有直接抑制作用，并可能通过诱导癌细胞凋亡起到抑癌作用；煅龙骨、煅牡蛎软坚散结；三棱破血逐瘀；莪术破血逐瘀；浙贝母清热化痰止咳、解毒散结消痈，其中的生物碱有镇咳、解痉的作用；甘草益气健脾，调和诸药。

白莲化癖汤

【药物组成】黄芪 30g，灵芝 30g，白花蛇舌草 15g，半枝莲 15g，半边莲 15g，山慈菇 15g，茯苓 15g，鸡内金 15g，桃仁 10g，山茱萸 10g，重楼 10g，当归 12g，阿胶 10g，鳖甲 8g，红花 6g，青黛 1g，白矾 1g。

【功能主治】扶正化瘀，解毒抗癌。适用于肝癌。

【用量用法】水煎服，日一剂，早晚温服。

【出处】石磊，郝建梅，李知强，等. 白莲化癥汤联合经肝动脉栓塞化疗术治疗原发性肝癌临床观察[J]. 中西医结合肝病杂志，2019，29（5）：413-414.

【方解】本方为国医大师杨震教授治疗肝癌的经验方。方中灵芝、鳖甲为君药，灵芝补益五脏之气，具扶正固本之效，现代药理研究表明灵芝含有丰富的营养物质，能滋补人体器官，并能双向调节各器官的生理功能，使之恢复正常，且有较强的补气安神、止咳平喘、祛痰、抗肿瘤、抗放射性损伤的作用；鳖甲滋阴清热，软坚散结，具有抗肝纤维化、抗癌等作用，并可增强实验动物免疫力。臣以黄芪、当归，取当归补血汤之意；山茱萸补养肝肾，并能涩精，现代药理研究证实其具有增强免疫系统功能的作用；阿胶补肾填精均为臣药。半枝莲清热解毒散结，具有抗肿瘤作用；重楼、半边莲清热解毒；白花蛇舌草清热解毒，现代药理研究发现其在体外对急性淋巴细胞型、粒细胞型、单核细胞型以及慢性粒细胞型肿瘤细胞有较强的抑制作用；山慈菇清热解毒，消痈散结，《滇南本草》言其"消阴分之痰，止咳嗽，治喉痹，止咽喉痛。治毒疮，攻痈疽，敷诸疮肿毒，有脓者溃，无脓者消"；桃仁活血化瘀；红花活血化瘀补鳖甲之不足；茯苓、鸡内金健脾消食均为佐药。以白矾祛痰燥湿，解毒杀虫，止血止泻；青黛引经药入肝，消解肝经瘀毒为使药。全方共奏扶正化瘀，解毒抗癌之效。

参芪苓蛇汤加味

【药物组成】生晒参 6g，黄芪 30g，女贞子 15g，猪苓 30g，茯苓 30g，枸杞子 20g，猫人参 30g，白花蛇舌草 30g，干蟾皮 10g，焦神曲 10g，焦山楂 10g，焦麦芽 10g，薏苡仁[另包] 60g，绞股蓝 20g。

【功能主治】补气养阴，解毒散结。适用于原发性肝癌及肝转移癌。

【用量用法】水煎服，日一剂，早晚温服。

【出处】徐光星. 何任治疗原发性肝癌学术思想探究[J]. 世界中医药，2008（6）：340-342.

【方解】本方为国医大师何任教授治疗原发性肝癌及肝转移癌的经验方。方用生晒参大补元气，其中存在的天然皂苷能抑制癌细胞转移，诱导肿瘤细胞凋亡，为极具开发前景的抗肿瘤药物；黄芪补脾益气，现代药理研究表明，黄芪可以增强机体免疫功能，其中含有的黄芪总苷不仅在整体水平有抑瘤作用，而且对体外肿瘤细胞有直接抑制作用，并可能通过诱导癌细胞凋亡起到抑癌作用；枸杞子滋补肝肾，益精养血，枸杞子多糖具有促进免疫、延缓衰老、抗肿瘤、清除自由基、抗疲劳、抗辐射、保肝、保护和改善生殖功能等作用；女贞子滋补肝肾，益精养血；四药共用健脾补肾，益气养阴，止渴生津。猪苓、茯苓、薏苡仁，健脾祛湿；白花蛇舌草清热解毒，现代药理研究发现其在体外对急性淋巴细胞型、粒细胞型、单核细胞型以及慢性粒细胞型肿瘤细胞有较强的抑制作用；干蟾皮清热解毒，利水消胀；绞股蓝清热解毒，止咳清肺祛痰，养心安神，补气生精，现代药理研究显示绞股蓝水煎醇沉提取物可使培养的人体肝癌细胞株 SMMC-

7721 细胞变圆，胞膜变厚，且脱落呈悬浮状，对二乙基亚硝胺（DEN）致肝癌的发生有抑制作用。猫人参清热解毒，散结抗癌；焦山楂、焦神曲、焦麦芽消导和中，顾护胃气。诸药合用，共奏益气养阴，清热解毒，散结抗癌之效。

血府逐瘀汤

【药物组成】黄芪 60g，桃仁 15g，红花 15g，当归 15g，生地黄 12g，牛膝 10g，川芎 6g，白芍 20g，甘草 6g。

【功能主治】活血化瘀。适用于原发性肝癌的治疗。

【用量用法】水煎服，日一剂，早晚温服。

【出处】郭丽颖，刘翠敏，苗静，等. 补气活血法联合肝动脉化疗栓塞术治疗原发性肝癌临床疗效研究[J]. 中国中西医结合消化杂志，2018，26（10）：878-880.

【方解】本方为全国老中医药专家学术经验继承工作指导老师贾建伟教授治疗肝癌的经验方。方中黄芪补脾益气，增强机体免疫力；桃仁活血化瘀动力学的作用；红花活血祛瘀以止痛；当归补血活血；生地黄凉血滋阴，使生血有源且能佐制黄芪之热；牛膝活血通经，祛瘀止痛，引血下行；川芎助君药活血祛瘀；白芍酸苦微寒，养血敛阴，柔肝缓急；甘草调和诸药。

搏癌丸

【药物组成】姜黄，叶下珠，龙葵，重楼，白花蛇舌草，黄芪，鳖甲，半枝莲，白英。（原方无用量）

【功能主治】活血解毒，扶正抗癌。适用于中晚期肝癌。

【用量用法】水煎服，日一剂，早晚温服。

【出处】刘坚，杨玲. 搏癌丸配合介入疗法治疗原发性肝癌 32 例[J]. 中西医结合肝病杂志，1999（2）：57-58.

【方解】本方为全国老中医药专家学术经验继承工作指导老师王伯祥教授治疗肝癌的经验方。方中姜黄破血行气，通经止痛，近年大量药理研究表明该药具有抗促长、抗氧化、抗增殖、抗突变及抗癌作用；龙葵清热解毒，活血消肿，具有抗核分裂，提高细胞内 cAMP 水平，调控细胞增殖和分化功能，对肿瘤有明显的抑制作用；叶下珠具有抗病毒，抑制乙型肝炎病毒，控制体内病毒复制而使肝细胞得以恢复的作用；重楼、白花蛇舌草清热解毒，现代药理研究发现白花蛇舌草在体外对急性淋巴细胞型、粒细胞型、单核细胞型以及慢性粒细胞型肿瘤细胞有较强的抑制作用；半枝莲清热解毒散结，具有抗肿瘤作用；白英可清热解毒；黄芪益气扶正，增强机体免疫力；鳖甲滋阴清热，软坚散结，具有抗肝纤维化、抗癌等作用，并可增强实验动物免疫力。

甲乙煎

【药物组成】茵陈 30，茯苓 30g，薏苡仁 30g，佩兰 10g，泽泻 10g，郁金 10g，柴胡 10g，连翘 10g，甘草 10g。

【功能主治】健脾化湿，疏肝理气，解毒。适用于肝癌及化疗后肝损伤。

【用量用法】水煎服，日一剂，早晚温服。

【出处】范焕芳，李德辉，霍炳杰，等. 刘亚娴教授辨证论治肝癌经验总结[J]. 环球中医药，2018，11（1）：88-90.

【方解】本方为全国老中医药专家学术经验继承工作指导老师刘亚娴教授治疗肝癌的经验方。方中茯苓、薏苡仁、佩兰、泽泻健脾化湿为君。茵陈清利湿热，具有利胆、保肝等药理作用；柴胡疏肝，郁金理气为臣。连翘解毒为佐。甘草解毒和中，调和诸药为使。共奏健脾化湿，疏肝理气之效。全方选药轻灵，性平味淡，注重调理脾胃，不妄攻伐，达到以柔克刚之效。

黄芪五苓散

【药物组成】黄芪，茯苓，猪苓，泽泻，桂枝。（原方无用量）

【功能主治】益气健脾祛湿。适用于肝癌后期腹水。

【用量用法】水煎服，日一剂，早晚温服。

【出处】范焕芳，李德辉，霍炳杰，等. 刘亚娴教授辨证论治肝癌经验总结[J]. 环球中医药，2018，11（1）：88-90.

【方解】本方为全国老中医药专家学术经验继承工作指导老师刘亚娴教授治疗肝癌后期腹水的经验方。方中黄芪甘、微温，入肺、脾经，益气固表，利水消肿，现代药理研究表明黄芪可以增强机体免疫功能，其中含有的黄芪总苷不仅在整体水平有抑瘤作用，而且对体外肿瘤细胞有直接抑制作用，并可能通过诱导癌细胞凋亡起到抑癌作用。茯苓甘、淡、平，入心、肺、脾、肾经，具有渗湿利水，健脾和胃，宁心安神作用，《用药心法》云："茯苓，淡能利窍，甘以助阳，除湿之圣药也。味甘平补阳，益脾逐水，生津导气。"研究表明，茯苓煎剂具有利尿之效。猪苓甘、淡、平，入肾、膀胱经，利水渗湿，用于治疗全身肌肤浮肿，皮光薄，按之凹陷，小便不利者，《本草纲目》云："猪苓淡渗，气升而又能降，故能开腠理，利小便，与茯苓同功。但入补药不如茯苓也。"猪苓与茯苓二药都能利水渗湿，对于小便不利、淋痛、水肿等症，常相须为用，协同利水。泽泻甘、淡、寒，入肾、膀胱经，利水渗湿，泄热，化浊降脂。桂枝味辛、甘，性温，入心、肺、膀胱经，能发汗解肌，温经通脉，助阳化气，散寒止痛。全方共奏健脾祛湿、化气行水之效。

茵陈蒿汤

【药物组成】茵陈 30g，柴胡 10g，栀子 15g，猪苓 30g，茯苓 15g，泽泻 15g，苦杏仁 10g, 车前子^{包煎}15g, 大腹皮 10g, 鳖甲 15g, 地骨皮 30g, 桃仁 10g, 赤芍 10g, 郁金 10g, 木香 10g, 半边莲 15g, 延胡索 10g, 甘草 6g。

【功能主治】清热利湿,疏肝健脾,消积散聚。适用于肝癌肝胆湿热发热。

【用量用法】水煎服,日一剂,早晚温服。

【出处】王逊,孙桂芝. 孙桂芝治疗肿瘤发热验案举隅[J]. 中医杂志,2010,51(8): 687-688.

【方解】本方为全国老中医药专家学术经验继承工作指导老师孙桂芝教授治疗肝癌的经验方。方中茵陈苦泄下降,善能清热利湿,为治黄疸要药;柴胡和解表里,疏肝解郁,升阳退热;栀子清热降火,通利三焦,助茵陈引湿热从小便而去;泽泻甘淡,直达肾与膀胱,利水渗湿;茯苓、猪苓淡渗,增强泽泻利水渗湿之力;车前子清热利水;大腹皮利水,行气,消胀;苦杏仁宣肺,润肠,通便,行血脉,利气机,化水湿,消食化积,药理研究发现苦杏仁液能降低气管对氨水刺激的敏感性,对抗组胺、乙酰胆碱、氯化钡对气管平滑肌和肠平滑肌的兴奋作用,并有加快大肠蠕动作用[1];木香调理气机;鳖甲滋阴清热,软坚散结,具有抗肝纤维化、抗癌等作用,并可增强实验动物免疫力;地骨皮清虚热;桃仁活血化瘀;赤芍清热凉血,祛瘀止痛,具有解热、抗炎等作用,其中的赤芍正丁醇提取物赤芍 D 有抗肿瘤作用;延胡索行气活血,止痛散结,药理研究表明其中含有的延胡索乙素有明显的镇痛作用,其中的左旋四氢帕马丁具有镇静作用,延胡索总碱还能扩张外周血管;郁金行气止痛;半边莲清热解毒;甘草调和诸药。

补中益气汤合血府逐瘀汤合软肝饮

【药物组成】太子参 15g, 黄芪 30g, 当归 10g, 柴胡 10g, 升麻 3g, 川芎 10g, 赤芍 10g, 枳壳 10g, 桔梗 10g, 桃仁 6g, 水红花子 10g, 凌霄花 10g, 八月札 15g, 龟甲 15g, 绿萼梅 10g, 白薇 12g, 金荞麦 15g, 九香虫 6g, 甘草 10g。

【功能主治】健脾益气,甘温除热,化瘀散结。适用于肝癌脾虚血瘀发热。

【用量用法】水煎服,日一剂,早晚温服。

【出处】王逊,孙桂芝. 孙桂芝治疗肿瘤发热验案举隅[J]. 中医杂志,2010,51(8): 687-688.

【方解】本方为全国老中医药专家学术经验继承工作指导老师孙桂芝教授治疗肝癌的经验方。方中黄芪补脾益气,现代药理研究表明,黄芪可以增强机体免疫功能,其中含有的黄芪总苷不仅在整体水平有抑瘤作用,而且对体外肿瘤细胞有直接抑制作用,并可能通过诱导癌细胞凋亡起到抑癌作用;太子参大补元气,诱导肿瘤细胞凋亡,为极具开发前景的抗肿瘤药物;当归补血和血;升麻、柴胡升阳举陷,升提下陷之中气;川芎活血祛瘀;赤芍清热凉血,祛瘀止痛,具有解热、抗炎等作用,其中的赤芍正丁醇提取物赤芍 D 有抗肿瘤作用;桔梗、枳壳一升一降,宽胸行气,使气行则血行;桃仁活血化瘀;水红花子散血消癥,消积止痛;凌霄花、八月札、绿萼梅、九香虫行气止痛;龟甲

❶ 时登龙,刘代缓,曹喆,等. 苦杏仁药理作用及炮制工艺进展研究[J]. 亚太传统医药,2018,14(12):106-109.

养血益肝肾；白薇清热；金荞麦清热解毒；甘草调和诸药。合而用之，使血活瘀化气行，则诸症可愈。

茵陈五苓散合春泽汤

【药物组成】茵陈 30g，桂枝 6g，茯苓 12g，白术 12g，泽泻 15g，栀子 15g，黄芪 30g，太子参 15g，龙葵 30g，蛇莓 15g，龙胆草 10g，水蛭 3g，焦山楂 15g，鳖甲 30g，赭石 30g，草豆蔻 10g。

【功能主治】利湿退热，化浊散结。适用于肝癌湿热阻滞发热。

【用量用法】水煎服，日一剂，早晚温服。

【出处】王逊，孙桂芝. 孙桂芝治疗肿瘤发热验案举隅[J]. 中医杂志，2010，51（8）：687-688.

【方解】本方为全国老中医药专家学术经验继承工作指导老师孙桂芝教授治疗肝癌的经验方。方中茵陈清利湿热，具有利胆、保肝等药理作用；泽泻甘淡，直达肾与膀胱，利水渗湿；茯苓淡渗，增强泽泻利水渗湿之力；桂枝解肌散热，且能入膀胱温阳化气，助茯苓利小便；白术健脾以运化水湿；栀子清热泻火，引热从小便去；黄芪补脾益气，现代药理研究表明，黄芪可以增强机体免疫功能，其中含有的黄芪总苷不仅在整体水平有抑瘤作用，而且对体外肿瘤细胞有直接抑制作用，并可能通过诱导癌细胞凋亡起到抑癌作用；太子参健脾益气；龙葵清热，解毒，活血，消肿，具有抗炎、镇静、提高机体免疫力的作用；蛇莓清热解毒；龙胆草清泻肝火；水蛭活血祛瘀；焦山楂消食和中；鳖甲滋阴清热，软坚散结，具有抗肝纤维化、抗癌等作用，并可增强实验动物免疫力；赭石平肝潜阳，重镇降逆；草豆蔻和中化湿。

百合固金汤合清骨散

【药物组成】生地黄 15g，沙参 10g，麦冬 10g，百合 15g，玄参 12g，当归 6g，白芍 15g，川贝母 10g，桔梗 10g，浙贝母 10g，熟地黄 10g，银柴胡 6g，地骨皮 15g，胡黄连 5g，知母 6g，青蒿 15g，秦艽 10g，鳖甲 15g，鼠妇 6g，赭石 15g，金荞麦 12g，麦芽 30g。

【功能主治】滋阴清热，解毒抗癌。适用于肝癌虚劳阴虚发热。

【用量用法】水煎服，日一剂，早晚温服。

【出处】王逊，孙桂芝. 孙桂芝治疗肿瘤发热验案举隅[J]. 中医杂志，2010，51（8）：687-688.

【方解】本方为全国老中医药专家学术经验继承工作指导老师孙桂芝教授治疗肝癌的经验方。方中百合甘寒，滋阴清热，润肺止咳；生地黄、熟地黄并用，滋补肾阴且清热，凉血止血；麦冬养阴润肺，益胃生津，清心除烦，有抗疲劳、清除自由基、提高细胞免疫功能、镇静、催眠等作用；沙参滋阴润肺；玄参启肾水上济润肺兼能清热；当归补血和血；白芍柔肝和血止痛；浙贝母清热化痰止咳，解毒散结消痈，其中的生物碱有镇咳、解痉的作用；川贝母清热润肺，化痰止咳，且有散结消肿之功；桔梗宣通肺气；银柴胡清虚热，退骨蒸；地骨皮、胡黄连、知母内清阴分之热；青蒿、秦艽除肝胆之热；鳖甲滋阴清热，软坚散结，具有抗肝纤维化、抗癌等作用，并可增强实验动物免疫力；鼠妇破血利水，解毒止痛；赭石重镇降逆；金荞麦清热解毒；麦芽益胃和中。

肝血管瘤

红花十二味丸

【药物组成】红花 35g，藏红花 15g，五灵脂 30g，广木香 25g，川楝子 15g，山楂 30g，酸李干 20g，玫瑰花 10g，人工牛黄 20g，栀子 10g，麝香 1g。

【功能主治】行气活血，去瘀生新。适用于肝血管瘤。

【用量用法】除麝香和人工牛黄外，共研细面，后加麝香和人工牛黄作 7g 重蜜丸，早晚各服 1 丸。

【出处】白凤鸣，白金龙. 蒙药治疗肝血管瘤两例报告[J]. 内蒙古民族大学学报（自然科学版），1994（1）：87.

【方解】本方为全国老中医药专家学术经验继承工作指导老师白凤鸣教授治疗肝血管瘤的经验方。血管瘤以气血瘀结为主要病机，又因久郁化热，所以行气活血，去瘀生新为治则，并佐以少量清热之品。方中藏红花、红花、五灵脂活血化瘀生新；川楝子疏肝泄热，活血行气；玫瑰花理气解郁，和血散瘀；广木香行气止痛，健脾消食；肝气不舒多会影响脾胃消化功能，故加山楂、酸李干健胃消食；栀子清热泻火，凉血解毒，现代药理研究发现其具有护肝、利胆等功效；人工牛黄清热解毒；麝香芳香开窍，引药入经，诸药合用，调畅气机，去瘀生新。

胆囊癌

小柴胡汤

【药物组成】柴胡 10g，黄芩 10g，太子参 15g，清半夏 9g，鳖甲 10g，旋覆花 10g，生麦芽 10g，鸡内金 30g，凌霄花 15g，八月札 10g，藤梨根 15g，虎杖 10g，金荞麦 15g，重楼 15g，白花蛇舌草 30g，生甘草 10g。

【功能主治】和解少阳，软坚散结，解毒抗癌。适用于胆囊癌少阳证。

【用量用法】水煎服，日一剂，早晚温服。

【出处】赵杰. 孙桂芝从肝脾论治胆囊癌经验初探[J]. 辽宁中医杂志，2015，42（11）：2081-2083.

【方解】本方为全国老中医药专家学术经验继承工作指导老师孙桂芝教授治疗胆囊癌的经验方。方中柴胡、黄芩和解少阳；太子参益气补虚；清半夏燥湿化痰，降逆止呕，消痞散结，其中含有的半夏多糖、半夏生物碱、胡芦巴碱、外源性凝聚素等对多种肿瘤细胞均有抑制作用；鳖甲滋阴清热，软坚散结，具有抗肝纤维化、抗癌等作用，并可增强实验动物免疫力；旋覆花降气化痰；生麦芽、鸡内金消食和中；凌霄花、八月札理气止痛；藤梨根、虎杖清热散结，解毒抑癌；金荞麦、重楼、白花蛇舌草清热解毒，现代药理研究发现白花蛇舌草在体外对急性淋巴细胞型、粒细胞型、单核细胞型以及慢性粒细胞型肿瘤细胞有较强的抑制作用；生甘草调和诸药。

柴胡疏肝散

【药物组成】柴胡10g，白芍15g，川芎10g，枳壳10g，陈皮10g，香附10g，凌霄花15g，八月札10g，郁金10g，绿萼梅15g，荜茇6g，细辛3g，延胡索10g，藤梨根15g，虎杖10g，鳖甲10g，金荞麦15g，重楼15g，白花蛇舌草30g，甘草10g。

【功能主治】疏肝理气，利胆止痛，解毒抗癌。适用于胆囊癌肝郁气滞证。

【用量用法】水煎服，日一剂，早晚温服。

【出处】赵杰. 孙桂芝从肝脾论治胆囊癌经验初探[J]. 辽宁中医杂志，2015，42（11）：2081-2083.

【方解】本方为全国老中医药专家学术经验继承工作指导老师孙桂芝教授治疗胆囊癌的经验方。方中柴胡条达肝气而疏郁结；香附疏肝行气止痛，川芎行气活血，开郁止痛，二药共助柴胡疏理肝气；枳壳理气和胃，与陈皮一升一降调理气机；陈皮理气调中，燥湿化痰，有祛痰、平喘等作用；白芍养血柔肝缓急止痛，养肝体利肝用；凌霄花、八月札、绿萼梅、荜茇行气止痛；郁金行气活血止痛；细辛祛风止痛；延胡索行气活血，止痛散结，药理研究表明其中含有的延胡索乙素有明显的镇痛作用，其中的左旋四氢帕马丁具有镇静作用，延胡索总碱还能扩张外周血管；藤梨根、虎杖清热散结，解毒抑癌；鳖甲滋阴清热，软坚散结，具有抗肝纤维化、抗癌等作用，并可增强实验动物免疫力；金荞麦、重楼、白花蛇舌草清热解毒，现代药理研究发现白花蛇舌草在体外对急性淋巴细胞型、粒细胞型、单核细胞型以及慢性粒细胞型肿瘤细胞有较强的抑制作用；甘草调和诸药。

三仁汤

【药物组成】薏苡仁15g，苦杏仁9g，白豆蔻10g，滑石15g，半夏9g，鳖甲10g，凌霄花15g，八月札10g，藤梨根15g，虎杖10g，金荞麦15g，重楼15g，白花蛇舌草30g，生甘草 10g。

【功能主治】清利湿热，解毒抗癌。适用于胆囊癌湿热蕴结证。

【用量用法】水煎服，日一剂，早晚温服。

【出处】赵杰. 孙桂芝从肝脾论治胆囊癌经验初探[J]. 辽宁中医杂志，2015，42（11）：2081-2083.

【方解】本方为全国老中医药专家学术经验继承工作指导老师孙桂芝教授治疗胆囊癌的经验方。方中苦杏仁宣肺，润肠，通便，行血脉，利气机，化水湿，消食化积，药理研究发现苦杏仁液能降低气管对氨水刺激的敏感性，对抗组胺、乙酰胆碱、氯化钡对气管平滑肌和肠平滑肌的兴奋作用，并有加快大肠蠕动作用；白豆蔻芳香化湿，行气宽中，畅中焦之脾气；薏苡仁甘淡性凉，渗湿利水而健脾，使湿热从下焦而去，三仁合用，三焦分消。滑石甘淡性寒，加强利湿清热之功；半夏燥湿化痰，降逆止呕，消痞散结，其中含有的半夏多糖、半夏生物碱、胡芦巴碱、外源性凝聚素等对多种肿瘤细胞均有抑制作用；鳖甲滋阴清热，软坚散结，具有抗肝纤维化、抗癌等作用，并可增强实验动物免疫力；凌霄花、八月札行气止痛；藤梨根、虎杖清热散结，解毒抑癌；金荞麦、重楼、白花蛇舌草清热解毒，现代药理研究发现白花蛇舌草在体外对急性淋巴细胞型、粒细胞型、单核细胞型以及慢性粒细胞型的肿瘤细胞有较强抑制作用；生甘草调和诸药。

香砂六君子汤

【药物组成】木香 10g，砂仁[后下] 6g，陈皮 10g，半夏 9g，太子参 15g，生白术 30g，土茯苓 30g，赭石 15g，生麦芽 30g，鸡内金 30g，鳖甲 10g，凌霄花 15g，八月札 10g，藤梨根 15g，虎杖 10g，金荞麦 15g，重楼 15g，白花蛇舌草 30g，生甘草 10g。

【功能主治】健脾益气，软坚散结，解毒抗癌。适用于胆囊癌脾气虚弱证。

【用量用法】水煎服，日一剂，早晚温服。

【出处】赵杰. 孙桂芝从肝脾论治胆囊癌经验初探[J]. 辽宁中医杂志，2015，42（11）：2081-2083.

【方解】本方为全国老中医药专家学术经验继承工作指导老师孙桂芝教授治疗胆囊癌的经验方。方中太子参益气健脾；生白术益气健脾，药理研究证实其对小鼠艾氏腹水癌、淋巴肉瘤腹水型及食管癌都有显著的抑制作用；半夏燥湿化痰，降逆止呕，消痞散结，其中含有的半夏多糖、半夏生物碱、胡芦巴碱、外源性凝聚素等对多种肿瘤细胞均有抑制作用；陈皮理气调中，燥湿化痰，有祛痰、平喘等作用；木香、砂仁和胃行气止痛；土茯苓清热解毒补虚；赭石平肝潜阳，重镇降逆；生麦芽、鸡内金消食和中；鳖甲滋阴清热，软坚散结，具有抗肝纤维化、抗癌等作用，并可增强实验动物免疫力；凌霄花、八月札行气止痛；藤梨根、虎杖清热散结，解毒抑癌；金荞麦、重楼、白花蛇舌草清热解毒，现代药理研究发现白花蛇舌草在体外对急性淋巴细胞型、粒细胞型、单核细胞型以及慢性粒细胞型肿瘤细胞有较强的抑制作用；生甘草调和诸药。

茵陈五苓散

【药物组成】茵陈，桂枝，茯苓，白术，泽泻，凌霄花，八月札。（原方无用量）

【功能主治】疏肝利胆退黄。适用于胆囊癌黄疸。

【用量用法】水煎服，日一剂，早晚温服。

【出处】赵杰. 孙桂芝从肝脾论治胆囊癌经验初探[J]. 辽宁中医杂志，2015，42（11）：2081-2083.

【方解】本方为全国老中医药专家学术经验继承工作指导老师孙桂芝教授治疗胆囊癌的经验方。方中茵陈清利湿热，具有利胆、保肝等药理作用；泽泻甘淡，直达肾与膀胱，利水渗湿；茯苓甘淡，增强泽泻利水渗湿之力；桂枝解肌散热，且能入膀胱温阳化气，助茯苓利小便；白术益气健脾，药理研究证实其对小鼠艾氏腹水癌、淋巴肉瘤腹水型及食管癌都有显著的抑制作用；凌霄花、八月札行气止痛。

实脾饮

【药物组成】白术，厚朴，木瓜，木香，草豆蔻，大腹皮，茯苓，干姜，附子，甘草，生姜，大枣。（原方无用量）

【功能主治】利水除胀。适用于胆囊癌腹水。

【用量用法】水煎服，日一剂，早晚温服。

【出处】赵杰. 孙桂芝从肝脾论治胆囊癌经验初探[J]. 辽宁中医杂志，2015，42（11）：2081-2083.

【方解】本方为全国老中医药专家学术经验继承工作指导老师孙桂芝教授治疗胆囊癌的经验方。方中干姜大热，温运脾阳，健运中焦；附子温肾助阳，化气行水，二者相合振奋脾肾之阳，共为君药。白术益气健脾，药理研究证实其对小鼠艾氏腹水癌、淋巴肉瘤腹水型及食管癌都有显著的抑制作用；茯苓健脾和中，渗湿利水，合用助君药补脾利水，共为臣药。厚朴燥湿消痰，下气除满，药理研究表明其具有调整胃肠运动功能、促进消化液分泌等作用；木香调脾胃之滞气；大腹皮行气之中兼能利水消肿；木瓜酸温能于土中泻木，兼祛湿利水；草豆蔻辛热燥烈，善治湿郁伏邪；五药相合醒脾化湿，行气导滞，共为佐药。甘草、生姜、大枣调和诸药，益脾温中为使。诸药相合，温脾暖肾，行气利水，肿证自除。

青蒿鳖甲汤

【药物组成】青蒿，鳖甲，知母，生地黄，牡丹皮。（原方无用量）

【功能主治】养阴透热。适用于胆囊癌发热。

【用量用法】水煎服，日一剂，早晚温服。

【出处】赵杰. 孙桂芝从肝脾论治胆囊癌经验初探[J]. 辽宁中医杂志，2015，42（11）：2081-2083.

【方解】本方为全国老中医药专家学术经验继承工作指导老师孙桂芝教授治疗胆囊癌的经验方。方中鳖甲滋阴清热，软坚散结；青蒿苦辛而寒，其气芳香，清热透络，引邪外出；两药相配，滋阴清热，内清外透，使阴分伏热宣泄立解，共为君药。如吴瑭自释："本方有先入后出之妙，青蒿不能直入阴分，有鳖甲领之入也；鳖甲不能独出阳分，有青蒿领之出也。"生地黄甘寒，滋阴凉血；知母苦寒质润，滋阴降火，共助鳖甲以养阴退虚热，为臣药。牡丹皮清热凉血，活血化瘀，为佐药。诸药合用，共奏养阴透热之功。

胃癌癌前病变

仁术健胃颗粒

【药物组成】黄芪，白术，薏苡仁，莪术，白花蛇舌草，半枝莲，黄芩，仙鹤草。（原方无用量）

【功能主治】益气健脾，活血祛瘀。适用于胃癌癌前病变。

【用量用法】开水冲服，日一剂，早晚温服。

【出处】司海鹏，张心海，朱长乐，等. 仁术健胃颗粒抗胃癌癌前病变的免疫研究[J]. 陕西中医，2010，31（9）：1112-1114.

【方解】本方为全国老中医药专家学术经验继承工作指导老师单兆伟教授治疗胃癌癌前病变的经验方。方中黄芪补脾益气，现代药理研究表明，黄芪可以增强机体免疫功能，其中含有的黄芪总苷不仅在整体水平有抑瘤作用，而且对体外肿瘤细胞有直接抑制作用，并可能通过诱导癌细胞凋亡起到抑癌作用；白术益气健脾，药理研究证实其对小鼠艾氏腹水癌、淋巴肉瘤腹水型及食管癌都有显著的抑制作用；白术、薏苡仁同用，健脾助运之力可增，同时薏苡仁甘凉，可减白术温燥之弊，故有扬长补短之功；莪术破血逐瘀；白花蛇舌草清热解毒，现代药理研究发现其在体外对急性淋巴细胞型、粒细胞型、单核细胞型以及慢性粒细胞型肿瘤细胞有较强的抑制作用；半枝莲清热解毒散结，具有抗肿瘤作用；黄芩、仙鹤草有清解郁热之功。

香砂六君子汤

【药物组成】黄芪，党参，白术，茯苓，甘草，半夏，陈皮，木香，砂仁，川芎，白花蛇舌草，半枝莲。（原方无用量）

【功能主治】健脾理气和胃，解毒护膜。适用于脾虚气滞型胃癌癌前病变。

【用量用法】水煎服，日一剂，早晚温服。

【出处】施易辉，陈鑫丽，何慧，等. 王坤根从虚论治胃癌前病变经验[J]. 浙江中西医结合杂志，2020，30（3）：186-188.

【方解】本方为全国老中医药专家学术经验继承工作指导老师王坤根教授治疗胃癌癌前病变的经验方。方中党参、白术、茯苓、甘草益气健脾；白术益气健脾，药理研究证实其对小鼠艾氏腹水癌、淋巴肉瘤腹水型及食管癌都有显著的抑制作用；黄芪补脾益气，现代药理研究表明黄芪可以增强机体免疫功能，其中含有的黄芪总苷不仅在整体水平有抑瘤作用，而且对体外肿瘤细胞有直接抑制作用，并可能通过诱导癌细胞凋亡起到抑癌作用；半夏燥湿化痰，降逆止呕，消痞散结，其中含有的半夏多糖、半夏生物碱、胡芦巴碱、外源性凝聚素等对多种肿瘤细胞均有抑制作用；陈皮理气调中，燥湿化痰，有祛痰、平喘等作用；木香、砂仁和胃行气止痛；川芎行气活血止痛，防止补益留瘀；白花蛇舌草清热解毒，现代药理研究发现其在体外对急性淋巴细胞型、粒细胞型、单核细胞型以及慢性粒细胞型肿瘤细胞有较强的抑制作用；半枝莲清热解毒散结，具有抗肿瘤作用。全方健中有消，行中有补，配伍得当。

四君子及黄连温胆汤

【药物组成】党参，白术，茯苓，甘草，黄连，半夏，枳实，竹茹，陈皮，蒲公英，生姜，大枣。（原方无用量）

【功能主治】健脾行气，清热燥湿，解毒护膜。适用于脾虚失运型胃癌癌前病变。

【用量用法】水煎服，日一剂，早晚温服。

【出处】施易辉，陈鑫丽，何慧，等. 王坤根从虚论治胃癌前病变经验[J]. 浙江中西医结合杂志，2020，30（3）：186-188.

【方解】本方为全国老中医药专家学术经验继承工作指导老师王坤根教授治疗胃癌癌前病变的经验方。方中党参甘温益气，健脾养胃，生津润燥，具有增加机体免疫力的作用；白术益气健脾，药理研究证实其对小鼠艾氏腹水癌、淋巴肉瘤腹水型及食管癌都有显著的抑制作用；茯苓健脾渗湿，苓术相配，则健脾祛湿之功益著；黄连清热燥湿，具有抗炎、解热作用，其中小檗碱还能通过抑制癌细胞呼吸，阻碍癌细胞嘌呤和核酸的合成，干扰癌细胞代谢等途径产生抗癌作用；半夏燥湿化痰，降逆止呕，消痞散结，其中含有的半夏多糖、半夏生物碱、胡芦巴碱、外源性凝聚素等对多种肿瘤细胞均有抑制作用；枳实行气消痰；竹茹清热化痰，止呕除烦；陈皮理气调中，燥湿化痰，有祛痰、平喘等作用；蒲公英既有清热之功，亦能解毒护膜；生姜温中和胃；大枣健脾补血；甘草益气和中，调和诸药。

柔肝和胃饮

【药物组成】枸杞子 15g，生地黄 15g，当归 12g，白芍 12g，麦冬 12g，北沙参 15g，百合 30g，乌药 9g，甘草 6g。

【功能主治】滋阴益胃。适用于胃阴虚型胃癌癌前病变。

【用量用法】水煎服，日一剂，早晚温服。

【出处】施易辉，陈鑫丽，何慧，等. 王坤根从虚论治胃癌前病变经验[J]. 浙江中西医结合杂志，2020，30（3）：186-188.

【方解】本方为全国老中医药专家学术经验继承工作指导老师王坤根教授治疗胃癌癌前病变的经验方。方中枸杞子滋补肝肾，益精养血，枸杞子多糖具有促进免疫、延缓衰老、抗肿瘤、清除自由基、抗疲劳、抗辐射、保肝、保护和改善生殖功能等作用；北沙参养阴清肺，益胃生津；麦冬养阴润肺，益胃生津，清心除烦，有抗疲劳、清除自由基、提高细胞免疫功能、镇静、催眠等作用；百合、生地黄滋补肝肾，益精养血；当归补血和血；白芍柔肝和血止痛；乌药行气止痛，且性温热，行气但不伤气；甘草和中补虚，调和诸药。诸药合用，滋阴润肺，益胃生津。

清化饮

【药物组成】茵陈，厚朴，生白扁豆，黄连，薏苡仁，赤芍。（原方无用量）

【功能主治】清热祛湿、理气舒络。适用于脾胃湿热型胃黏膜癌变。

【用量用法】水煎服，日一剂，早晚温服。

【出处】付肖岩，柯晓，黄恒青，等. 清化饮对脾胃湿热证胃黏膜癌变倾向干预的临床研究[J]. 福建中医药，2008，39（6）：1-3.

【方解】本方为国医大师杨春波教授治疗脾胃湿热型胃黏膜癌变的经验方。方中茵陈清利湿热，具有利胆、保肝等药理作用；厚朴燥湿消痰，下气除满，药理研究表明其具有调整胃肠运动功能、促进消化液分泌等作用❶；生白扁豆健脾和中，消暑化湿，善治暑湿吐泻，脾虚呕逆诸症；黄连清热燥湿，具有抗炎、解热作用，其中小檗碱还能通过抑制癌细胞呼吸，阻碍癌细胞嘌呤和核酸的合成，干扰癌细胞代谢等途径产生抗癌作用；薏苡仁健脾祛湿解毒；赤芍清热凉血，祛瘀止痛，具有解热、抗炎等作用，其中的赤芍正丁醇提取物赤芍 D 有抗肿瘤作用。

治疗慢性萎缩性胃炎经验方

【药物组成】太子参 15g，麦冬 10g，五味子 10g，白术 15g，石斛 15g，沙参 15g，白芍 15g，乌梅 10g，山药 15g，枸杞子 10g，谷芽 15g，竹茹 10g，甘草 10g。

【功能主治】酸甘化阴，益气和胃。适用于胃阴不足型慢性萎缩性胃炎。

【用量用法】开水冲服，日一剂，早晚温服。

---

❶ 魏担，吴清华，裴瑾，等. 厚朴花的本草考证、真伪鉴别、化学成分、药理作用、临床应用及新兴研究[J]. 中国药房，2019，30（1）：140-144.

【出处】高尚社. 国医大师李振华教授治疗慢性萎缩性胃炎验案赏析[J]. 中国中医药现代远程教育，2012，10（11）：4-6.

【方解】本方为国医大师李振华教授治疗慢性萎缩性胃炎的经验方。方中太子参补气养阴生津，麦冬清肺润燥，五味子收敛益气，三药一补一清一敛，共奏益气养阴，和胃生津之功。乌梅味酸微涩性平，既与沙参、石斛共担酸甘化阴之任，又能收敛心肺之气，故《本草经疏》曰："乌梅味酸，能敛浮热，能吸气归元，故主下气，除热烦满及安心也。"而沙参守而不走，能入胃，清热生津而强阴，退热保胃以生气，为养胃阴、退虚热、生胃气之要药；石斛是救胃生津之上品，徐究人曰："石斛功能清胃生津，胃肾虚热者最宜。夫肺胃为温热之邪必犯之地，热邪灼津，胃液本易被劫。如欲清胃救津，自非用石斛之甘滋轻灵不为功。"三药合用，胃阴得复，则津血丰盈，脉络畅利。白术益气健脾，药理研究证实其对小鼠艾氏腹水癌、淋巴肉瘤腹水型及食管癌都有显著的抑制作用；山药补脾养胃，益肺固肾，养阴生津，《本草正》曰："山药，能健脾补虚，滋精固肾，治诸虚百损，疗五劳七伤。"枸杞子味甘气平，质地滋润，能补肝血，益肾精，扶阳气，壮筋骨，润五脏，为养血补精之要药，固肾强脾之上品。《本草经疏》曰："枸杞子，润而滋补，兼能退热，而专于补肾。润肺、生津、益气、为肝肾真阴不足，劳乏内热补益之要药。"白芍味苦酸性微寒，能补能泻，补肝血，敛肝阳，疏脾土，调肝血以缓挛急，可健脾柔肝，缓急止痛；甘草可补益脾胃，和中缓急；二药合用，共奏酸甘化阴，敛阴和血，解痉止痛之功。竹茹味甘微寒，清胃泻胆而不伤中，开郁降气而不伐脾，去实邪不伤正，清邪热不化燥，为和降胃气之良品。《药品化义》曰："竹茹，轻可去实，凉能去热，苦能降下，清热痰，为宁神开郁佳品。"谷芽具去发之性，善启清阳以助气化，消壅滞而降浊逆，能快脾胃，益消化，下滞气，和中州，其性缓和，有消而不伤正的特点。《本草纲目》曰："快脾开胃，下气和中，消食化积。"二药相伍，升降相因，相辅相成。全方甘寒相配，酸甘相合，升降相因，轻灵清透，补而不腻，行而不散，润而不凉，通而不泻。

沙参养胃汤

【药物组成】沙参20g，麦冬15g，石斛15g，白芍20g，山楂15g，知母12g，鸡内金10g，天花粉12g，牡丹皮10g，乌梅10g，陈皮10g，甘草3g。

【功能主治】养阴和胃，理气清热。适用于脾胃阴虚型慢性萎缩性胃炎。

【用量用法】开水冲服，日一剂，早晚温服。

【出处】高尚社. 国医大师李振华教授治疗慢性萎缩性胃炎验案赏析[J]. 中国中医药现代远程教育，2012，10（11）：4-6.

【方解】本方为国医大师李振华教授治疗慢性萎缩性胃炎的经验方。方中沙参养阴清肺，益胃生津；乌梅味酸微涩性平，既与沙参、石斛共担酸甘化阴之任，又能收敛心肺之气。麦冬养阴润肺、益胃生津、清心除烦，有抗疲劳、清除自由基、提高细胞免疫功能、镇静、催眠等作用；石斛养阴益胃生津；知母、天花粉滋阴润燥；白芍柔肝和血止痛；山楂、鸡内金消食和中；山楂合牡丹皮可消瘀和血；陈皮理气调中，燥湿化痰，有祛痰、平喘等作用；甘草调和诸药。兼气滞者加枳壳 10g，川楝子 12g，郁金 10g；血瘀者加丹参 15g，桃仁 10g，延胡索 10g；阴虚内热、呃逆嗳气者加竹茹 10g，柿蒂 15g；心烦易怒、失眠多梦者加焦栀子 10g，夜交藤 30g；大便干结者加火麻仁 15g；脾虚气滞者加党参 12g；若大便出血，加白及 10g，黑地榆 15g。

香砂温中汤

【药物组成】白术 10g，茯苓 12g，陈皮 10g，半夏 10g，香附 10g，砂仁 8g，桂枝 5g，白芍 12g，小茴香 10g，乌药 10g，木香 6g，郁金 10g，甘草 3g。

【功能主治】益气健脾，温中和胃。适用于脾胃气虚型慢性萎缩性胃炎。

【用量用法】开水冲服，日一剂，早晚温服。

【出处】徐江雁，刘文礼. 国医大师李振华教授临证经验点滴[J]. 光明中医，2009，24（9）：1652-1653.

【方解】本方为国医大师李振华教授治疗慢性萎缩性胃炎的经验方。方中白术益气健脾，药理研究证实其对小鼠艾氏腹水癌、淋巴肉瘤腹水型及食管癌都有显著的抑制作用；茯苓、甘草益气健脾；白芍柔肝和血止痛；半夏燥湿化痰，降逆止呕，消痞散结，其中含有的半夏多糖、半夏生物碱、胡芦巴碱、外源性凝聚素等对多种肿瘤细胞均有抑制作用；陈皮理气调中，燥湿化痰，有祛痰、平喘等作用；砂仁、木香理气化痰；香附、小茴香、乌药、郁金行气止痛；桂枝温阳气，祛寒邪。全方健中有消，行中有补，配伍得当。血瘀者加丹参 15g，延胡索 10g；湿盛泄泻者加薏苡仁 30g，泽泻 10g，桂枝 5g；湿阻呕恶者加苍术 10g，藿香 15g；食滞不化者加焦三仙各 12g；阳虚甚者加制附子 10g；气虚甚者加黄芪 15～30g。

化浊解毒方

【药物组成】藿香 12g，佩兰 12g，砂仁^(打碎，后下) 12g，白花蛇舌草 15g，半枝莲 15g，半边莲 15g，全蝎 9g。

【功能主治】化浊解毒。适用于浊毒内蕴型慢性萎缩性胃炎。

【用量用法】开水冲服，日一剂，早晚温服。

【出处】李佃贵，杜艳茹，郭敏，等. 化浊解毒方对慢性萎缩性胃炎胃癌前病变患者胃液成分及肿瘤标记物的影响[J]. 中国中西医结合杂志，2011，31（4）：496-499.

【方解】本方为国医大师李振华教授治疗慢性萎缩性胃炎的经验方。胃癌癌前病变患者浊毒蕴于胃腑，导致胃络损伤，腐熟运化功能减退，气血生化乏源，气血亏虚，胃黏膜失于濡养，导致腺体萎缩肠化和异型增生的出现。方中藿香、佩兰、砂仁芳香化浊，芳香之品悦脾醒脾，内消湿浊；白花蛇舌草清热解毒，现代药理研究发现其在体外对急性淋巴细胞型、粒细胞型、单核细胞型以及慢性粒细胞型肿瘤细胞有较强的抑制作用；

半枝莲清热解毒散结，具有抗肿瘤作用，与半边莲三者合用，加奏消肿清热解毒之功；全蝎对不典型增生、肠上皮化生治疗尤效。诸药合用，共奏化浊解毒活血之功，能消除胃黏膜炎症，有效改善胃黏膜血流情况，使萎缩和肠化的腺体恢复正常，从而逆转胃癌前病变。

解毒化浊活血方

【药物组成】莪术 6g，三棱 6g，连翘 20g，砂仁 9g，白豆蔻 12g，白花蛇舌草 20g，半枝莲 15g，半边莲 15g，蒲公英 15g，板蓝根 12g，厚朴 9g，黄连 6g，百合 20g，乌药 12g，当归 12g，川芎 12g，紫苏 12g，香附 20g，青皮 12g，延胡索 20g，白芷 6g。

【功能主治】解毒，化浊，活血。适用于气滞血瘀型慢性萎缩性胃炎。

【用量用法】开水冲服，日一剂，早晚温服。

【出处】刘晓辉，赵玉斌，李佃贵. 解毒化浊活血方治疗慢性萎缩性胃炎癌前病变58 例[J]. 河北中医药学报，2012，27（1）：24.

【方解】本方为国医大师李佃贵教授治疗慢性萎缩性胃炎的经验方。方中白花蛇舌草清热解毒，现代药理研究发现其在体外对急性淋巴细胞型、粒细胞型、单核细胞型以及慢性粒细胞型肿瘤细胞有较强的抑制作用；半枝莲清热解毒散结，具有抗肿瘤作用；半边莲、蒲公英、板蓝根清热解毒，消肿散结；砂仁、白豆蔻、厚朴除湿化浊；川芎行气活血止痛，有改善脑循环、抗肿瘤等作用；当归、三棱活血化瘀散结；黄连清热燥湿，具有抗炎、解热作用；莪术破血逐瘀；乌药行气开郁，散寒止痛；紫苏、香附、青皮疏肝行气通络，取气行则血行之意；百合养肺胃之阴；延胡索行气活血，止痛散结，药理研究表明其中含有的延胡索乙素有明显的镇痛作用，而其中的左旋四氢帕马丁则具有镇静作用，延胡索总碱还能扩张外周血管；白芷通络止痛。诸药合用，使毒清浊化，瘀血消散，而津液得复。

温脾汤

【药物组成】党参 15g，草豆蔻 15g，砂仁 15g，川楝子 15g，香附 15g，黄连 5g，当归 25g，白芍 25g，白术 10g，高良姜 10g，檀香 10g，白芥子 10g，甘草 10g。

【功能主治】温胃理脾。适用于脾胃虚寒型萎缩性胃炎。

【用量用法】水煎服，日一剂，早晚温服。

【出处】华欣. 名医李玉奇治疗萎缩性胃炎的两则验方[J]. 当代医药论丛，2012（8）：10.

【方解】本方为国医大师李玉奇教授治疗萎缩性胃炎的经验方。方中党参益气健脾；白术益气健脾，药理研究证实其对小鼠艾氏腹水癌、淋巴肉瘤腹水型及食管癌都有显著的抑制作用；当归补血和血；白芍柔肝和血止痛；草豆蔻、砂仁行气和胃；川楝子、香附行气止痛；高良姜温胃止痛；白芥子温中化痰；少量黄连苦寒为反佐；檀香行气温中，开胃止痛；甘草既助人参益气，又可调和诸药为使。诸药协力，使寒邪去，积滞行，脾阳复。若见便秘的症状，可在本方中加入大黄、牵牛花各10g，郁李仁5g。若见泄泻的症状，可加入芡实、莲子肉、山药各15g。处于围绝经期的女性患者可在本方中加入合欢花40g，女贞子15g，麦芽、甘草各20g，大枣10枚。

二连汤

【药物组成】胡黄连10g，姜黄10g，黄连10g，败酱草20g，薏苡仁20g，鱼腥草20g，草果15g，陈皮15g，紫苏子15g，苏木15g，知母40g。

【功能主治】清燥，化热，理脾。适用于虚寒化热型萎缩性胃炎。

【用量用法】水煎服，日一剂，早晚温服。

【出处】华欣. 名医李玉奇治疗萎缩性胃炎的两则验方[J]. 当代医药论丛，2012（8）：10.

【方解】本方为国医大师李玉奇教授治疗萎缩性胃炎的经验方。方中胡黄连善退虚热，除疳热，具有保肝利胆作用[1]；黄连清热燥湿，具有抗炎、解热作用，其中小檗碱还能通过抑制癌细胞呼吸，阻碍癌细胞嘌呤和核酸的合成，干扰癌细胞代谢等途径产生抗癌作用；知母清热泻火，药理研究表明其有解热、抗炎等作用[2]；姜黄、草果行气止痛；败酱草清热解毒祛瘀，具有抗炎、保肝作用；鱼腥草清热解毒，散结消痈，具有抗菌、抗病毒、提高机体免疫力、利尿等作用，被称为"天然而又安全的抗生素"；薏苡仁健脾利湿；陈皮理气调中，燥湿化痰，有祛痰、平喘等作用；紫苏子理气化痰；苏木行血祛瘀，消肿止痛，具有促进血液循环、降低血液黏度及抗肿瘤的作用。若吞酸欲吐不得的症状较重，可在本方中加入海螵蛸、煅瓦楞子各20g，葛根15g。若见喜食酸味食物的症状，可在本方中加入五倍子、乌梅各15g，马齿苋40g，焦山楂、枸杞子各20g。若便秘的症状较重，可在本方中加入桑椹40g，牵牛花15g，郁李仁10～15g，当归20g，枳壳10g。

胃福煎

【药物组成】黄芪20g，苦参10g，黄连10g，白花蛇舌草20g，黄药子10g，白及20g，莪术10g，丹参20g，延胡索15g，香橼15g。

【功能主治】清热解毒，行气化瘀。适用于萎缩性胃炎。

【用量用法】水煎服，日一剂，早晚温服。

❶ 何希瑞，李倩，张春玲，等. 胡黄连化学成分及单体化合物药理活性研究新进展[J]. 环球中医药，2012，5（9）：708-713.

❷ 翁丽丽，陈丽，宿莹，等. 知母化学成分和药理作用[J]. 吉林中医药，2018，38（1）：90-92.

【出处】李晓英，李玉奇. 胃福煎剂治疗萎缩性胃炎癌前病变 40 例分析[J]. 中医药学刊，2003（6）：1000-1004.

【方解】本方为国医大师李玉奇教授治疗萎缩性胃炎的经验方。方中黄芪补脾益气，现代药理研究表明黄芪可以增强机体免疫功能，其中含有的黄芪总苷不仅在整体水平有抑瘤作用，而且对体外肿瘤细胞有直接抑制作用，并可能通过诱导癌细胞凋亡起到抑癌作用；苦参清热燥湿，以祛脾胃之热邪，二者共为君药。据药理研究证实黄芪、苦参有提高机体免疫功能作用。黄连、白花蛇舌草清热解毒，现代药理研究发现白花蛇舌草在体外对急性淋巴细胞型、粒细胞型、单核细胞型以及慢性粒细胞型肿瘤细胞有较强的抑制作用；黄药子清热解毒，可清除幽门螺杆菌，消除肠化异型增生；白及、延胡索、香橼行气化瘀止痛；莪术破血逐瘀；药理研究显示丹参能显著增加胃黏膜血流，抵抗乙醇损伤。若见苔厚腻者，为痰凝胃腑，用薏苡仁、茯苓化湿涤浊；舌光红无苔者，为胃阴枯竭，用天冬、石斛养阴清胃；有口苦者，为胆气上逆，用柴胡、郁金疏肝理气。

英连金化浊解毒方

【药物组成】白英 12g，蒲公英 20g，连翘 15g，郁金 10g，莪术 6g，灵芝 12g，白花蛇舌草 15g，薏苡仁 20g，冬凌草 12g，柴胡 12g，枳实 15g，三七粉^{冲服} 2g，当归 12g，藤梨根 15g，八月札 15g。

【功能主治】清热解毒，行气化瘀。适用于慢性萎缩性胃炎。

【用量用法】水煎服，日一剂，早晚温服。

【出处】刘启泉，曹鹏飞，王维，等. 英连金化浊解毒方对慢性萎缩性胃炎癌前病变大鼠 PG-I BigET-1、VEGF 表达的影响[J]. 辽宁中医药大学学报，2012，14（4）：11-13.

【方解】本方为全国老中医药专家学术经验继承工作指导老师刘启泉教授治疗慢性萎缩性胃炎的经验方。方中薏苡仁健脾，淡渗利湿以化湿浊，《本草纲目》曰："薏苡仁，阳明药也，能健脾益胃。"白花蛇舌草清热解毒，现代药理研究发现其在体外对急性淋巴细胞型、粒细胞型、单核细胞型以及慢性粒细胞型肿瘤细胞有较强的抑制作用；连翘、白英、蒲公英等清热解毒，消肿散结，《本草正义》中谓连翘"能散结而泄化络脉之热"；当归、郁金、三七粉、莪术等活血养血散结，《景岳全书·本草正》记载："当归，其味甘而重，故专能补血；其气轻而辛，故又能行血，补中有动，行中有补，诚血中之气药，亦血中之圣药也。"三七甘微苦而温，既能止血，又能活血化瘀，止血而不留瘀；《日华子本草》记载莪术"治一切气，开胃消食，消瘀血"；八月札、柴胡、枳实疏肝行气和胃，《名医别录》记载枳实能"破结实，消胀满，心下急痞痛，逆气，胁风痛，安胃气"，《神农本草经》注柴胡"主心腹肠胃结气，饮食积聚，寒热邪气，推陈致新"；冬凌草、藤梨根以加强清热解毒之力；灵芝扶正固本。诸药合用，使浊邪祛、毒邪解，瘀血散，新血生，津液复，胃气降，扶正固本。

小归芍化浊解毒方

【药物组成】冬凌草10g，藤梨根15g，紫豆蔻6g，黄连6g，半夏6g，瓜蒌15g，当归12g，白芍15g，川芎9g，茯苓15g，白术10g，泽泻6g。

【功能主治】解毒化瘀，祛湿化痰。适用于慢性萎缩性胃炎。

【用量用法】水煎服，日一剂，早晚温服。

【出处】刘启泉，李博林，王志坤，等. 小归芍化浊解毒方治疗胃癌前病变临床研究[J]. 四川中医，2014，32（6）：90-92.

【方解】本方为全国老中医药专家学术经验继承工作指导老师刘启泉教授治疗萎缩性胃炎的经验方。本方由《伤寒论》当归芍药散合小陷胸汤而成。小陷胸汤辛开苦降，消痞散结，方中重用瓜蒌清热化痰，下气解郁，现代药理研究表明瓜蒌含三菇皂苷、有机酸、树脂、糖类和色素等，对癌细胞有一定抑制作用[❶]；黄连清热解毒，佐以半夏降逆消痞，二者一辛一苦，辛开苦降，既消痰热之结，又开气郁之痞。当归芍药散养血调肝，健脾利湿，茯苓、白术益气健脾利湿；泽泻配茯苓、白术既可利水渗湿，又有泄热之功；白芍柔肝和血止痛；川芎活血行气，调畅气血，以助活血之功；紫豆蔻化浊消痞行气；冬凌草、藤梨根清热解毒，活血消肿，抗癌。诸药合用，使浊邪祛，毒邪解，瘀血活，气血调，壅塞通，从而逆转腺体萎缩、肠上皮化生和异型增生。气滞者加香附15g，枳实12g，佛手15g，香橼15g；气虚者加红景天15g，太子参15g，山药15g，党参12g；阴虚者加沙参15g，麦冬12g，石斛15g，五味子10g；血瘀者加延胡索15g，郁金12g，丹参15g，赤芍12g；血虚者加熟地黄12g，山茱萸6g，黄精15g，鸡血藤15g。

调中理气汤

【药物组成】炒党参（或太子参）10～15g，炒白术10g，黄芪10～20g，炒山药10～20g，云茯苓15～20g，炙鸡内金10g，三棱10g，当归10g，炙甘草3～5g，炒陈皮5～10g，煨木香10g，大枣10g。

【功能主治】清化和中，理气行瘀。适用于中虚气滞型慢性萎缩性胃炎。

【用量用法】水煎服，日一剂，早晚温服。

【出处】陆为民，徐丹华，沈洪，等. 徐景藩论治慢性萎缩性胃炎的经验[J]. 江苏中医药，2012，44（5）：1-3.

【方解】本方为国医大师徐景藩教授治疗慢性萎缩性胃炎的经验方。方中炒党参、炒白术、炒山药、云茯苓健脾益气；炒白术益气健脾，药理研究证实其对小鼠艾氏腹水癌、淋巴肉瘤腹水型及食管癌都有显著的抑制作用；黄芪补脾益气，现代药理研究表明黄芪可以增强机体免疫功能，其中含有的黄芪总苷不仅在整体水平有抑瘤作用，而且对体外肿瘤细胞有直接抑制作用，并可能通过诱导癌细胞凋亡起到抑瘤作用；炙鸡内金消食和中；三棱破血逐瘀；当归补血和血；炒陈皮理气调中，燥湿化痰，有祛痰、平喘等

---

❶ 王力玄，杨磊磊，郭颖婕，等. 栝楼化学成分及药理作用研究进展[J]. 特产研究，2020，42（2）：79-84.

作用；煨木香行气消食和中；大枣健脾益胃；炙甘草益气健脾，调和诸药。兼畏寒怕冷、舌淡白、脉沉细等阳虚证者，酌加干姜、桂枝（或肉桂）、草豆蔻等温脾暖胃；兼腹部坠胀、小溲频而色清、便后脱肛等脾气下陷者，配用炙升麻、柴胡、荷叶等升提举陷。

疏肝和胃汤

【药物组成】炙柴胡 5～10g（或紫苏梗 10g），炒白芍 10～20g，炒枳壳 10g，佛手片 10g，橘皮 6g，橘络 6g，制香附 10g，郁金 10g，茜草 10g，红花 6g，炙鸡内金 5～10g，甘草 3～5g。

【功能主治】清化和中，理气行瘀。适用于肝胃不和型慢性萎缩性胃炎。

【用量用法】煎煮 4 次，分多次口服。另以三七粉 1～2g 及藕粉 30g 煮成糊剂，每日 2 次，左侧卧、平卧、右侧卧、俯卧各咽 15～30mL，余药取仰卧时吞服，服药毕，平卧 30min，晚间睡前服药效果尤佳。

【出处】陆为民，徐丹华，沈洪，等. 徐景藩论治慢性萎缩性胃炎的经验[J]. 江苏中医药，2012，44（5）：1-3.

【方解】本方为国医大师徐景藩教授治疗慢性萎缩性胃炎的经验方。方中炙柴胡或紫苏梗疏肝理气；炒白芍柔肝和血止痛；郁金辛、苦、寒，功能行气解郁，凉血破瘀，堪称"血中气药，气中血药"，调气活血，对于食管癌治疗有非常好的功效；炒枳壳、佛手片、橘皮、橘络、制香附理气解郁，行血止痛；茜草凉血止血，活血祛瘀；红花活血化瘀；炙鸡内金消食和中；甘草益气健脾，调和诸药。兼胃气上逆、嗳逆泛恶，酌加法半夏、公丁香、柿蒂、煅赭石、刀豆壳等和胃降逆；兼咽中不适、胸膺隐痛，可配加木蝴蝶、八月札；情志不畅显著，加合欢花、香附；脘痛、胁痛较著，加延胡索、川楝子。

养胃理气汤

【药物组成】北沙参 10g，麦冬 10g，石斛 10g，川百合 20g，玉竹 10g，炙乌梅 10g，生地黄 10g，山药 15g，绿萼梅 6g，佛手片 10g，佛手花 6g，木蝴蝶 5g，丹参 10～15g，青木香 10g，牡丹皮 10g。

【功能主治】清化和中，理气行瘀。适用于胃阴不足型慢性萎缩性胃炎。

【用量用法】煎煮 4 次，分多次口服。另以三七粉 1～2g 及藕粉 30g 煮成糊剂，每日 2 次，左侧卧、平卧、右侧卧、俯卧各咽 15～30mL，余药取仰卧时吞服，服药毕，平卧 30min，晚间睡前服药效果尤佳。

【出处】陆为民，徐丹华，沈洪，等. 徐景藩论治慢性萎缩性胃炎的经验[J]. 江苏中医药，2012，44（5）：1-3.

【方解】本方为国医大师徐景藩教授治疗慢性萎缩性胃炎的经验方。方中北沙参、川百合、玉竹养阴生津；麦冬养阴润肺，益胃生津，清心除烦，有抗疲劳、清除自由基、提高细胞免疫功能、镇静、催眠等作用；石斛益胃生津，对肺癌、卵巢癌和早幼粒细胞性白血病等恶性肿瘤的某些细胞有杀灭作用，具有较强的抗肿瘤活性；炙乌梅敛阴和胃；生地黄清热滋阴；山药健脾益气补虚，山药块茎富含多糖，可刺激和调节人类免疫系统，山药多糖对环磷酰胺所导致的细胞免疫抑制有对抗作用，故能抗肿瘤；绿萼梅、佛手片、佛手花理气解郁；青木香理气和胃；木蝴蝶清热解毒；丹参活血调经；牡丹皮清热凉血，活血化瘀。阴虚郁热较著者，酌加蒲公英、石见穿、黄芩、知母、山栀子等；大便干结者，酌加瓜蒌、麻子仁等。

益胃汤

【药物组成】党参 15g，茯苓 15g，枳壳 15g，蒲公英 15g，白及 15g，白术 10g，浙贝母 10g，陈皮 10g，法半夏 10g，木香 6g，砂仁 6g，黄连 6g，甘草 6g，黄芪 20g，炒谷芽 20g，炒麦芽 20g，生姜 6g，大枣 6g。

【功能主治】健脾运胃，清热化痰。适用于脾虚痰热型慢性萎缩性胃炎。

【用量用法】水煎服，日一剂，早晚温服。

【出处】何凌，李龙华，张小萍. 张小萍治疗慢性胃炎癌前病变经验及其临床研究[J]. 中国中西医结合消化杂志，2016，24（2）：159-161.

【方解】本方为全国老中医药专家学术经验继承工作指导老师张小萍教授治疗慢性萎缩性胃炎的经验方。方中党参、茯苓、白术健脾益气；白术益气健脾，药理研究证实其对小鼠艾氏腹水癌、淋巴肉瘤腹水型及食管癌都有显著的抑制作用；黄芪补脾益气，现代药理研究表明黄芪可以增强机体免疫功能，其中含有的黄芪总苷不仅在整体水平有抑瘤作用，而且对体外肿瘤细胞有直接抑制作用，并可能通过诱导癌细胞凋亡起到抑癌作用；枳壳理气和胃，与陈皮一升一降调理气机；蒲公英清热解毒；白及收敛止血；浙贝母清热化痰止咳，解毒散结消痈，其中的生物碱有镇咳、解痉的作用；法半夏燥湿化痰，降逆止呕，消痞散结，其中含有的半夏多糖、半夏生物碱、胡芦巴碱、外源性凝聚素等对多种肿瘤细胞均有抑制作用；木香、砂仁行气健胃和中；炒谷芽、炒麦芽消食和中；黄连清热燥湿，具有抗炎、解热作用，其中小檗碱还能通过抑制癌细胞呼吸，阻碍癌细胞嘌呤和核酸的合成，干扰癌细胞代谢等途径产生抗癌作用；生姜温中和胃；大枣健脾补血；甘草益气健脾且调和诸药。

胃炎方

【药物组成】枳实 15g，白及 15g，蒲公英 15g，白芍 15g，川芎 15g，柴胡 10g，川楝子 10g，延胡索 10g，浙贝母 10g，黄连 6g，炙甘草 6g，炒谷芽 20g，炒麦芽 20g。

【功能主治】疏肝理气，化痰和胃。适用于气滞血瘀痰凝型慢性萎缩性胃炎。

【用量用法】水煎服，日一剂，早晚温服。

【出处】何凌，李龙华，张小萍. 张小萍治疗慢性胃炎癌前病变经验及其临床研究[J]. 中国中西医结合消化杂志，2016，24（2）：159-161.

【方解】本方为全国老中医药专家学术经验继承工作指导老师张小萍教授治疗慢性萎缩性胃炎的经验方。方中柴胡、枳实理气解郁；延胡索行气活血，止痛散结，药理研究表明其含有的延胡索乙素有明显的镇痛作用，而其中的左旋四氢帕马丁具有镇静作用，延胡索总碱还能扩张外周血管；川楝子、川芎行气活血止痛；蒲公英清热解毒；白及收敛止血；白芍柔肝和血止痛；浙贝母清热化痰止咳，解毒散结消痈，其中的生物碱有镇咳、解痉的作用；黄连清热燥湿，具有抗炎、抗菌、解热作用，其中小檗碱还能通过抑制癌细胞呼吸，阻碍癌细胞嘌呤和核酸的合成，干扰癌细胞代谢等途径产生抗癌作用；炒谷芽、炒麦芽消食和中；炙甘草益气健脾且调和诸药。

养胃膏

【药物组成】生地黄 20g，熟地黄 20g，炒谷芽 20g，炒麦芽 20g，枸杞子 15g，枳壳 15g，赤芍 15g，白芍 15g，北沙参 10g，麦冬 10g，川楝子 10g，玉竹 10g，当归 6g，炙甘草 6g。

【功能主治】养阴益气，消食和中。适用于胃阴不足型慢性萎缩性胃炎。

【用量用法】水煎服，日一剂，早晚温服。

【出处】何凌，李龙华，张小萍. 张小萍治疗慢性胃炎癌前病变经验及其临床研究[J]. 中国中西医结合消化杂志，2016，24（2）：159-161.

【方解】本方为全国老中医药专家学术经验继承工作指导老师张小萍教授治疗慢性萎缩性胃炎的经验方。方中生地黄、熟地黄滋阴益气；北沙参、玉竹养阴生津；麦冬养阴润肺，益胃生津，清心除烦，有抗疲劳、清除自由基、提高细胞免疫功能、镇静、催眠等作用；炒谷芽、炒麦芽消食和中；枸杞子滋补肝肾，益精养血，枸杞子多糖具有促进免疫、延缓衰老、抗肿瘤、清除自由基、抗疲劳、抗辐射、保肝、保护和改善生殖功能等作用；枳壳理气和胃；赤芍清热凉血，祛瘀止痛，具有解热、抗炎等作用，其中的赤芍正丁醇提取物赤芍 D 有抗肿瘤作用；白芍柔肝和血止痛；川楝子行气活血止痛；当归补血和血；炙甘草益气健脾且调和诸药。

降逆汤

【药物组成】党参 15g，白及 15g，蒲公英 15g，瓜蒌 15g，法半夏 10g，黄芩 10g，浙贝母 10g，黄连 6g，干姜 6g，甘草 6g，大枣 10g。

【功能主治】清热化痰。适用于痰热互结型慢性萎缩性胃炎。

【用量用法】水煎服，日一剂，早晚温服。

【出处】何凌，李龙华，张小萍. 张小萍治疗慢性胃炎癌前病变经验及其临床研究[J]. 中国中西医结合消化杂志，2016，24（2）：159-161.

【方解】本方为全国老中医药专家学术经验继承工作指导老师张小萍教授治疗慢性萎缩性胃炎的经验方。方中党参益气健脾，生津润燥，具有改善血流变、增加机体免疫力的作用；白及收敛止血；蒲公英清热解毒；瓜蒌清热化痰，宽胸散结，润肠通便，药理研究证实其有扩张小动脉、抗血小板凝聚、活血化瘀、缓解胸闷的作用；法半夏燥湿化痰，降逆止呕，消痞散结，其中含有的半夏多糖、半夏生物碱、胡芦巴碱、外源性凝聚素等对多种肿瘤细胞均有抑制作用；黄连清热燥湿，具有抗炎、解热作用，其中小檗碱还能通过抑制癌细胞呼吸，阻碍癌细胞嘌呤和核酸的合成，干扰癌细胞代谢等途径产生抗癌作用；黄芩清热燥湿；浙贝母清热化痰止咳，解毒散结消痈，其中的生物碱有镇咳、解痉的作用；干姜温胃和中；大枣健脾养血；甘草益气健脾且调和诸药。

左金丸合天麻钩藤饮

【药物组成】旋覆花[包]20g，黄芩15g，丹参30g，牡丹皮20g，吴茱萸4g，黄连15g，地骨皮30g，白蒺藜9g，葛根30g，地龙15g，僵蚕15g，蝉蜕8g，钩藤[后下]30g，酸枣仁40g，石菖蒲20g，首乌藤30g，煅龙骨30g，煅牡蛎30g，赤芍30g，莲子心20g，远志20g，天麻20g，生地黄30g，石斛15g，干姜6g，珍珠母30g，甘草8g，合欢皮30g，三七粉[冲服]3g。

【功能主治】疏肝和胃，滋补肝肾，平肝潜阳。适用于肝胃不和，肝肾阴虚，肝阳上亢型慢性萎缩性胃炎。

【用量用法】水煎服，日一剂，早晚温服。

【出处】刘慧敏. 危北海治疗慢性萎缩性胃炎临床经验[J]. 中国中医基础医学杂志，2014，20（12）：1712-1713.

【方解】本方为全国老中医药专家学术经验继承工作指导老师危北海教授治疗慢性萎缩性胃炎的经验方。方中旋覆花降气和胃；黄芩清热降火以制亢阳；丹参活血通经；牡丹皮清热凉血，活血化瘀；赤芍清热凉血，祛瘀止痛，具有解热、抗炎等作用，其中的赤芍正丁醇提取物赤芍D有抗肿瘤作用；黄连清热燥湿，具有抗炎、解热作用，其中小檗碱还能通过抑制癌细胞呼吸，阻碍癌细胞嘌呤和核酸的合成，干扰癌细胞代谢等途径产生抗癌作用；吴茱萸辛散肝郁，苦降助黄连降胃气，且可佐治黄连之寒并引黄连入肝经；地骨皮清虚热；白蒺藜平肝解郁，活血祛风；葛根清热升津，反佐诸药，降中有升；地龙、僵蚕、蝉蜕祛风活络平肝；天麻、钩藤平肝息风；煅龙骨、煅牡蛎、珍珠母咸寒质重，功能平肝潜阳，加强平肝息风之力；首乌藤、酸枣仁、石菖蒲、远志、莲子心、合欢皮宁心安神；石斛益胃生津，对肺癌、卵巢癌和早幼粒细胞性白血病等恶性肿瘤的某些细胞有杀灭作用，具有较强的抗肿瘤活性；生地黄滋补肝肾之阴；干姜温中和胃；三七粉活血散瘀；甘草调和诸药。

柴胡疏肝散合小建中汤

【药物组成】醋柴胡9g，延胡索15g，旋覆花^包30g，煅赭石30g，吴茱萸4g，黄连15g，藿香6g，柿蒂20g，煅瓦楞子30g，黄芪30g，石斛15g，清半夏9g，干姜9g，荜茇9g，桂枝6g，丹参30g，川芎15g，钩藤^{后下}30g，甘草9g，三七粉^{冲服}3g，首乌藤30g，远志15g，煅龙骨30g，蝉蜕9g，小茴香6g，白芍20g。

【功能主治】疏肝和胃，宁心安神，行气化瘀。适用于肝胃不和，心神不宁，气滞血瘀型慢性萎缩性胃炎。

【用量用法】水煎服，日一剂，早晚温服。

【出处】刘慧敏. 危北海治疗慢性萎缩性胃炎临床经验[J]. 中国中医基础医学杂志，2014，20（12）：1712-1713.

【方解】本方为全国老中医药专家学术经验继承工作指导老师危北海教授治疗慢性萎缩性胃炎的经验方。方中醋柴胡疏肝解郁；延胡索理气疏肝而止痛；川芎、小茴香活血行气以止痛，二药相合，助醋柴胡以解肝经之瘀滞，并增行气活血止痛之效；旋覆花降逆止呃，健胃祛痰；煅赭石、煅瓦楞子、煅龙骨重镇降逆；柿蒂、荜茇下气止呃；清半夏化痰散结，降逆止呕；黄连清热燥湿，具有抗炎、解热作用，其中小檗碱还能通过抑制癌细胞呼吸，阻碍癌细胞嘌呤和核酸的合成，干扰癌细胞代谢等途径产生抗癌作用；吴茱萸辛散疏肝郁，苦降助黄连降胃气，且可佐治黄连之寒并引黄连入肝经；藿香芳香行气，醒脾和胃；黄芪补脾益气，现代药理研究表明黄芪可以增强机体免疫功能，其中含有的黄芪总苷不仅在整体水平有抑瘤作用，而且对体外肿瘤细胞有直接抑制作用，并可能通过诱导癌细胞凋亡起到抑癌作用；石斛益胃生津，对肺癌、卵巢癌和早幼粒细胞性白血病等恶性肿瘤的某些细胞有杀灭作用，具有较强的抗肿瘤活性；白芍柔肝和血止痛；桂枝温阳气，祛寒邪；丹参清心凉血，活血通经；钩藤、蝉蜕平肝息风；三七活血化瘀；首乌藤、远志安神宁心；干姜温胃散寒；甘草益气和中，调和诸药。

百合泻心汤

【药物组成】百合30g，煅牡蛎30g，党参20g，法半夏15g，益智仁10g，乌药10g，黄芩10g，黄连10g，干姜10g，甘草10g，大枣10g。

【功能主治】健脾理气，滋阴润燥。适用于脾虚湿困，胃燥津伤型慢性萎缩性胃炎。

【用量用法】水煎服，日一剂，早晚温服。

【出处】孙明明，李聪，史林. 王庆国教授对慢性萎缩性胃炎的治疗经验探析[J]. 陕西中医，2019，40（2）：260-263.

【方解】本方为国医大师王庆国教授治疗慢性萎缩性胃炎的经验方。方中百合和中益气，滋润肺胃；乌药辛温之气可纠正百合之滞重阴柔，两药相匹配，温凉辛润，使此两药共用能起到调畅脏腑气机润不滞、辛不燥的效果，从而达到既可以阴和胃，又可行气以止痛的效果；法半夏燥湿祛痰，降逆止呕；干姜大辛大热，通行十二经，温脾暖肾散寒效专而力宏；黄连清热燥湿，具有抗炎、解热作用，其中小檗碱还能通过抑制癌细胞呼吸，阻碍癌细胞嘌呤和核酸的合成，干扰癌细胞代谢等途径产生抗癌作用；黄芩苦寒，清热兼以燥湿，对多种细菌有抑制、杀灭作用；党参益气健脾，生津润燥，具有增加机体免疫力的作用；大枣益气健脾；益智仁温脾肾之阳气；煅牡蛎软坚散结；甘草补脾益胃，助其健运。若心下痞满，舌苔白厚且腻者，属气滞湿阻，可合用平胃散或柴平汤加减；如身畏冷胃怕寒，胃脘喜温喜按者，可加桂枝、吴茱萸，或合良附丸温胃散寒以止痛；若因食欲不振，食后胀饱，饮食难消者，可加焦神曲、焦麦芽、鸡内金以化滞消食；如果胃脘疼甚，可合芍药甘草汤、金铃子散加减；胃及食管呃逆泛酸者，可加煅瓦楞子、海螵蛸以抑制胃酸；若伴有肝火裹胁，性情急躁，胃脘热辣烧心而泛酸呕逆者，则加左金丸降肝火以制酸；若胃脘烧灼疼痛，可加生石膏、知母、连翘、蒲公英等以清热降火止痛。遇有胆汁返流，口苦口干，舌苔黄腻者，则加川楝子、柴胡、郁金、茵陈等清湿热，疏利肝胆。

柴胡桂枝汤合枳术丸

【药物组成】党参 20g，煅牡蛎 20g，法半夏 15g，白芍 15g，炒白术 15g，甘草 15g，柴胡 10g，桂枝 10g，黄芩 10g，枳壳 10g，益智仁 10g，砂仁 10g。

【功能主治】疏肝理气，和胃止痛。适用于肝气郁结型慢性萎缩性胃炎。

【用量用法】水煎服，日一剂，早晚温服。

【出处】孙明明，李聪，史林. 王庆国教授对慢性萎缩性胃炎的治疗经验探析[J]. 陕西中医，2019，40（2）：260-263.

【方解】本方为国医大师王庆国教授治疗慢性萎缩性胃炎的经验方。方中柴胡疏肝理气解郁；枳壳行气开郁，宽中和胃；砂仁行气和胃；桂枝温阳化气；黄芩清热燥湿，合黄芩和解少阳；党参益气健脾，生津润燥，具有增加机体免疫力的作用；煅牡蛎重镇降逆，软坚散结；法半夏燥湿化痰，降逆止呕，消痞散结，其中含有的半夏多糖、半夏生物碱、胡芦巴碱、外源性凝聚素等对多种肿瘤细胞均有抑制作用；白芍柔肝和血止痛；炒白术益气健脾，药理研究证实其对小鼠艾氏腹水癌、淋巴肉瘤腹水型及食管癌都有显著的抑制作用；益智仁温补脾肾阳气；甘草益气和中且调和诸药。

半夏泻心汤合柴胡桂枝干姜汤

【药物组成】党参 20g，煅牡蛎 20g，法半夏 15g，炙甘草 15g，天花粉 15g，柴胡 10g，桂枝 10g，黄芩 10g，干姜 10g，黄连 10g，砂仁 10g，益智仁 10g，大枣 10g，生姜 10g。

【功能主治】疏肝清热，温补脾胃。适用于肝胆郁热，脾胃虚寒型慢性萎缩性胃炎。

【用量用法】水煎服，日一剂，早晚温服。

【出处】孙明明，李聪，史林. 王庆国教授对慢性萎缩性胃炎的治疗经验探析[J]. 陕西中医，2019，40（2）：260-263.

【方解】本方为国医大师王庆国教授治疗慢性萎缩性胃炎的经验方。方中柴胡、黄芩和解少阳，疏肝胆兼清热、肃肺；桂枝温经通阳以达四末；干姜辛热化饮，暖脾温肾；炙甘草和中补虚；天花粉养阴生津止渴；煅牡蛎降逆软坚散结；法半夏燥湿化痰，降逆止呕，消痞散结，其中含有的半夏多糖、半夏生物碱、胡芦巴碱、外源性凝聚素等对多种肿瘤细胞均有抑制作用；黄连清热燥湿，具有抗炎、解热作用，其中小檗碱还能通过抑制癌细胞呼吸，阻碍癌细胞嘌呤和核酸的合成，干扰癌细胞代谢等途径产生抗癌作用；益智仁温补脾肾阳气；党参益气健脾，生津润燥，具有增加机体免疫力的作用；大枣补气养血；砂仁醒脾调胃，快气调中，止呕；生姜温胃行水。诸药合用，共奏疏利肝胆，温肺肾，暖脾胃，化饮通阳，布津液之效。

柔肝和胃汤

【药物组成】麦冬 15g，北沙参 15g，玉竹 15g，生地黄 15g，郁金 15g，石斛 15g，白芍 15g，五味子 12g，当归 10g，牡丹皮 10g，绿萼梅 10g，玫瑰花 10g，砂仁 10g，陈皮 10g，炙甘草 10g。

【功能主治】滋阴健胃，柔肝缓急，理气和中。适用于肝气犯胃，胃阴不足型慢性萎缩性胃炎。

【用量用法】水煎服，日一剂，早晚温服。

【出处】孙明明，李聪，史林. 王庆国教授对慢性萎缩性胃炎的治疗经验探析[J]. 陕西中医，2019，40（2）：260-263.

【方解】本方为国医大师王庆国教授治疗慢性萎缩性胃炎的经验方。方中北沙参、玉竹、五味子滋阴清热，益气生津；麦冬养阴润肺，益胃生津，清心除烦，有抗疲劳、清除自由基、提高细胞免疫功能、镇静、催眠等作用；石斛益胃生津，对肺癌、卵巢癌和早幼粒细胞性白血病等恶性肿瘤的某些细胞有杀灭作用，具有较强的抗肿瘤活性；生地黄滋养肝肾之阴，益胃而生津；白芍柔肝和血止痛；当归补血和血；绿萼梅、郁金疏肝理气，益胃止痛；牡丹皮凉血柔肝以平抑肝气；玫瑰花行气解郁，和血，止痛；陈皮理气调中，燥湿化痰，有祛痰、平喘等作用；砂仁理气健脾，和胃消食化湿；炙甘草能补气和中，调和诸药。以上诸药合用，合力完成柔肝理气、和中止痛、养阴益胃之治则。

归芪建中汤与归脾汤

【药物组成】黄芪 30g，酸枣仁 30g，百合 30g，蒲公英 30g，白花蛇舌草 30g，生晒参 20g，沙参 20g，白芍 20g，太子参 20g，丹参 20g，炒白术 15g，当归 15g，龙眼肉 15g，远志 15g，乌药 10g，川楝子 10g，延胡索 10g，三棱 10g，莪术 10g，大枣 10g，炙甘草 10g。

【功能主治】活血化瘀，补气滋阴，健脾和胃。适用于气阴不足，脾胃虚弱型慢性萎缩性胃炎。

【用量用法】水煎服，日一剂，早晚温服。

【出处】孙明明，李聪，史林. 王庆国教授对慢性萎缩性胃炎的治疗经验探析[J]. 陕西中医，2019，40（2）：260-263.

【方解】本方为国医大师王庆国教授治疗慢性萎缩性胃炎的经验方。方中太子参、生晒参、炒白术、炙甘草甘温补脾益气以生血，使气旺而血生；黄芪补脾益气，现代药理研究表明黄芪可以增强机体免疫功能，其中含有的黄芪总苷不仅在整体水平有抑瘤作用，而且对体外肿瘤细胞有直接抑制作用，并可能通过诱导癌细胞凋亡起到抑癌作用；当归补血和血；龙眼肉甘温补血养心；酸枣仁、远志、百合宁心安神；沙参、百合滋阴益气养胃；丹参活血通经；白芍柔肝和血止痛；乌药行气开郁，散寒止痛；川楝子、延胡索行气活血止痛，与大量益气健脾药配伍，复中焦运化之功，又能防大量益气补血药滋腻碍胃，使补而不滞，滋而不腻；大枣、炙甘草调和脾胃，以资化源；三棱、莪术活血化瘀，对改善胃黏膜炎性病灶毛细血管的瘀阻、阻止炎症的扩散、促进病灶尽快修复均有很好的效果；蒲公英、白花蛇舌草清热解毒。

半夏泻心汤

【药物组成】半夏 12g，黄芩 8g，黄连 8g，干姜 10g，党参 15g，甘草 10g，大枣 5 枚。

【功能主治】解毒化痰。适用于慢性萎缩性胃炎。

【用量用法】水煎服，日一剂，早晚温服。

【出处】理萍，毛德西. 半夏泻心汤治疗慢性萎缩性胃炎癌前病变临床研究[J]. 中医药临床杂志，2014，26（8）：787-788.

【方解】本方为全国老中医药专家学术经验继承工作指导老师毛德西教授治疗萎缩性胃炎的经验方。方中半夏燥湿化痰，降逆止呕，消痞散结，其中含有的半夏多糖、半夏生物碱、胡芦巴碱、外源性凝聚素等对多种肿瘤细胞均有抑制作用；干姜辛散开结，与党参、甘草、大枣配伍升补清阳，黄连、黄芩苦降以泻其浊阴，辛开苦降，补泻兼施，随症加减，使脾胃气机升降复位，中气调和，则痞满可除。兼热证者黄连用量大于干姜，兼寒证者干姜用量大于黄连。兼肝胃不和者合左金丸（黄连 8g，吴茱萸 4g），兼胃脘及胁肋窜痛者合金铃子散（金铃子 10g，延胡索 10g），如气滞血瘀重合丹参饮（丹参 15g，檀香 10g，砂仁 8g），如胃湿重加藿三味（藿香 10g，佩兰 10g，砂仁 8g），如纳呆重加消食散（鸡矢藤 10g，鸡内金 10g，生麦芽 30g）。

田时治疗萎缩性胃炎经验方

【药物组成】紫苏梗 10g，紫苏子 10g，香附 10g，佛手 10g，炙百合 30g，乌药 10g，土贝母 6g，三七粉 3g，赤芍 10g，白芍 10g，焦三仙各 10g，连翘 15g。

【功能主治】益气养阴，祛瘀化痰，佐以清热。适用于气阴两虚，虚热内生型萎缩性胃炎。

【用量用法】水煎服，日一剂，早晚温服。

【出处】张彦丽，田德禄. 田德禄教授治疗慢性萎缩性胃炎经验拾粹[J]. 中医药学刊，2002，（5）：578-579.

【方解】本方为全国老中医药专家学术经验继承工作指导老师田德禄教授治疗萎缩性胃炎的经验方。方中用紫苏梗、紫苏子、香附、佛手等大量理气药以通腑降气，对于久病者体现了孙思邈"重复用药，药乃有力"的思想，现代研究亦证实补气、理气药物可以起到促进胃排空的作用，从而减少胃内容物的反流对食管黏膜的损伤；乌药行气开郁，散寒止痛；炙百合滋阴润肺；土贝母性味苦、微寒，具有散痈毒、化脓、行滞、解疮、除风湿、利痰等功效；三七活血化瘀；赤芍清热凉血，祛瘀止痛，具有解热、抗炎等作用，其中的赤芍正丁醇提取物赤芍 D 有抗肿瘤作用；白芍柔肝和血止痛；焦三仙消食和中；连翘清热解毒。

参夏莲草汤

【药物组成】太子参 10g，炒白术 10g，法半夏 6g，麦冬 15g，炒黄芩 10g，仙鹤草 15g，白花蛇舌草 15g，半枝莲 15g，莪术 10g。

【功能主治】益气，化痰，祛湿，逐瘀。适用于胃黏膜异型增生。

【用量用法】水煎服，日一剂，早晚温服。

【出处】胥波. 单兆伟教授治疗晚期食管癌经验撷要[J]. 辽宁中医药大学学报，2010，12（1）：112-113.

【方解】本方为全国老中医药专家学术经验继承工作指导老师单兆伟教授治疗胃黏膜异型增生的经验方。胃黏膜异型增生为胃癌前期病变，较难根治，且有恶变倾向，参夏莲草汤可以阻止其癌变，具有较好的防治意义。本方以太子参为君，为清补之品，无壅滞气机之弊；炒白术乃补土之要药，二药合用，健运脾胃，使中焦得充，生化得源，气机升降得调，此为治之本。现代药理研究表明太子参、炒白术均能增强免疫、促进胃肠黏膜修复。脾苦湿，得阳始运；胃主津液，喜润恶燥，得阴自安。法半夏味辛性温，散逆气以调中，通阴阳而和胃；麦冬味甘，为纯补胃阴之药；两药配伍，法半夏可降逆下气，又得麦冬而不燥，二药刚柔相济，润燥相宜，共奏养胃醒脾之功。炒黄芩、仙鹤草均有清热泻胃之功，但无苦寒败胃之弊，现代药理研究发现两药均可抑杀幽门螺杆菌，仙鹤草尚能阻止癌前病变，提高机体免疫力。莪术具有破血行气之功，与太子参、炒白术相合，则消补兼施，补而不滞，消而不伤正。结合现代药理研究，莪术具有抗炎抗菌、抗增殖及促进凋亡等功效，能改善临床症状，又能消除黏膜颗粒状增生，改善胃黏膜供血。白花蛇舌草清热解毒，现代药理研究发现其在体外对急性淋巴细胞型、粒细胞型、单核细胞型以及慢性粒细胞型肿瘤细胞有较强的抑制作用；半枝莲清热解毒散结，具有抗肿瘤作用。

胃癌

至精颗粒

【药物组成】太子参，炒当归，灵芝，黄精，怀山药，炒杜仲，白花蛇舌草，蜀羊泉。（原方无用量）

【功能主治】填精益气，养阴，解毒。适用于胃癌。

【用量用法】水煎服，日一剂，早晚温服。

【出处】张亚声，朱莉菲，翁雪松. 至精颗粒治疗胃癌148例临床观察[J]. 中西医结合学报，2006（3）：315-317.

【方解】本方为国医大师张镜人教授治疗胃癌的经验方。方中太子参益气健脾，生津润肺；炒当归补血活血，调经止痛，二者相伍共为君药，益气养荣。灵芝补益五脏之气，具扶正固本之效，现代药理研究表明灵芝含有丰富的营养物质，能滋补人体器官，并能双向调节各器官的生理功能，使之恢复正常，且有较强的补气安神、止咳平喘、祛痰、抗肿瘤、抗放射性损伤的作用；黄精补气养阴，具有降血糖、降血脂、抗炎抗菌、延缓衰老、调节免疫力、抗肿瘤等多种药理作用；二者共为臣药。怀山药补脾养胃，生津益肺，补肾涩精；炒杜仲补肝肾，强筋骨，二者配伍，前者补气血化生之源，后者助气血运行之力，共为佐药。再加白花蛇舌草清热解毒，现代药理研究发现其在体外对急性淋巴细胞型、粒细胞型、单核细胞型以及慢性粒细胞型肿瘤细胞有较强的抑制作用；蜀羊泉清热解毒，二者同为佐药。

治疗气阴两虚型胃癌经验方

【药物组成】炒白术15g，玉竹15g，麦冬15g，石斛15g，灵芝10g，白花蛇舌草15g，莪术10g，通草5g，合欢皮15g。

【功能主治】益气养阴。适用于气阴两虚型胃癌。

【用量用法】水煎服，日一剂，早晚温服。

【出处】谭唱，赵宇栋，徐丹华. 国医大师徐景藩论治消化道肿瘤经验浅析[J]. 浙江中医药大学学报，2018，42（8）：601-602，606.

【方解】本方为国医大师徐景藩教授治疗胃癌的经验方。方中石斛滋阴清热，益胃生津；玉竹养阴润燥，生津止渴；麦冬养阴润肺，益胃生津，清心除烦；三者共奏养阴益气之功。白花蛇舌草清热解毒，现代药理研究发现其在体外对急性淋巴细胞型、粒细胞型、单核细胞型以及慢性粒细胞型肿瘤细胞有较强的抑制作用；莪术破血逐瘀；通草清热，通气；灵芝补益五脏之气，具扶正固本之效，现代药理研究表明灵芝含有丰富的营养物质，能滋补人体器官，并能双向调节各器官的生理功能，使之恢复正常，且有较强的补气安神、止咳平喘、祛痰、抗肿瘤、抗放射性损伤的作用；炒白术益气健脾，药理研究证实其对小鼠艾氏腹水癌、淋巴肉瘤腹水型及食管癌都有显著的抑制作用。同时，徐景藩教授认为消化道肿瘤给患者生理和心理上造成巨大压力，加以合欢皮（花）以调畅患者情志。诸药合用扶正祛邪能有效改善患者症状，提高患者生存质量。

香砂六君子汤

【药物组成】黄芪 15g，炒党参 10g，麸炒白术 10g，茯苓 15g，陈皮 6g，法半夏 10g，木香 10g，砂仁（后下）3g，三棱 10g，莪术 10g，白芍 10g，炙甘草 3g，石见穿 15g，白花蛇舌草 15g，炙鸡内金 10g。

【功能主治】健脾益气，扶正祛邪。适用于胃癌术后脾胃虚弱证。

【用量用法】水煎服，日一剂，早晚温服。

【出处】邹坤，姚学权，刘沈林. 刘沈林辨治胃癌术后经验撷菁[J]. 江西中医药，2020，51（7）：34-36.

【方解】本方为全国老中医药专家学术经验继承工作指导老师刘沈林教授治疗胃癌术后脾胃虚弱证的经验方。脾胃为后天之本，后天之本充盛则体健而邪无所侵。脾胃之气是人体内重要的正气，疾病的发生、发展取决于机体内的正邪斗争，正胜则病退，邪胜则病生，因此扶养正气就成了治病的关键。脾胃为五脏六腑之本，脾胃运化功能正常，则气血生化有源，正气充沛，进而脏腑功能强健，邪无所伤。方中炒党参益气健脾，生津润燥，具有增加机体免疫力的作用；麸炒白术、茯苓、炙甘草益气健脾；黄芪补脾益气，现代药理研究表明黄芪可以增强机体免疫功能，其中含有的黄芪总苷不仅在整体水平有抑瘤作用，而且对体外肿瘤细胞有直接抑制作用，并可能通过诱导癌细胞凋亡起到抑癌作用；白芍柔肝和血止痛；法半夏、陈皮、砂仁、木香理气化痰，健中有消，行中有补。因肿瘤内有瘀结毒热，再用三棱、莪术破血逐瘀以消瘀血，合参、芪等药，可使瘀血去而气血不致伤损，补而不滞，而元气愈旺，元气既旺，愈能鼓舞三棱、莪术之力，以消痕癥；石见穿、白花蛇舌草清热解毒，现代药理研究发现白花蛇舌草在体外对急性淋巴细胞型、粒细胞型、单核细胞型以及慢性粒细胞型肿瘤细胞有较强的抑制作用；炙鸡内金运脾消食。

加味不换金正气汤

【药物组成】藿香 10g，半夏 10g，厚朴 6g，陈皮 6g，茯苓 15g，党参 15g，炒白术

10g，木香 10g，砂仁^{后下}3g，枳壳 6g，炒谷芽、炒麦芽各 15g，薏苡仁 15g，华鼠尾草 15g，六一散^{包煎}15g。

【功能主治】行气助运，化痰除湿。适用于痰湿中阻型胃癌。

【用量用法】水煎服，日一剂，早晚温服。

【出处】彭海燕，刘沈林. 刘沈林教授七法辨治胃癌的经验[J]. 中华中医药杂志，2013，28（11）：3269-3271.

【方解】本方为全国老中医药专家学术经验继承工作指导老师刘沈林教授治疗胃癌的经验方。方中藿香芳香化湿，醒脾助运；党参益气健脾，生津润燥，具有增加机体免疫力的作用；茯苓健脾助运；炒白术益气健脾，药理研究证实其对小鼠艾氏腹水癌、淋巴肉瘤腹水型及食管癌都有显著的抑制作用；半夏燥湿化痰，降逆止呕，消痞散结，其中含有的半夏多糖、半夏生物碱、胡芦巴碱、外源性凝聚素等对多种肿瘤细胞均有抑制作用；陈皮理气调中，燥湿化痰，有祛痰、平喘等作用；厚朴燥湿消痰，下气除满，药理研究表明其具有调整胃肠运动功能、促进消化液分泌等作用；枳壳、木香、砂仁理气化湿；薏苡仁、六一散淡渗除湿；炒谷芽、炒麦芽消食助运；华鼠尾草化瘀解毒。

滋阴养胃汤

【药物组成】南沙参 15g，北沙参 10g，麦冬 15g，玉竹 15g，生地黄 15g，天花粉 15g，玄参 10g，百合 15g，白芍 10g，炙甘草 5g，火麻仁 30g，酸枣仁 30g，华鼠尾草 15g，白花蛇舌草 15g。

【功能主治】滋养胃阴，清泄郁热，调和胃气。适用于胃阴不足型胃癌。

【用量用法】水煎服，日一剂，早晚温服。

【出处】彭海燕，刘沈林. 刘沈林教授七法辨治胃癌的经验[J]. 中华中医药杂志，2013，28（11）：3269-3271.

【方解】本方为全国老中医药专家学术经验继承工作指导老师刘沈林教授治疗胃癌的经验方。方中南沙参、北沙参、生地黄滋养胃阴，生津润燥；麦冬养阴润肺，益胃生津，清心除烦，有抗疲劳、清除自由基、提高细胞免疫功能、镇静、催眠等作用；玄参、玉竹、天花粉滋阴清热，百合、酸枣仁养心安神；白芍柔肝和血止痛；白芍、炙甘草酸甘化阴，缓急止痛；火麻仁养血润肠；华鼠尾草、白花蛇舌草清热解毒，现代药理研究发现白花蛇舌草在体外对急性淋巴细胞型、粒细胞型、单核细胞型以及慢性粒细胞型肿瘤细胞有较强的抑制作用。

降气和胃汤

【药物组成】旋覆花^{包煎}10g，赭石^{先煎}30g，麦冬 10g，半夏 10g，陈皮 6g，木香 10g，砂仁^{后下}3g，枳壳 10g，紫苏梗 10g，厚朴 6g，藤梨根 15g，急性子 15g，三棱 10g，莪术

10g，甘草 3g。

【功能主治】降气和胃。适用于胃气上逆型胃癌。

【用量用法】水煎服，日一剂，早晚温服。

【出处】彭海燕，刘沈林. 刘沈林教授七法辨治胃癌的经验[J]. 中华中医药杂志，2013，28（11）：3269-3271.

【方解】本方为全国老中医药专家学术经验继承工作指导老师刘沈林教授治疗胃癌的经验方。方中旋覆花、赭石、枳壳降气止呕；厚朴燥湿消痰，下气除满，药理研究表明其具有调整胃肠运动功能、促进消化液分泌等作用；半夏燥湿化痰，降逆止呕，消痞散结，其中含有的半夏多糖、半夏生物碱、胡芦巴碱、外源性凝聚素等对多种肿瘤细胞均有抑制作用；陈皮理气调中，燥湿化痰，有祛痰、平喘等作用；麦冬养阴润肺，益胃生津，清心除烦，有抗疲劳、清除自由基、提高细胞免疫功能、镇静、催眠等作用；木香、砂仁、紫苏梗理气和胃止呕；藤梨根、急性子、三棱化瘀解毒；莪术破血逐瘀；甘草调和诸药。

养肝健脾汤

【药物组成】柴胡 5g，枳壳 10g，白芍 10g，全当归 10g，紫苏梗 10g，香附 10g，炒山栀子 10g，牡丹皮 10g，青皮、陈皮各 5g，炒白术 10g，茯苓 15g，麦冬 10g，合欢花 10g，绿萼梅 5g，甘草 3g。

【功能主治】调和肝脾。适用于肝脾不调型胃癌。

【用量用法】水煎服。日一剂，早晚温服。

【出处】彭海燕，刘沈林. 刘沈林教授七法辨治胃癌的经验[J]. 中华中医药杂志，2013，28（11）：3269-3271.

【方解】本方为全国老中医药专家学术经验继承工作指导老师刘沈林教授治疗胃癌的经验方。方中全当归补血和血；白芍柔肝和血止痛；陈皮理气调中，燥湿化痰，有祛痰、平喘等作用；柴胡、枳壳、香附、青皮、绿萼梅疏肝理气；茯苓健脾扶土；炒白术益气健脾，药理研究证实其对小鼠艾氏腹水癌、淋巴肉瘤腹水型及食管癌都有显著的抑制作用；牡丹皮清热凉血，活血化瘀；紫苏梗芳香降气；炒山栀子解郁清热；麦冬养阴润肺，益胃生津，清心除烦，有抗疲劳、清除自由基、提高细胞免疫功能、镇静、催眠等作用；合欢花安神宁心；甘草调和诸药。

三七天龙散

【药物组成】壁虎粉 1g，三七粉 1g。

【功能主治】行气助运，化痰除湿。适用于毒瘀交结型胃癌。

【用量用法】以汤剂送服，每日两次，汤剂组成为：百合 10g，白及 10g，茯苓 15g，炒白术 10g，法半夏 10g，陈皮 6g，制大黄 6g，华鼠尾草 15g，白花蛇舌草 15g，炙鸡内金 10g，炙甘草 3g。

【出处】彭海燕，刘沈林. 刘沈林教授七法辨治胃癌的经验[J]. 中华中医药杂志，2013，28（11）：3269-3271.

【方解】本方为全国老中医药专家学术经验继承工作指导老师刘沈林教授治疗胃癌的经验方。方中壁虎或称天龙、守宫、蝎虎，性味咸寒，有小毒，《本草纲目》云其"治血积成痞，疬风瘰疬，疗蝎螫"，《四川中药志》言其"驱风，破血积包块，治肿瘤"，《医方摘要》用本品研末外用治疗痈疮溃疡；三七性温，味甘、微苦，功善散瘀止血，消肿定痛，《本草纲目》云"三七止血，散血，定痛"，《玉楸药解》云"三七和营止血，通脉行瘀，行瘀血而敛新血"，有医家赞三七与人参同为药中最为珍贵者，能破一切瘀血，又能止血养血；二药相配，消癥散结，力专效宏，且采用散剂给药，使其直接针对胃部病灶，延长作用时间，送服汤剂则有和胃止血的作用。

补火暖土汤

【药物组成】炒党参 15g，茯苓 15g，炒白术 10g，炙黄芪 15g，陈皮 6g，姜半夏 6g，木香 10g，砂仁[后下] 3g，鹿角片 10g，肉桂 5g，甘草 3g。

【功能主治】温阳散寒，温通血脉。适用于阳虚寒凝型胃癌。

【用量用法】水煎服，日一剂，早晚温服。

【出处】彭海燕，刘沈林. 刘沈林教授七法辨治胃癌的经验[J]. 中华中医药杂志，2013，28（11）：3269-3271.

【方解】本方为全国老中医药专家学术经验继承工作指导老师刘沈林教授治疗胃癌的经验方。方中炒党参益气健脾，生津润燥，具有增加机体免疫力的作用；炙黄芪补脾益气，现代药理研究表明黄芪可以增强机体免疫功能，其中含有的黄芪总苷不仅在整体水平有抑瘤作用，而且对体外肿瘤细胞有直接抑制作用，并可能通过诱导癌细胞凋亡起到抑癌作用；鹿角片性味咸温，补肾助阳，散瘀消肿；肉桂补火助阳，益阳消阴，温通行血，散寒止痛；茯苓、炒白术健脾助运；姜半夏燥湿化痰，降逆止呕，消痞散结，其中含有的半夏多糖、半夏生物碱、胡芦巴碱、外源性凝聚素等对多种肿瘤细胞均有抑制作用；陈皮理气调中，燥湿化痰，有祛痰、平喘等作用；木香、砂仁化湿和胃；甘草调和诸药。

芪竹汤

【药物组成】黄芪 10g，玉竹 10g，法半夏 6g，麦冬 15g，薏苡仁 15g，仙鹤草 15g，灵芝 15g，半枝莲 15g，白花蛇舌草 15g。

【功能主治】扶正固体，培元益气。适用于气阴两虚型胃癌。

【用量用法】水煎服，日一剂，早晚温服。

【出处】刘增巍，单兆伟. 单兆伟教授运用顾护胃气理论治疗消化道肿瘤思想探析[J]. 中国中西医结合消化杂志，2017，25（4）：306-307.

【方解】本方为全国老中医药专家学术经验继承工作指导老师单兆伟教授治疗胃癌的经验方。方中黄芪补脾益气，现代药理研究表明黄芪可以增强机体免疫功能，其中含有的黄芪总苷不仅在整体水平有抑瘤作用，而且对体外肿瘤细胞有直接抑制作用，并可能通过诱导癌细胞凋亡起到抑癌作用；玉竹、麦冬滋阴润燥，生津止渴；法半夏燥湿化痰，降逆止呕，消痞散结，其中含有的半夏多糖、半夏生物碱、胡芦巴碱、外源性凝聚素等对多种肿瘤细胞均有抑制作用；薏苡仁健脾养胃，化湿清热；仙鹤草清热止血，补虚强壮；灵芝补益五脏之气，具扶正固本之效，现代药理研究表明灵芝含有丰富的营养物质，能滋补人体器官，并能双向调节各器官的生理功能，使之恢复正常，且有较强的补气安神、止咳平喘、祛痰、抗肿瘤、抗放射性损伤的作用；半枝莲清热解毒散结，具有抗肿瘤作用；白花蛇舌草清热解毒，活血散结，有抗突变、抑制肿瘤细胞的增殖、诱导肿瘤细胞凋亡、截断肿瘤细胞的营养供给、增强机体免疫力的作用。诸药合用，共奏益气健脾，扶正补虚之功效。

补中益气汤

【药物组成】黄芪 15g，人参 15g，白术 10g，炙甘草 15g，当归 10g，陈皮 6g，升麻 6g，柴胡 12g，生姜 9g，大枣 12g。

【功能主治】补中益气。适用于中气不足型胃癌。

【用量用法】水煎服，日一剂，早晚温服。

【出处】徐慧馨，刘丹丹，贾海龙，等. 段富津教授运用补中益气汤辨治胃癌术后验案举隅[J]. 中医药信息，2014，31（1）：59-60.

【方解】本方为国医大师段富津教授治疗胃癌的经验方。方中黄芪补脾益气为君药，现代药理研究表明，黄芪可以增强机体免疫功能，其中含有的黄芪总苷不仅在整体水平有抑瘤作用，而且对体外肿瘤细胞有直接抑制作用，并可能通过诱导癌细胞凋亡起到抑癌作用。人参大补元气，其中存在的天然皂苷能抑制癌细胞转移，诱导肿瘤细胞凋亡，为极具开发前景的抗肿瘤药物。白术补气健脾为臣药。当归补血和血；陈皮理气和胃，使诸药补而不滞，共为佐药。少量升麻、柴胡升阳举陷，协助君药以升提下陷之中气，共为佐使。生姜、大枣共用和胃气。炙甘草调和诸药为使药。

六君子汤

【药物组成】太子参 15g，炒白术 12g，茯苓 12g，陈皮 9g，白芍 12g，佛手 9g，娑罗子 12g，柴胡 9g，木香 6g，枳壳 15g，黄芩 9g，蒲公英 15g，当归 12g，炒酸枣仁 15g，首乌藤 15g，珍珠母 30g，龙齿 30g。

【功能主治】健脾和中。适用于脾胃虚弱型胃癌。

【用量用法】水煎服，日一剂，早晚温服。

【出处】张涵，吴山，袁晓，等. 葛琳仪教授治疗消化系统肿瘤术后胃肠功能紊乱的特色经验[J]. 浙江中医药大学学报，2020，44（3）：252-254.

【方解】本方为国医大师葛琳仪教授治疗胃癌的经验方。方中太子参、茯苓健脾益气，调补后天之本；炒白术益气健脾，药理研究证实其对小鼠艾氏腹水癌、淋巴肉瘤腹水型及食管癌都有显著的抑制作用；白芍柔肝和血止痛；佛手、娑罗子理气和胃；陈皮理气调中，燥湿化痰，有祛痰、平喘等作用；柴胡、木香、枳壳疏肝理气，以助脾胃运化；当归补血和血；炒酸枣仁、首乌藤、珍珠母、龙齿安神助眠；少佐黄芩、蒲公英清热解毒，切断肿瘤复发之病机。诸药合用，健脾气、调气机，使正气来复。

治疗胃癌经验方 1

【药物组成】干蟾皮 3～9g，三七 15～30g，硇砂 1.5～6g。

【功能主治】活血祛瘀生新。适用于胃癌。

【用量用法】水煎服，日一剂，早晚温服。

【出处】徐坤元，王佳，周毅德. 干蟾皮、硇砂、三七治疗胃癌经验——仝小林三味小方撷萃[J]. 吉林中医药，2020，40（8）：986-988.

【方解】本方为全国老中医药专家学术经验继承工作指导老师仝小林教授治疗胃癌的经验方。方中干蟾皮为蟾蜍科动物中华大蟾蜍或黑眶蟾蜍等的皮，其味苦，性凉，有毒，归心、肺、脾、大肠经，具有清热解毒，利水消胀，化瘀溃坚的功效，用于治疗痈疽、肿毒、瘰疬、肿瘤、疳积腹胀等病症。现代药理研究表明蟾蜍毒液能通过不同信号通路发挥抗肿瘤作用，对胃癌、肺癌、肝癌、胰腺癌等多种人源性肿瘤细胞有较强杀伤活性。硇砂味咸、苦、辛，性温，有毒，可消积软坚，化腐生肌，祛痰，利尿，主治癥瘕积聚、噎膈反胃等。临床以紫硇砂效果更好。硇砂对瘤体具有腐蚀作用，可作用于瘤体表面使瘤体体积缩小。三七为五加科植物三七的干燥根，其性温，味甘、微苦；归肝、胃经，可散瘀止血，消肿定痛，补虚强壮，用于咯血、吐血、衄血、便血、崩漏、外伤出血、胸腹刺痛、跌扑肿痛等瘀血和出血病症。三七具有"止血不留瘀，活血不伤正"的特点。药理研究证实三七提取物对胃癌前病变细胞增殖抑制及促凋亡有显著作用[1]。干蟾皮属于虫类药，中医认为虫类药乃血肉有情之品，运用虫类药治疗恶性肿瘤疾病达到"以毒攻毒"的目的，运用得当可收取速效。硇砂属于矿物药，对消化道肿瘤具有腐蚀作用，通过消化道黏膜局部给药方式，直接作用于瘤体，具有剂量小，减轻毒副作用，靶向明确，起效快，生物利用度高等优点。三七属于植物药，散瘀止血，补虚强壮，既能防止胃部潜在出血，也能调机体血瘀态，改善机体血液高凝状态。

---

[1] 李军祥，王志斌，朱陵群，等. 三七提取物对经 MNNG 转化后的 GES-1 细胞增殖抑制及促凋亡作用 [J]. 中国中西医结合杂志，2005，25（8）：719-722.

治疗胃癌经验方 2

【药物组成】黄芪 35g，太子参 15g，白术 15g，木香 15g，鸡内金 15g，煅瓦楞子 20g，生薏苡仁 20g，炒薏苡仁 20g，金钱草 15g，土茯苓 15g，半边莲 15g，半枝莲 15g，金刚藤 25g，白花蛇舌草 25g，猫爪草 15g，猫人参 15g，红豆杉树皮 15g，无花果 15g，全蝎 6g。

【功能主治】健脾祛湿、攻瘤散结，适用于脾虚湿阻型胃癌。

【用量用法】水煎服，日一剂，早晚温服。

【出处】熊江华，黄育芳，张昭，等. 李艳治疗胃肠肿瘤经验[J]. 中医药临床杂志，2015，27（11）：1528-1530.

【方解】本方为国医大师李济仁教授治疗胃癌的经验方。李艳教授师承于国医大师李济仁。方中黄芪补脾益气，现代药理研究表明黄芪可以增强机体免疫功能，其中含有的黄芪总苷不仅在整体水平有抑瘤作用，而且对体外肿瘤细胞有直接抑制作用，并可能通过诱导癌细胞凋亡起到抑癌作用；白术益气健脾，药理研究证实其对小鼠艾氏腹水癌、淋巴肉瘤腹水型及食管癌都有显著的抑制作用；太子参益气补脾；木香理气；煅瓦楞子、生薏苡仁、炒薏苡仁、金钱草、土茯苓祛湿健脾；鸡内金健胃消食；金刚藤祛风，活血，解毒；半枝莲清热解毒散结，具有抗肿瘤作用；半边莲、白花蛇舌草清热解毒，现代药理研究发现白花蛇舌草在体外对急性淋巴细胞型、粒细胞型、单核细胞型以及慢性粒细胞型肿瘤细胞有较强的抑制作用；猫爪草、猫人参、红豆杉树皮、无花果抗癌解毒；全蝎散结通络，达到使患者脏腑气血通畅，寒热平衡的目的。

治疗胃癌经验方 3

【药物组成】白术 15g，山药 15g，枳壳 10g，益智仁 20g，土茯苓 20g，生薏苡仁 20g，半枝莲 20g，补骨脂 10g，山茱萸 10g，炒三仙各 30g，黄芪 30g，太子参 15g，茯苓 15g，甘草 6g。

【功能主治】健脾和胃，益气养血。适用于气血双亏型胃癌。

【用量用法】水煎服，日一剂，早晚温服。

【出处】林飞. 朴炳奎调补脾肾法治疗胃癌学术经验[J]. 北京中医药，2017，36（1）：49-50，53.

【方解】本方是全国老中医药专家学术经验继承工作指导老师朴炳奎教授治疗胃癌的经验方。方中黄芪补脾益气，现代药理研究表明黄芪可以增强机体免疫功能，其中含有的黄芪总苷不仅在整体水平有抑瘤作用，而且对体外肿瘤细胞有直接抑制作用，并可能通过诱导癌细胞凋亡起到抑癌作用；太子参、白术、山药、茯苓、甘草益气健脾；白术益气健脾，药理研究证实其对小鼠艾氏腹水癌、淋巴肉瘤腹水型及食管癌都有显著的抑制作用；枳壳理气解郁；益智仁温脾止泻，暖肾固精；山茱萸补养肝肾，并能涩精，现代药理研究证实其具有增强免疫系统功能的作用；炒三仙消食和中；补骨脂温肾助阳；半枝莲清热解毒散结，具有抗肿瘤作用；土茯苓、生薏苡仁利湿解毒抗癌。

治疗胃癌经验方 4

【药物组成】黄芪 30g，延胡索 15g，党参 15g，薏苡仁 30g，白术 15g，生牡蛎^{先煎} 30g，茯苓 9g，木香 9g，茴香 9g，炙甘草 9g，枸杞子 12g，白花蛇舌草 10g，生地黄 20g，砂仁^{后下} 3g，半枝莲 24g。

【功能主治】健脾化湿。适用于脾虚失运，湿浊内停型胃癌。

【用量用法】水煎服，日一剂，早晚温服。

【出处】王庆其，李孝刚，邹纯朴，等. 国医大师裘沛然治案（四）——治疗癌症案四则[J]. 中医药通报，2015，14（6）：22-24.

【方解】本方是国医大师裘沛然教授治疗胃癌的经验方。方中党参益气健脾，生津润燥，具有增加机体免疫力的作用；茯苓、炙甘草健脾益气；白术益气健脾，药理研究证实其对小鼠艾氏腹水癌、淋巴肉瘤腹水型及食管癌都有显著的抑制作用；黄芪补脾益气，现代药理研究表明黄芪可以增强机体免疫功能，其中含有的黄芪总苷不仅在整体水平有抑瘤作用，而且对体外肿瘤细胞有直接抑制作用，并可能通过诱导癌细胞凋亡起到抑癌作用；生地黄补益肾阴；枸杞子滋补肝肾，益精养血，枸杞子多糖具有促进免疫、延缓衰老、抗肿瘤、清除自由基、抗疲劳、抗辐射、保肝、保护和改善生殖功能等作用；延胡索行气活血，止痛散结，药理研究表明其中含有的延胡索乙素有明显的镇痛作用，而其中的左旋四氢帕马丁则具有镇静作用，延胡索总碱还能扩张外周血管；木香、茴香、砂仁行气止痛；生牡蛎软坚散结化痰；薏苡仁利湿解毒；半枝莲清热解毒散结，具有抗肿瘤作用；白花蛇舌草清热解毒，现代药理研究发现其在体外对急性淋巴细胞型、粒细胞型、单核细胞型以及慢性粒细胞型肿瘤细胞有较强的抑制作用。

治疗胃癌经验方 5

【药物组成】大黄，重楼，玉竹，丁香，八月札，半夏，刀豆子，大蒜，大腹皮，山楂，木香，九香虫，壁虎，瓜蒌，郁金，鸡内金，威灵仙，沉香曲，急性子，蜂房，紫苏梗，郁李仁，白豆蔻，枳壳，天南星，白屈菜，蟾酥，木鳖子，石见穿，合欢皮，灵芝。（原方无用量）

【功能主治】清利解毒，活血散瘀。适用于胃癌。

【用量用法】水煎服，日一剂，早晚温服。

【出处】张志远. 常见癌症与中药调治[J]. 辽宁中医杂志，1994（6）：248-250.

【方解】本方为国医大师张志远教授治疗胃癌的经验方。方中八月札、丁香、刀豆子、木香、九香虫、郁金、沉香曲、枳壳、白豆蔻行气止痛和胃；重楼、急性子、天南星、石见穿、白屈菜清热解毒，散结消肿；壁虎、木鳖子、蟾酥、蜂房解毒消肿，活血散瘀；大黄泄热凉血；郁李仁助大黄泄热消积；玉竹益胃生津；半夏燥湿化痰，降逆止呕，消痞散结，其中含有的半夏多糖、半夏生物碱、胡芦巴碱、外源性凝聚素等对多种肿瘤细胞均有抑制作用；瓜蒌清热化痰，宽胸散结，润肠通便，药理研究证实其有扩张小动脉、缓解胸闷的作用；大蒜解毒；大腹皮行气利水消肿；山楂消食和中化瘀；鸡内金消食散结；威灵仙祛风除湿，通络止痛，消骨鲠，祛痰水；灵芝补益五脏之气，具扶正固本之效，现代药理研究表明灵芝含有丰富的营养物质，能滋补人体器官，并能双向调节各器官的生理功能，使之恢复正常，且有较强的补气安神、止咳平喘、祛痰、抗肿瘤、抗放射性损伤的作用；紫苏梗理气宽中，止痛；合欢皮安神益智补虚。

和中抑癌汤

【药物组成】太子参 15g，黄芪 15g，紫丹参 10g，海螵蛸 12g，砂仁 4g，橘络 6g，白花蛇舌草 12g，半枝莲 12g，猫爪草 12g，延胡索 10g，郁金 10g，鸡内金 5g。

【功能主治】益气活血，健胃抑癌。适用于胃癌。

【用量用法】水煎服，日一剂，早晚温服。

【出处】刘应科，孙光荣. 肿瘤病症辨治心悟[J]. 湖南中医药大学学报，2016，36（3）：1-4.

【方解】本方为国医大师孙光荣教授治疗胃癌的经验方。方中黄芪补脾益气，现代药理研究表明黄芪可以增强机体免疫功能，其中含有的黄芪总苷不仅在整体水平有抑瘤作用，而且对体外肿瘤细胞有直接抑制作用，并可能通过诱导癌细胞凋亡起到抑癌作用。太子参、紫丹参益气活血为君。海螵蛸、砂仁、橘络、鸡内金健胃和中为臣。白花蛇舌草清热解毒，现代药理研究发现其在体外对急性淋巴细胞型、粒细胞型、单核细胞型以及慢性粒细胞型肿瘤细胞有较强的抑制作用；半枝莲清热解毒散结，具有抗肿瘤作用；猫爪草清热解毒抑癌为佐。延胡索行气活血，止痛散结，药理研究表明其中含有的延胡索乙素有明显的镇痛作用，而其中的左旋四氢帕马丁则具有镇静作用，延胡索总碱还能扩张外周血管；郁金行气解郁；二者共为使。诸药合用共奏益气活血，健胃抑癌的作用。若吞咽困难者，加沉香、木蝴蝶、漂射干利咽理气；若不思饮食者，加谷芽、麦芽、路路通、大红枣健胃消食，有糖尿病史者应该慎用大红枣；若噎膈难受者，加鹅管石、刀豆壳、降香以顺气通膈；若痞格闷胀者，加隔山消、制川朴、大腹皮以理气宽脾。

四君子汤加四逆散

【药物组成】太子参 30g，白术 15g，云茯苓 30g，麦冬 15g，五味子 10g，百合 30g，龙葵 30g，牵牛子 10g，车前子 30g，天南星^{先煎}30g，柴胡 10g，白芍 30g，枳实 15g，壁虎 10g，浙贝母 30g，泽泻 30g，猪苓 30g，莱菔子 30g，甘草 6g。

【功能主治】健脾利水，解毒通络，适用于胃癌脾虚水泛，水毒蕴结。

【用量用法】水煎服，日一剂，早晚温服。

【出处】葛亮，王晞星. 王晞星辨治恶性腹腔积液验案[J]. 光明中医，2016，31（15）：2175-2176.

【方解】本方为国医大师王晞星教授治疗胃癌的经验方。方中太子参、白术、云茯苓益气健脾；白术益气健脾，药理研究证实其对小鼠艾氏腹水癌、淋巴肉瘤腹水型及食管癌都有显著的抑制作用；麦冬养阴润肺，益胃生津，清心除烦，有抗疲劳、清除自由基、提高细胞免疫功能、镇静、催眠等作用；五味子、百合滋阴补肝肾；龙葵清热，解毒，活血，消肿，具有抗炎、镇静、提高机体免疫力的作用；牵牛子逐水消痰；车前子、泽泻、猪苓清热利水；浙贝母清热化痰止咳，解毒散结消痈，其中的生物碱有镇咳、解痉的作用；天南星清肺化痰散结；柴胡疏肝理气和血；白芍柔肝和血止痛；枳实合柴胡理气疏肝；莱菔子下气消痰；壁虎通络散结；甘草调和诸药。诸药合用，补气健脾，和胃疏肝，中焦升降和则上、下焦亦有宣降、通利之动力。上补肺气之阴，助肺宣发水气，中疏肝气之郁，健脾和胃加速水液代谢，下畅肾气之拘，利尿泻水渗湿，解毒软坚散结。

小陷胸汤合桑贝止嗽散方

【药物组成】桑白皮 15g，浙贝母 30g，苦杏仁 10g，桔梗 10g，炙紫菀 10g，百部 10g，白前 10g，陈皮 10g，荆芥 10g，黄连 3g，炒瓜蒌皮 6g，法半夏 10g，矮地茶 10g，炒甘草 6g。

【功能主治】清热肃肺，豁痰止咳。适用于痰热壅肺，肺失肃降型胃癌。

【用量用法】水煎服，日一剂，早晚温服。

【出处】郭麒，喻嵘，肖碧跃，等. 国医大师熊继柏运用小陷胸汤合方治疗恶性肿瘤经验[J]. 湖南中医药大学学报，2020，40（3）：271-273.

【方解】本方为国医大师熊继柏教授治疗胃癌的经验方。方中桔梗苦辛，能宣通肺气，祛痰排脓，治痰壅喘促、鼻塞咽痛；炙紫菀辛苦、温，润肺下气，消痰止咳，治寒热结气，咳逆上气；百部甘苦微温，能润肺下气止咳，治肺热咳呛；白前辛苦微温，长于下痰止嗽，治肺气盛实之咳嗽；陈皮理气健脾，导滞消痰；荆芥解表散风；甘草炒用气温，补三焦元气而散表寒；炒瓜蒌皮甘寒，清热涤痰，宽胸散结，用时先煮，意在"以缓治上"，而通胸膈之痹；黄连清热燥湿，具有抗炎、解热作用，其中小檗碱还能通过抑制癌细胞呼吸，阻碍癌细胞嘌呤和核酸的合成，干扰癌细胞代谢等途径产生抗癌作用；法半夏燥湿化痰，降逆止呕，消痞散结，其中含有的半夏多糖、半夏生物碱、胡芦巴碱、外源性凝聚素等对多种肿瘤细胞均有抑制作用；浙贝母清热化痰止咳，解毒散结消痈，其中的生物碱有镇咳、解痉的作用；苦杏仁宣肺，润肠，通便，行血脉，利气机，化水湿，消食化积，药理研究发现苦杏仁液能降低气管对氨水刺激的敏感性，对抗组胺、乙酰胆碱、氯化钡对气管平滑肌和肠平滑肌的兴奋作用，并有加快大肠蠕动作用；桑白皮清热化痰，润肺止咳；矮地茶化痰止咳，利湿，活血，常用于咳嗽、痰中带血。

养胃膏

【药物组成】柴胡 10g，枳壳 15g，陈皮 10g，合欢皮 15g，黄芪 30g，炒白术 10g，谷芽 20g，麦芽 20g，炙甘草 3g，党参 15g，茯苓 30g。

【功能主治】健脾助运，理气解郁。适用于肝气郁滞型胃癌。

【用量用法】水煎服，日一剂，早晚温服。

【出处】付芳梅，楚瑞阁，张小萍. 张小萍从脾胃气化学说论治肿瘤经验[J]. 中国民族民间医药，2016，25（9）：51-52.

【方解】本方为全国老中医药专家学术经验继承工作指导老师张小萍教授治疗胃癌的经验方。方中柴胡疏肝理气；枳壳理气和胃，与陈皮一升一降助柴胡调理气机；合欢皮益智安神；黄芪补脾益气，现代药理研究表明，黄芪可以增强机体免疫功能，其中含有的黄芪总苷不仅在整体水平有抑瘤作用，而且对体外肿瘤细胞有直接抑制作用，并可能通过诱导癌细胞凋亡起到抑癌作用；炒白术益气健脾，药理研究证实其对小鼠艾氏腹水癌、淋巴肉瘤腹水型及食管癌都有显著的抑制作用；党参益气健脾，生津润燥，具有增加机体免疫力的作用；茯苓淡渗脾湿，渗湿浊，平其偏胜以治标，并具有抗癌、预防肝损伤、增强机体免疫功能的作用；谷芽、麦芽消食和中；炙甘草益气健脾且调和诸药。

香砂六君子汤

【药物组成】太子参，苍术，白术，猪苓，茯苓，白扁豆，怀山药，绞股蓝，黄芩，白花蛇舌草，水杨梅根，藤梨根，大枣，鸡内金，谷芽，麦芽，白豆蔻。（原方无用量）

【功能主治】健脾理气和胃。适用于脾胃虚弱型胃癌。

【用量用法】水煎服，日一剂，早晚温服。

【出处】王坤根. 中医辨证治疗胃癌 93 例[J]. 中医杂志，2004（6）：441-442.

【方解】本方为全国老中医药专家学术经验继承工作指导老师王坤根教授治疗胃癌的经验方。方中太子参益气健脾，生津润肺；白术益气健脾，药理研究证实其对小鼠艾氏腹水癌、淋巴肉瘤腹水型及食管癌都有显著的抑制作用；怀山药健脾益气补虚，山药块茎富含多糖，可刺激和调节人类免疫系统，山药多糖对环磷酰胺所导致的细胞免疫抑制有对抗作用，故能抗肿瘤；茯苓淡渗脾湿，渗湿浊，平其偏胜以治标，并具有抗癌、预防肝损伤、增强机体免疫功能的作用；白扁豆化湿和胃；猪苓合茯苓利水健脾；苍术行气燥湿；黄芩清热燥湿；白花蛇舌草清热解毒，现代药理研究发现其在体外对急性淋巴细胞型、粒细胞型、单核细胞型以及慢性粒细胞型肿瘤细胞有较强的抑制作用；藤梨根清热解毒散结；绞股蓝清热解毒，益气健脾；水杨梅根清热活血解毒；鸡内金、谷芽、麦芽消食和胃；大枣益气健脾补血；白豆蔻温中行气。

失笑散

【药物组成】蒲黄，五灵脂，赤芍，白芍，桃仁，当归，丹参，三七，白及，虎杖，干蟾皮，黄芩，香茶菜，鸡内金，甘草，陈皮，谷芽，麦芽。（原方无用量）

【功能主治】行气活血，清热解毒。适用于气滞血瘀型胃癌。

【用量用法】水煎服，日一剂，早晚温服。

【出处】王坤根. 中医辨证治疗胃癌 93 例[J]. 中医杂志，2004（6）：441-442.

【方解】本方为全国老中医药专家学术经验继承工作指导老师王坤根教授治疗胃癌的经验方。方中五灵脂苦咸甘温，入肝经血分，功擅通利血脉，散瘀止痛；蒲黄甘平，行血消瘀，炒用能止血，二者相须为用，消瘀散结。桃仁活血化瘀；赤芍清热凉血，祛瘀止痛，具有解热、抗炎等作用，其中的赤芍正丁醇提取物赤芍 D 有抗肿瘤作用；丹参、三七、白及活血化瘀；白芍柔肝和血止痛；当归补血和血；虎杖清热祛湿；黄芩清热燥湿；干蟾皮清热解毒；香茶菜清热解毒活血祛瘀；陈皮理气调中，燥湿化痰，有祛痰、平喘等作用；鸡内金、谷芽、麦芽消食和中；甘草益气健脾且调和诸药。

麦门冬汤合一贯煎

【药物组成】南沙参，北沙参，生地黄，天冬，麦冬，石斛，灵芝，无花果，全瓜蒌，黄芩，白花蛇舌草，枸杞子，川楝子，薏苡仁，鳖甲，酸枣仁，甘草，鸡内金，肉豆蔻。（原方无用量）

【功能主治】益气养阴，补益肝肾。适用于肝肾阴虚型胃癌。

【用量用法】水煎服，日一剂，早晚温服。

【出处】王坤根. 中医辨证治疗胃癌 93 例[J]. 中医杂志，2004（6）：441-442.

【方解】本方为全国老中医药专家学术经验继承工作指导老师王坤根教授治疗胃癌的经验方。方中南沙参、北沙参养阴生津；生地黄清热养阴；麦冬、天冬一养肺胃之阴，一养肝肾之阴；石斛益胃生津，对肺癌、卵巢癌和早幼粒细胞性白血病等恶性肿瘤的某些细胞有杀灭作用，具有较强的抗肿瘤活性；枸杞子滋补肝肾，益精养血，枸杞子多糖具有促进免疫、延缓衰老、抗肿瘤、清除自由基、抗疲劳、抗辐射、保肝、保护和改善生殖功能等作用；鳖甲滋阴清热，软坚散结，具有抗肝纤维化、抗癌作用，并可增强实验动物免疫力；灵芝补益五脏之气，具扶正固本之效，现代药理研究表明灵芝含有丰富的营养物质，能滋补人体器官，并能双向调节各器官的生理功能，使之恢复正常，且有较强的补气安神、止咳平喘、祛痰、抗肿瘤、抗放射性损伤的作用；白花蛇舌草清热解毒，现代药理研究发现其在体外对急性淋巴细胞型、粒细胞型、单核细胞型以及慢性粒细胞型肿瘤细胞有较强的抑制作用；无花果清热解毒；全瓜蒌清热化痰，宽胸散结，润肠通便，药理研究证实其有扩张小动脉、抗血小板凝聚、活血化瘀、缓解胸闷的作用；黄芩清热燥湿；川楝子行气止痛；薏苡仁健脾利湿；酸枣仁敛心安神；鸡内金消食和胃；肉豆蔻行气和胃；甘草益气健脾且调和诸药。

健脾养胃方

【药物组成】白术 4.5g，炙甘草 1.5g，白芍 6g，茯苓 4.5g，半夏 3g，人参 4.5g，当归 6g，陈皮 3g。

【功能主治】健脾养胃。适用于胃癌。

【用量用法】水煎服，日一剂，早晚温服。

【出处】周云，李朕，杨百京，等. 中医健脾养胃法在胃癌治疗中的应用探讨[J]. 中华肿瘤防治杂志，2018，25（S2）：63-64.

【方解】本方为全国老中医药专家学术经验继承工作指导老师袁今奇教授治疗胃癌的经验方。方中白术是养胃健脾的良药，归于胃经和脾经；人参大补元气，其中存在的天然皂苷能抑制癌细胞转移，诱导肿瘤细胞凋亡，为极具开发前景的抗癌和抗肿瘤药物；白芍柔肝和血止痛；当归补血和血；半夏燥湿化痰，降逆止呕，消痞散结，其中含有的半夏多糖、半夏生物碱、胡芦巴碱、外源性凝聚素等对多种肿瘤细胞均有抑制作用；陈皮理气和胃，对于胸腹胀满、不思饮食具有重要的作用；茯苓健脾利湿；炙甘草调和诸药。兼胃脘隐痛者，加肉豆蔻 15g、炮姜炭 10g；兼脘痞腹胀者，加枳壳 10g、紫苏梗 10g；兼口苦泛酸、胸骨后灼烧者，可加淡吴茱萸、川黄连；兼脘痛灼热者，可加麦冬 6g、北沙参 5g。

四君子汤

【药物组成】人参，白术，茯苓，甘草。（原方无用量）

【功能主治】益气健脾和胃。适用于脾胃气虚型胃癌。

【用量用法】水煎服，日一剂，早晚温服。

【出处】吴洁，孙桂芝. 孙桂芝教授防治胃癌复发转移临床药证研究[J]. 中华中医药学刊，2007（5）：916-919.

【方解】本方为全国老中医药专家学术经验继承工作指导老师孙桂芝教授治疗胃癌的经验方。方中人参为君，大补元气，其中存在的天然皂苷能抑制癌细胞转移，诱导肿瘤细胞凋亡，为极具开发前景的抗癌和抗肿瘤药物。臣以苦甘温之白术，健脾燥湿，加强益气助运之力；白术益气健脾，药理研究证实其对小鼠艾氏腹水癌、淋巴肉瘤腹水型及食管癌都有显著的抑制作用。佐以茯苓淡渗脾湿，渗湿浊，平其偏胜以治标，并具有抗癌、预防肝损伤、增强机体免疫功能的作用；苓术相配，则健脾祛湿之功益著。使以甘草，益气和中，调和诸药。四药配伍，共奏益气健脾之功。

小陷胸汤

【药物组成】黄连，半夏，瓜蒌。（原方无用量）

【功能主治】清热化痰，宽胸散结。适用于痰热互结型胃癌。

【用量用法】水煎服，日一剂，早晚温服。

【出处】吴洁，孙桂芝. 孙桂芝教授防治胃癌复发转移临床药证研究[J]. 中华中医药学刊，2007（5）：916-919.

【方解】本方为全国老中医药专家学术经验继承工作指导老师孙桂芝教授治疗胃癌的经验方。方中君药瓜蒌甘寒，清热涤痰，宽胸散结，用时先煮，意在"以缓治上"，而通胸膈之痹，药理研究证实其有扩张小动脉、抗血小板凝聚、活血化瘀、缓解胸闷的作用。臣以黄连清热燥湿，具有抗炎、解热作用，其中小檗碱还能通过抑制癌细胞呼吸，阻碍癌细胞嘌呤和核酸的合成，干扰癌细胞代谢等途径产生抗癌作用；半夏燥湿化痰，降逆止呕，消痞散结，其中含有的半夏多糖、半夏生物碱、胡芦巴碱、外源性凝聚素等对多种肿瘤细胞均有抑制作用。

生脉散合玉女煎

【药物组成】人参，麦冬，五味子，石膏，熟地黄，知母，牛膝。（原方无用量）

【功能主治】益气滋阴，凉血生津。适用于胃热气阴两虚型胃癌。

【用量用法】水煎服，日一剂，早晚温服。

【出处】吴洁，孙桂芝. 孙桂芝教授防治胃癌复发转移临床药证研究[J]. 中华中医药学刊，2007（5）：916-919.

【方解】本方为全国老中医药专家学术经验继承工作指导老师孙桂芝教授治疗胃癌的经验方。方中人参大补元气，其中存在的天然皂苷能抑制癌细胞转移，诱导肿瘤细胞凋亡，为极具开发前景的抗癌和抗肿瘤药物；麦冬养阴润肺，益胃生津，清心除烦，有抗疲劳、清除自由基、提高细胞免疫功能、镇静、催眠等作用；人参、麦冬合用，则益气养阴之功益彰。五味子酸温，敛肺止汗，生津止渴；石膏辛甘大寒，清胃火；熟地黄甘而微温，以滋肾水之不足；知母苦寒质润，滋清兼备，一助石膏清胃热而止烦渴，一助熟地黄滋养肾阴；牛膝导热引血下行，且补肝肾，以降上炎之火，止上溢之血。

橘皮竹茹汤

【药物组成】陈皮，竹茹，大枣，生姜，甘草，人参。（原方无用量）

【功能主治】清胃益气止呕。适用于胃虚气逆型胃癌。

【用量用法】水煎服，日一剂，早晚温服。

【出处】吴洁，孙桂芝. 孙桂芝教授防治胃癌复发转移临床药证研究[J]. 中华中医药学刊，2007（5）：916-919.

【方解】本方为全国老中医药专家学术经验继承工作指导老师孙桂芝教授治疗胃癌的经验方。方中陈皮苦辛温，行气和胃以止呃，有祛痰、平喘等作用；竹茹甘微寒，清热安胃以止呕，皆重用为君药。人参大补元气，其中存在的天然皂苷能抑制癌细胞转移，诱导肿瘤细胞凋亡，为极具开发前景的抗癌和抗肿瘤药物，人参与陈皮合用，行中有补；生姜辛微温，和胃止呕，与竹茹合用，清中有温，共为臣药。甘草、大枣助人参益气补中以治胃虚，并调药性，是为佐使药。

三仁汤

【药物组成】苦杏仁，滑石，白通草，白豆蔻，竹叶，厚朴，薏苡仁，半夏。（原方无用量）

【功能主治】清利湿热，宣畅气机。适用于湿热郁阻型胃癌。

【用量用法】水煎服，日一剂，早晚温服。

【出处】吴洁，孙桂芝. 孙桂芝教授防治胃癌复发转移临床药证研究[J]. 中华中医药学刊，2007（5）：916-919.

【方解】本方为全国老中医药专家学术经验继承工作指导老师孙桂芝教授治疗胃癌的经验方。方中苦杏仁宣肺，润肠通便，行血脉，利气机，化水湿，消食化积，药理研究发现苦杏仁液能降低气管对氨水刺激的敏感性，对抗组胺、乙酰胆碱、氯化钡对气管平滑肌和肠平滑肌的兴奋作用，并有加快大肠蠕动作用；白豆蔻芳香化湿，行气宽中，畅中焦之脾气；薏苡仁甘淡性寒，渗湿利水而健脾，使湿热从下焦而去；三仁合用，三焦分消，是为君药。滑石、白通草、竹叶甘寒淡渗，加强君药利湿清热之功，是为臣药。半夏燥湿化痰，降逆止呕，消痞散结，其中含有的半夏多糖、半夏生物碱、胡芦巴碱、外源性凝聚素等对多种肿瘤细胞均有抑制作用；厚朴燥湿消痰，下气除满，药理研究表明其具有调整胃肠运动功能、促进消化液分泌等作用，为佐药。

柴胡疏肝散

【药物组成】陈皮，柴胡，川芎，香附，枳壳，芍药，甘草。（原方无用量）

【功能主治】疏肝解郁，行气止痛。适用于肝胃不和型胃癌。

【用量用法】水煎服，日一剂，早晚温服。

【出处】吴洁，孙桂芝. 孙桂芝教授防治胃癌复发转移临床药证研究[J]. 中华中医药学刊，2007（5）：916-919.

【方解】本方为全国老中医药专家学术经验继承工作指导老师孙桂芝教授治疗胃癌的常用方。方中以柴胡功善疏肝解郁，用以为君。香附理气疏肝而止痛，川芎活血行气以止痛，二药相合，助柴胡以解肝经之瘀滞，并增行气活血止痛之效，共为臣药。陈皮理气调中，燥湿化痰，有祛痰、平喘等作用；枳壳理气行滞，芍药、甘草养血柔肝，缓急止痛，均为佐药。甘草调和诸药，为使药。诸药相合，共奏疏肝行气、活血止痛之功。

肠癌

利肠抑癌汤

【药物组成】太子参 15g，黄芪 15g，紫丹参 10g，嫩龙葵 15g，猫爪草 15g，山慈菇 15g，生牡蛎 15g，菝葜 15g，珍珠母 15g，火麻仁 10g，生薏苡仁 10g，甘草 5g。

【功能主治】益气活血，清热攻毒。适用于肠癌。

【用量用法】水煎服，日一剂，早晚温服。

【出处】刘应科，孙光荣. 肿瘤病症辨治心悟[J]. 湖南中医药大学学报，2016，36（3）：1-4.

【方解】本方为国医大师孙光荣教授治疗肠癌的经验方。方中黄芪补脾益气，现代药理研究表明黄芪可以增强机体免疫功能，其中含有的黄芪总苷不仅在整体水平有抑瘤作用，而且对体外肿瘤细胞有直接抑制作用，并可能通过诱导癌细胞凋亡起到抑癌作用；太子参、紫丹参益气活血为君。山慈菇清热解毒，消痈散结，《滇南本草》言其"消阴分之痰，止咳嗽，治喉痹，止咽喉痛。治毒疮，攻痈疽，敷诸疮肿毒，有脓者溃，无脓者消"；嫩龙葵清热，解毒，活血，消肿，具有抗炎、镇静、提高机体免疫力的作用；猫爪草清热解毒抑瘤为臣。生牡蛎、菝葜、珍珠母软坚散结为佐。火麻仁润肠止泻；生薏苡仁健脾利湿；甘草调和诸药为使。诸药合用，共奏益气活血，清热攻毒之功效。若腹泻不止者，加炒神曲、炒山楂、车前子以健脾渗湿；若不思饮食者，加谷芽、麦芽、鸡内金、炒白扁豆以开胃消积；若舌苔黄腻者，加佩兰叶、法半夏、广陈皮以祛湿化浊；若腹痛腹胀者，加炒枳壳、大腹皮、延胡索以理气止痛。

参苓白术散

【药物组成】党参 30g，麸炒白术 30g，茯苓 30g，薏苡仁 30g，炒白扁豆 20g，莲子 20g，桔梗 12g，山药 30g，黄芪 40g，升麻 10g，芡实 30g，陈皮 10g，法半夏 15g，砂仁 10g，葛根 30g，炒神曲 30g，炒山楂 30g，炙甘草 6g。

【功能主治】以健脾化湿止泻。适用于脾虚湿滞型肠癌。

【用量用法】水煎服，日一剂，早晚温服。

【出处】张国铎，王辉武. 王辉武"扶脾治癌"学术思想在大肠癌术后防治中的应用[J]. 中医药导报，2019，25（21）：107-108.

【方解】本方为全国老中医药专家学术经验继承工作指导老师王辉武教授治疗肠癌的经验方。方中党参益气健脾，生津润燥，具有增加机体免疫力的作用；麸炒白术、茯苓益气健脾渗湿；山药、莲子健脾益气，兼能止泻；炒白扁豆、薏苡仁助白术、茯苓以健脾渗湿；砂仁醒脾和胃，行气化滞；桔梗宣肺利气，通调水道，又能载药上行，培土生金；黄芪补脾益气，现代药理研究表明黄芪可以增强机体免疫功能，其中含有的黄芪总苷不仅在整体水平有抑瘤作用，而且对体外肿瘤细胞有直接抑制作用，并可能通过诱导癌细胞凋亡起到抑癌作用；升麻、葛根健脾益气，升阳止泻；法半夏燥湿化痰，降逆止呕，消痞散结，其中含有的半夏多糖、半夏生物碱、胡芦巴碱、外源性凝聚素等对多种肿瘤细胞均有抑制作用；陈皮理气调中，燥湿化痰，有祛痰、平喘等作用；芡实益肾健脾；炒神曲、炒山楂消食和中；炙甘草健脾和中，调和诸药。

痛泻要方合当归芍药散

【药物组成】防风 6g，陈皮 8g，炒白术 8g，炒白芍 10g，当归 10g，川芎 8g，苍术 9g，茯苓 12g，甘草 6g，焦山楂 10g，焦神曲 10g，焦麦芽 10g，乌梅 9g，桂枝 6g，生姜 9g。

【功能主治】调和肝脾。适用于肝脾不和型肠癌。

【用量用法】水煎服，日一剂，早晚温服。

【出处】李娜，郝旭蕊，白海燕，等. 国医大师李士懋治疗肿瘤学术经验总结[J]. 山东中医杂志，2020，39（4）：368-370.

【方解】本方是国医大师李士懋教授治疗肠癌的经验方。方中炒白术苦以燥湿，甘以补脾，温以和中，药理研究证实其对小鼠艾氏腹水癌、淋巴肉瘤腹水型及食管癌都有显著的抑制作用；防风辛以散肝舒脾；陈皮辛香以燥湿醒脾；当归补血和血；炒白芍柔肝和血止痛；川芎养肝血以缓肝风之急；苍术色青入肝以理土木之郁；茯苓淡渗以除湿于下，使浊降而清升；焦山楂、焦神曲、焦麦芽消食化滞；乌梅入肝以酸收敛涩；桂枝温通阳气以利气机；生姜温中和胃；甘草甘缓止痛且调和诸药。

参苓白术散合槐角丸

【药物组成】南沙参 30g，麸炒白术 30g，茯苓 30g，薏苡仁 30g，白扁豆 20g，山药 30g，桔梗 12g，白豆蔻 10g，法半夏 12g，陈皮 10g，槐花 30g，地榆 30g，延胡索 30g，枳实 15g，神曲 20g，甘草 6g，马齿苋 30g，半枝莲 30g。

【功能主治】健脾益气，化湿清热止血。适用于肠癌脾胃气虚，湿热下注，血不循经。

【用量用法】水煎服，日一剂，早晚温服。

【出处】张国铎，王辉武. 王辉武扶脾治癌学术思想探析[J]. 国际中医中药杂志，2019，41（6）：639-642.

【方解】本方为国医大师孙光荣教授治疗肠癌的经验方。方中南沙参益气滋阴；麸炒白术益气健脾，药理研究证实其对小鼠艾氏腹水癌、淋巴肉瘤腹水型及食管癌都有显著的抑制作用；茯苓益气健脾渗湿；山药健脾益气，兼能止泻；白扁豆、薏苡仁助白术、茯苓以健脾渗湿；白豆蔻醒脾和胃，行气化滞；桔梗宣肺利气，通调水道，又能载药上行，培土生金；枳实合桔梗调理气机；法半夏燥湿化痰，降逆止呕，消痞散结，其中含有的半夏多糖、半夏生物碱、胡芦巴碱、外源性凝聚素等对多种肿瘤细胞均有抑制作用；陈皮理气调中，燥湿化痰，有祛痰、平喘等作用；槐花、地榆清热凉血止血；延胡索行气活血，止痛散结，药理研究表明其中含有的延胡索乙素有明显的镇痛作用，而其中的左旋四氢帕马丁则具有镇静作用，延胡索总碱还能扩张外周血管；神曲消食和中；半枝莲清热解毒散结，具有抗肿瘤作用；马齿苋清热解毒；甘草健脾益气，调和诸药。

治疗肠癌经验方

【药物组成】炒山楂 15g，生山楂 15g，炒车前子[包煎] 15g，冬瓜子 30g，生薏苡仁 30g，制附子[先煎 1h] 15g，蜈蚣 1g。

【功能主治】温阳祛湿，祛瘀解毒。适用于肠癌。

【用量用法】温开水冲服，日一剂，早晚温服。

【出处】孙玉信. 张磊治疗癌症五法[J]. 河南中医，2017，37（2）：215-216.

【方解】本方为国医大师张磊教授治疗肠癌的经验方。方中炒山楂消食和中；生山楂活血化瘀；炒车前子清热祛湿；冬瓜子祛湿排脓；生薏苡仁健脾祛湿，解毒排脓；制附子温补中阳；蜈蚣活络散结，活血祛瘀。

治疗脾虚毒瘀型肠癌经验方

【药物组成】炙黄芪 30g，潞党参 15g，炒白术 10g，云茯苓 15g，炒薏苡仁 20g，当归 10g，白芍 10g，煨木香 10g，制附片 5g，炮姜炭 5g，三棱 10g，莪术 10g，白花蛇舌草 15g，败酱草 15g，炙甘草 5g，焦山楂 15g，焦神曲 15g。

【功能主治】温阳健脾，化瘀解毒。适用于脾虚毒瘀型肠癌。

【用量用法】水煎服，日一剂，早晚温服。

【出处】朱超林，薛维伟，潘宇，等. 刘沈林治疗肠癌验案举隅[J]. 山东中医杂志，2017，36（9）：808-810.

【方解】本方为全国老中医药专家学术经验继承工作指导老师刘沈林教授治疗肠癌的经验方。肠癌为病，脾气虚弱为本，故健脾益气当贯穿肠癌治疗始终。方中炙黄芪补脾益气，现代药理研究表明黄芪可以增强机体免疫功能，其中含有的黄芪总苷不仅在整体水平有抑瘤作用，而且对体外肿瘤细胞有直接抑制作用，并可能通过诱导癌细胞凋亡起到抑癌作用；潞党参益气健脾，生津润燥，具有增加机体免疫力的作用；云茯苓、炒薏苡仁等健脾益气；炒白术益气健脾，药理研究证实其对小鼠艾氏腹水癌、淋巴肉瘤腹水型及食管癌都有显著的抑制作用；制附片、炮姜炭温振脾阳；当归补血和血；白芍柔肝和血止痛；煨木香行气和胃；焦山楂、焦神曲消食和中；佐以白花蛇舌草清热解毒，现代药理研究发现其在体外对急性淋巴细胞型、粒细胞型、单核细胞型以及慢性粒细胞型肿瘤细胞有较强的抑制作用；败酱草解毒抗癌；三棱化瘀解毒散结；莪术破血逐瘀；炙甘草补中益气且调和诸药。

治疗肝脾不调型肠癌经验方

【药物组成】潞党参10g，炒白术10g，炒白芍10g，怀山药15g，云茯苓12g，广木香10g，枳实10g，槟榔10g，厚朴10g，乌药10g，木瓜15g，半枝莲15g，白花蛇舌草15g，败酱草15g，地榆15g，炙甘草5g，焦山楂10g，焦神曲10g。

【功能主治】健脾调肝。适用于肝脾不调型肠癌。

【用量用法】水煎服，日一剂，早晚温服。

【出处】朱超林，薛维伟，潘宇，等. 刘沈林治疗肠癌验案举隅[J]. 山东中医杂志，2017，36（9）：808-810.

【方解】本方为全国老中医药专家学术经验继承工作指导老师刘沈林教授治疗肠癌的经验方。方中潞党参益气健脾，生津润燥，具有增加机体免疫力的作用；炒白术、怀山药、云茯苓等健脾益气；广木香行气和胃；木瓜化湿和中且能解毒；乌药行气开郁，散寒止痛；厚朴燥湿消痰，下气除满，药理研究表明其具有调整胃肠运动功能、促进消化液分泌等作用；枳实、槟榔行气疏肝，调理一身气机；焦山楂、焦神曲消食和中；半枝莲清热解毒散结，具有抗肿瘤作用；白花蛇舌草清热解毒，现代药理研究发现其在体外对急性淋巴细胞型、粒细胞型、单核细胞型以及慢性粒细胞型肿瘤细胞有较强的抑制作用；炒白芍柔肝和血止痛；败酱草解毒抗癌；地榆凉血止血；炙甘草补中益气且调和诸药。

治疗气血亏虚型肠癌经验方

【药物组成】当归9g，白芍9g，苍术9g，厚朴9g，甘草6g，焦三仙各9g，槟榔9g，黄芩6g，川楝子6g，延胡索6g。

【功能主治】养血和肝，理脾化滞，佐以软坚散结。适用于脾运失健，气血亏虚型肠癌。

【用量用法】水煎服，日一剂，早晚温服。

【出处】刘如秀. 刘志明治疗恶性肿瘤验案3则[J]. 中医杂志，1994（7）：397-399.

【方解】本方是国医大师刘志明教授治疗肠癌的经验方。方中厚朴燥湿消痰，下气除满，药理研究表明其具有调整胃肠运动功能、促进消化液分泌等作用；苍术、槟榔行气健脾化痰；延胡索行气活血，止痛散结，药理研究表明其中含有的延胡索乙素有明显的镇痛作用，而其中的左旋四氢帕马丁则具有镇静作用，延胡索总碱还能扩张外周血管；川楝子行气止痛；当归补血和血；白芍滋养胃液，润燥兼施，刚柔并用，使脾健胃安，营血有源；黄芩清热燥湿解毒；焦三仙行滞消导之功；甘草调和诸药。全方合用，健脾养胃化滞，软坚化瘀，清热解毒，活血止痛，补虚而不滞实，通泄而不伤正。

治疗脾肾两虚型肠癌经验方 1

【药物组成】太子参 24g，当归 9g，白芍 9g，白术 12g，黄芪 21g，焦三仙各 9g，茯苓 12g，甘草 6g，广陈皮 9g，厚朴 12g，何首乌 9g。

【功能主治】补肾健脾利湿。适用于脾肾两虚，湿浊凝聚型肠癌。

【用量用法】水煎服，日一剂，早晚温服。

【出处】刘如秀. 刘志明治疗恶性肿瘤验案 3 则[J]. 中医杂志，1994（7）：397-399.

【方解】本方是国医大师刘志明教授治疗肠癌的经验方。方中用太子参、白术、茯苓、甘草健脾益气和胃；白术益气健脾，药理研究证实其对小鼠艾氏腹水癌、淋巴肉瘤腹水型及食管癌都有显著的抑制作用；当归补血和血；白芍柔肝和血止痛；重用黄芪补脾益气，现代药理研究表明黄芪可以增强机体免疫功能，其中含有的黄芪总苷不仅在整体水平有抑瘤作用，而且对体外肿瘤细胞有直接抑制作用，并可能通过诱导癌细胞凋亡起到抑癌作用；厚朴燥湿消痰，下气除满，药理研究表明其具有调整胃肠运动功能、促进消化液分泌等作用；焦三仙健脾行气消积；广陈皮理气调中，燥湿化痰，有祛痰、平喘等作用；何首乌滋阴补肾。

治疗脾肾两虚型肠癌经验方 2

【药物组成】白术 15g，山药 15g，枳壳 10g，益智仁 20g，半枝莲 20g，龙葵 10g，土茯苓 20g，薏苡仁 20g，陈皮 10g，姜半夏 6g，山楂 10g，麦芽 10g，神曲 10g，黄芪 30g，当归 10g，肉桂 5g，太子参 15g，防风 10g，女贞子 15g，郁金 10g，白豆蔻 5g，甘草 6g。

【功能主治】健脾温肾，解毒散结。适用于脾肾两虚，癌毒内蕴型肠癌。

【用量用法】水煎服，日一剂，早晚温服。

【出处】张海山，元润智，郑红刚，等. 治疗大肠癌经验探析[J]. 辽宁中医杂志，2020，47（11）：53-55.

【方解】本方是全国老中医药专家学术经验继承工作指导老师朴炳奎教授治疗肠癌的经验方。方中白术健脾益气，燥湿利水；山药补脾养胃，生津益肺，补肾涩精；枳壳破气消积，化痰除痞；益智仁温脾止泻摄唾，暖肾固精缩尿；白术、益智仁入脾肾，健脾补肾，脾为后天之本，肾为先天之本，先后天相互资生；山药补肺脾肾三阴，合益智仁金水相生。白术、山药、益智仁三药培土生金，金水相生，先天养后天，如环无端，共养肺脾肾三脏，目的是增强气血生化之源，脾胃运化正常才能保证其他脏腑功能正常；再加枳壳梳理气机，助脾运化；半枝莲清热解毒散结，具有抗肿瘤作用；龙葵清热，解毒，活血，消肿，具有抗炎、镇静、提高机体免疫力的作用；土茯苓、薏苡仁清热解毒；白豆蔻行气暖胃和中；姜半夏清肺化痰散结；陈皮合枳壳理气，助姜半夏化痰；郁金行气活血；黄芪补脾益气，现代药理研究表明，黄芪可以增强机体免疫功能，其中含有的黄芪总苷不仅在整体水平有抑瘤作用，而且对体外肿瘤细胞有直接抑制作用，并可能通过诱导癌细胞凋亡起到抑癌作用；防风、当归、肉桂、太子参、女贞子益气补血，滋阴补阳；山楂、麦芽、神曲消食和胃；甘草调和诸药。

治疗气阴两虚型肠癌经验方

【**药物组成**】西洋参^{蒸兑}10g，黄芪 12g，制何首乌 15g，槐花炭 15g，大蓟 10g，仙鹤草 12g，蒲黄炭 15g，地榆炭 12g，金刚藤 15g，白花蛇舌草 15g，半枝莲 15g，蒲公英 15g，龙葵 12g，桑寄生 12g，怀山药 15g，甘草 5g。

【**功能主治**】益气养肝，清热解毒，凉血化瘀止血。适用于气阴两虚，热毒阻肠型肠癌。

【**用量用法**】水煎服，日一剂，早晚温服。

【**出处**】蔡铁如，佘建文. 孙光荣研究员内外兼治直肠癌经验简析[J]. 湖南中医药导报，2000（6）：9-10.

【**方解**】本方是国医大师孙光荣教授治疗肠癌的经验方。方中黄芪补脾益气，现代药理研究表明黄芪可以增强机体免疫功能，其中含有的黄芪总苷不仅在整体水平有抑瘤作用，而且对体外肿瘤细胞有直接抑制作用，并可能通过诱导癌细胞凋亡起到抑癌作用；西洋参、怀山药健脾益气；槐花炭、大蓟、地榆炭凉血止血；仙鹤草、蒲黄炭收敛止血；制何首乌、桑寄生补肾强筋骨；金刚藤、白花蛇舌草清热解毒，现代药理研究发现白花蛇舌草在体外对急性淋巴细胞型、粒细胞型、单核细胞型以及慢性粒细胞型肿瘤细胞有较强的抑制作用；半枝莲清热解毒散结，具有明显的抗肿瘤作用；蒲公英、龙葵清热解毒散结；甘草益气且调和诸药。

治疗热毒炽盛型肠癌经验方

【**药物组成**】大蒜，山茶花，木贼，无花果，乌药，凤尾草，白头翁，接骨草，乌蔹莓，猪殃殃。（原方无用量）

【**功能主治**】清热解毒，活血散瘀。适用于热毒炽盛型肠癌。

【**用量用法**】水煎服，日一剂，早晚温服。

【**出处**】张志远. 常见癌症与中药调治[J]. 辽宁中医杂志，1994（6）：248-250.

【**方解**】本方为国医大师张志远教授治疗肠癌的经验方。方中大蒜解毒杀虫；山茶花凉血止血化瘀；木贼疏风清热；无花果、凤尾草、白头翁、乌蔹莓、猪殃殃解毒祛湿，消肿散结；乌药行气开郁，散寒止痛；接骨草清热凉血消瘀，祛风通络。血多加槐角、荠菜花、鸦胆子、仙鹤草；便溏用黄连、诃子、紫参、地榆、白槿花、马齿苋、椿根皮；腹胀投木香、槟榔；痛而不已增入三七、八月札；黄疸出现可重用地耳草、鸡骨草、溪黄草；肝大用鳖甲、马鞭草。

益气养阴解毒通络方

【药物组成】黄芪 40g，炒白术 10g，党参 10g，茯苓 10g，北沙参 10g，生地黄 10g，白芍 10g，枸杞子 10g，鳖甲 10g，白花蛇舌草 10g，山慈菇 10g，鸡内金 20g，蜈蚣 1 条，甘草 5g。

【功能主治】益气健脾，清热解毒。适用于结直肠癌。

【用量用法】水煎服，日一剂，早晚温服。

【出处】王燕，陈思思，江海丽，等. 李平教授基于"毒生病络"理论治疗结直肠癌临证经验[J]. 世界最新医学信息文摘，2019，18（76）：234-235.

【方解】本方为全国老中医药专家学术经验继承工作指导老师李平教授治疗结直肠癌的经验方。元气化生异常、瘤毒、病络是肿瘤发病的关键，结直肠癌患者受不同强度瘤毒的影响，常以正虚为本，表现出一系列正虚证候，机体抵抗力减弱，故方中大剂量黄芪补脾益气，现代药理研究表明黄芪可以增强机体免疫功能，其中含有的黄芪总苷不仅在整体水平有抑瘤作用，而且对体外肿瘤细胞有直接抑制作用，并可能通过诱导癌细胞凋亡起到抑瘤作用。中医认为脾胃乃后天之本，气血生化之源，水谷精微、营养物质均赖脾胃的消化吸收以营养全身，炒白术、党参、茯苓、甘草补气健脾；北沙参、生地黄、白芍、枸杞子、鳖甲滋阴；白花蛇舌草、山慈菇起清热解毒散结；鸡内金健脾消食，能缓解抗肿瘤中药对胃肠道的损伤及因邪毒阻络引起的腹胀腹痛、纳呆食少等症状；蜈蚣开瘀散结，搜风通络，可畅达络脉，改变病络的状态；甘草兼调和诸药。

芪竹汤合参苓白术散

【药物组成】黄芪 10g，玉竹 15g，法半夏 6g，仙鹤草 15g，白花蛇舌草 15g，炒薏苡仁 15g，灵芝 15g，葛根 10g，神曲 12g，炒白术 10g，炒山药 15g。

【功能主治】益气养阴，活血清热。适用于气阴两虚，血瘀热郁型结肠癌。

【用量用法】水煎服，日一剂，早晚温服。

【出处】张静，单兆伟. 单兆伟教授治疗结肠癌术后验案一则[J]. 湖南中医药大学学报，2015，35（2）：36-37.

【方解】本方为全国老中医药专家学术经验继承工作指导老师单兆伟教授治疗结肠癌的经验方。本方以芪竹汤益气养阴，合参苓白术散顾护中焦脾胃之气。方中黄芪补脾益气，现代药理研究表明黄芪可以增强机体免疫功能，其中含有的黄芪总苷不仅在整体水平有抑瘤作用，而且对体外肿瘤细胞有直接抑制作用，并可能通过诱导癌细胞凋亡起到抑瘤作用；玉竹补中益气，养阴扶正；法半夏燥湿化痰，降逆止呕，消痞散结；炒薏苡仁清热利湿，健脾止泻；灵芝益补五脏之气，具扶正固本之效，现代药理研究表明灵芝含有丰富的营养物质，能滋补人体器官，并能双向调节各器官的生理功能，使之恢复正常，且有较强的补气安神、止咳平喘、祛痰、抗肿瘤、抗放射性损伤的作用；仙鹤草收敛止血，涩肠止泻，补虚强壮；白花蛇舌草清热解毒，现代药理研究发现其在体外对急性淋巴细胞型、粒细胞型、单核细胞型以及慢性粒细胞型肿瘤细胞有较强的抑制作用；葛根益胃生津；炒白术益气健脾，药理研究证实其对小鼠艾氏腹水癌、淋巴肉瘤腹水型及食管癌都有显著的抑制作用；炒山药健脾益气，兼能止泻；神曲消食和中。该方药味醇正，扶正而不碍邪，祛邪而不伤正，现代药理学已证实其有明确的抗癌、提高免疫的作用。

秦香连汤

【药物组成】秦皮，木香，黄连，黄芩，白头翁，炒槐花，地榆，马齿苋。（原方无剂量）

【功能主治】清热解毒，燥湿凉血。适用于直肠癌大肠湿热。

【用量用法】水煎服，日一剂，早晚温服。

【出处】李蒙，孙桂芝，张培彤. 孙桂芝治疗直肠癌临床经验[J]. 中华中医药杂志，2019，34（12）：5736-5738.

【方解】本方为全国老中医药专家学术经验继承工作指导老师孙桂芝教授治疗直肠癌的经验方。方中秦皮苦涩、寒，清热燥湿，收涩止痢；黄连清热燥湿，具有抗炎、解热作用，其中小檗碱还能通过抑制癌细胞呼吸，阻碍癌细胞嘌呤和核酸的合成，干扰癌细胞代谢等途径产生抗癌作用；黄芩清热燥湿，泻火解毒，清中上二焦之热；白头翁清热解毒，凉血止痢，清下焦热；木香行气止痛兼健脾；炒槐花凉血止血，清肝泻火；地榆凉血止血，解毒敛疮，与槐花共清大肠火毒；马齿苋清热解毒，凉血止血，止痢。

黄芪建中汤

【药物组成】黄芪，桂枝，白芍，生姜，炙甘草，大枣，饴糖。（原方无用量）

【功能主治】健脾利湿，清热解毒。适用于直肠癌脾虚湿困，毒结肠道。

【用量用法】水煎服，日一剂，早晚温服。

【出处】李蒙，孙桂芝，张培彤. 孙桂芝治疗直肠癌临床经验[J]. 中华中医药杂志，2019，34（12）：5736-5738.

【方解】本方为全国老中医药专家学术经验继承工作指导老师孙桂芝教授治疗直肠癌的常用方。方中黄芪补脾益气，现代药理研究表明黄芪可以增强机体免疫功能，其中含有的黄芪总苷不仅在整体水平有抑瘤作用，而且对体外肿瘤细胞有直接抑制作用，并可能通过诱导癌细胞凋亡起到抑癌作用；重用甘温质润之饴糖，温补中焦，缓急止痛；以辛甘、温之桂枝温阳气，祛寒邪；苦酸之白芍养营阴，缓肝急，止腹痛；佐以生姜温胃散寒，大枣补脾益气；炙甘草益气和中，调和诸药。其中饴糖配桂枝，辛甘化阳，温中焦而补脾虚；白芍配甘草，酸甘化阴，缓肝急而止腹痛；诸药合用，温中补虚缓急之中蕴有柔肝理脾、益阴和阳之意，用之可使中气强健，阴阳气血生化有源。

二黄鸡枸汤

【药物组成】黄芪，黄精，鸡血藤，枸杞子，女贞子。（原方无用量）

【功能主治】益气养血，扶正抗癌。适用于直肠癌气血双亏。

【用量用法】水煎服，日一剂，早晚温服。

【出处】李蒙，孙桂芝，张培彤. 孙桂芝治疗直肠癌临床经验[J]. 中华中医药杂志，2019，34（12）：5736-5738.

【方解】本方为全国老中医药专家学术经验继承工作指导老师孙桂芝教授治疗直肠癌的经验方。方中黄芪补脾益气，现代药理研究表明黄芪可以增强机体免疫功能，其中含有的黄芪总苷不仅在整体水平有抑瘤作用，而且对体外肿瘤细胞有直接抑制作用，并可能通过诱导癌细胞凋亡起到抑癌作用；黄精补气养阴；鸡血藤活血补血，调经止痛，舒筋活络；枸杞子滋补肝肾，益精养血，枸杞子多糖具有促进免疫、延缓衰老、抗肿瘤、清除自由基、抗疲劳、抗辐射、保肝、保护和改善生殖功能等作用；女贞子滋补肝肾，益精养血。诸药合用，气血并补。

实脾饮

【药物组成】白术，厚朴，木瓜，木香，草豆蔻，大腹皮，茯苓，干姜，制附子，炙甘草，生姜，大枣。（原方无用量）

【功能主治】健脾温肾，温阳利水。适用于直肠癌脾肾阳虚。

【用量用法】水煎服，日一剂，早晚温服。

【出处】李蒙，孙桂芝，张培彤. 孙桂芝治疗直肠癌临床经验[J]. 中华中医药杂志，2019，34（12）：5736-5738.

【方解】本方为全国老中医药专家学术经验继承工作指导老师孙桂芝教授治疗直肠癌的经验方。方中干姜大热，温运脾阳，健运中焦；制附子温肾助阳，化气行水，二者相合振奋脾肾之阳，共为君药。白术益气健脾，药理研究证实其对小鼠艾氏腹水癌、淋巴肉瘤腹水型及食管癌都有显著的抑制作用；茯苓健脾和中，渗湿利水，合用助君药补脾利水，共为臣药。厚朴燥湿消痰，下气除满，药理研究表明其具有调整胃肠运动功能、促进消化液分泌等作用；木香调脾胃之滞气；大腹皮行气之中兼能利水消肿；木瓜酸温能于土中泻木，兼祛湿利水；草豆蔻辛热燥烈，善治湿郁伏covery邪；五药相合，醒脾化湿，行气导滞，共为佐药。炙甘草、生姜、大枣调和诸药，益脾温中为使。诸药相合，温脾暖肾，行气利水，肿证自除。

治疗气阴两虚型直肠癌经验方

【药物组成】生黄芪 20g，玉竹 20g，麦冬 10g，仙鹤草 15g，炒白术 10g，法半夏 6g，炒薏苡仁 10g，黄芩 10g，灵芝 12g，怀山药 10g，糯稻根 30g，肉苁蓉 10g。

【功能主治】益气养阴。适用于气阴两虚型直肠癌。

【用量用法】水煎服，日一剂，早晚温服。

【出处】刘增巍，单兆伟. 单兆伟治疗消化道肿瘤经验探析[J]. 江苏中医药，2019，51（12）：18-20.

【方解】本方为全国老中医药专家学术经验继承工作指导老师单兆伟教授治疗直肠癌的经验方。方中生黄芪补脾益气，现代药理研究表明黄芪可以增强机体免疫功能，其中含有的黄芪总苷不仅在整体水平有抑瘤作用，而且对体外肿瘤细胞有直接抑制作用，并可能通过诱导癌细胞凋亡起到抑癌作用；玉竹、麦冬益气养阴扶正，有抗肿瘤、调节免疫、抗氧化应激等药理作用，可用于恶性肿瘤的长期治疗；仙鹤草清热补虚，既可清解癌毒余邪，又可扶正补虚，改善术后患者的虚弱状态；炒薏苡仁、炒白术、怀山药可健脾益气止泻，改善患者脾虚腹泻症状，薏苡仁既可健脾，又对癌细胞有抑制作用，是消化道肿瘤患者最常用的药物之一；灵芝补益五脏之气，具扶正固本之效，现代药理研究表明灵芝含有丰富的营养物质，能滋补人体器官，并能双向调节各器官的生理功能，使之恢复正常，且有较强的补气安神、止咳平喘、祛痰、抗肿瘤、减轻抗放射性损伤的作用；消化道肿瘤患者多气阴两虚，夹痰湿瘀毒郁热，法半夏、黄芩辛开苦降，燥湿化痰，清热祛邪，调理脾胃气机升降，使燥湿相济、升降相因、纳化有序，则脾胃行使正常之功能，而后天得养；糯稻根养阴止汗以护气保阴；肉苁蓉补肾敛冲，并能润肠通便。

芍药汤合白头翁汤合槐花地榆汤

【药物组成】秦皮 10g，广木香 10g，黄连 10g，当归 10g，杭白芍 15g，槟榔 10g，白头翁 6g，大血藤 10g，败酱草 15g，儿茶 6g，炒槐花 10g，地榆炭 10g，白术 30g，土茯苓 30g，生薏苡仁 15g，鳖甲 10g，白花蛇舌草 30g，半枝莲 15g，甘草 10g。

【功能主治】健脾祛湿，清利湿热，凉血止血。适用于大肠癌脾胃虚弱，湿热下注。

【用量用法】水煎服，日一剂，早晚温服。

【出处】顾恪波，王逊，何立丽，等. 孙桂芝教授诊疗大肠肿瘤经验浅析[J]. 天津中医药，2013，30（7）：388-390.

【方解】本方为全国老中医药专家学术经验继承工作指导老师孙桂芝教授治疗大肠癌的经验方。方中秦皮苦寒性涩，收敛作用强，因本证有赤多白少，故用以止血；白头翁清热解毒，凉血止痢；黄连清热燥湿，具有抗炎、解热作用，其中小檗碱还能通过抑制癌细胞呼吸，阻碍癌细胞嘌呤和核酸的合成，干扰癌细胞代谢等途径产生抗癌作用。杭白芍柔肝和血止痛；当归养血活血，体现了"行血则便脓自愈"之义，且可兼顾湿热邪毒熏灼肠络，伤耗阴血之虑；广木香、槟榔行气导滞，"调气则后重自除"，四药相配，调和气血。大血藤通经活络，散瘀止痛，理气行血；败酱草、白花蛇舌草清热解毒，现代药理研究发现白花蛇舌草在体外对急性淋巴细胞型、粒细胞型、单核细胞型以及慢性粒细胞型肿瘤细胞有较强的抑制作用；半枝莲清热解毒散结，具有抗肿瘤作用；儿茶活血止痛，止血生肌；炒槐花凉血止血，清肝泻火；地榆炭凉血止血，解毒敛疮，与炒槐花共清大肠火毒；白术益气健脾，药理研究证实其对小鼠艾氏腹水癌、淋巴肉瘤腹水型及食管癌都有显著的抑制作用；土茯苓、生薏苡仁祛湿解毒补虚；鳖甲滋阴清热，软坚散结，具有抗肝纤维化、抗癌等作用，并可增强实验动物免疫力；甘草和中调药，与白芍相配，又能缓急止痛。诸药合用，湿去热清，气血调和。

治疗肠癌术后经验方

【药物组成】黄芪 35g，麸炒白术 20g，党参 20g，五加皮 15g，薏苡仁 30g，麸炒薏苡仁 30g，白花蛇舌草 20g，半边莲 15g，半枝莲 15g，龙葵 15g，土茯苓 15g，当归 12g，玄参 20g，黄精 20g，墨旱莲 20g，女贞子 20g，陈皮 12g。

【功能主治】补中益气，清热抗邪，调补阴阳。适用于肠癌术后邪气未尽，正气亏虚。

【用量用法】水煎服，日一剂，早晚温服。

【出处】王一苇，李艳. 国医大师李济仁治疗癌因性疲乏用药经验[J]. 国际中医中药杂志，2020，42（2）：167-169.

【方解】本方为国医大师李济仁教授治疗肠癌的经验方。方中黄芪补脾益气，现代药理研究表明黄芪可以增强机体免疫功能，其中含有的黄芪总苷不仅在整体水平有抑瘤作用，而且对体外肿瘤细胞有直接抑制作用，并可能通过诱导癌细胞凋亡起到抑癌作用；党参益气健脾，生津润燥，具有增加机体免疫力的作用；麸炒白术补益正气；薏苡仁、麸炒薏苡仁健脾益气；五加皮补肾益气；半枝莲清热解毒散结，具有抗肿瘤作用；半边莲、白花蛇舌草清热解毒，现代药理研究发现白花蛇舌草在体外对急性淋巴细胞型、粒细胞型、单核细胞型以及慢性粒细胞型肿瘤细胞有较强的抑制作用；龙葵清热，解毒，活血，消肿；土茯苓抗癌扶正；当归补气活血，通行脉道，使补而不滞；陈皮理气调中，燥湿化痰，有祛痰、平喘、保肝、利胆等作用；玄参、黄精、墨旱莲、女贞子取二至丸之义，于阴中求阳。

治疗肠癌术后肺转移经验方

【药物组成】黄芪 20g，太子参 15g，炒白术 10g，云茯苓 15g，陈皮 6g，煨木香 10g，当归 10g，白芍 10g，百部 10g，南沙参 15g，天冬 15g，麦冬 15g，玉竹 15g，半枝莲 15g，莪术 10g，藤梨根 30g，白花蛇舌草 15g。

【功能主治】补益肺脾，扶正祛邪。适用于肠癌术后肺转移。

【用量用法】水煎服，日一剂，早晚温服。

【出处】朱超林，薛维伟，潘宇，等. 刘沈林治疗肠癌验案举隅[J]. 山东中医杂志，2017，36（9）：808-810.

【方解】本方为全国老中医药专家学术经验继承工作指导老师刘沈林教授治疗肠癌的经验方。方用黄芪补脾益气，现代药理研究表明黄芪可以增强机体免疫功能，其中含有的黄芪总苷不仅在整体水平有抑瘤作用，而且对体外肿瘤细胞有直接抑制作用，并可能通过诱导癌细胞凋亡起到抑癌作用；太子参、炒白术、云茯苓健脾益气；南沙参、天冬、麦冬、玉竹等滋养肺胃之阴；陈皮理气调中，燥湿化痰，有祛痰、平喘等作用；煨木香行气健脾和中；当归补血和血；白芍柔肝和血止痛；百部润肺止咳；半枝莲清热解毒散结，具有抗肿瘤作用；白花蛇舌草清热解毒，现代药理研究发现其在体外对急性淋巴细胞型、粒细胞型、单核细胞型以及慢性粒细胞型肿瘤细胞有较强的抑制作用；藤梨根清热解毒；莪术破血逐瘀。诸药合用，扶正固本，气血同治。

三妙煎

【药物组成】黄柏10g，薏苡仁30g，牛膝12g。

【功能主治】清热祛湿。适用于湿热型肠癌化疗后皮肤瘙痒。

【用量用法】煎水洗脚。

【出处】胡光宏，骆云丰. 杨春波论治胃肠道肿瘤化疗后皮肤瘙痒经验[J]. 中医药通报，2012，11（2）：24-25.

【方解】本方为国医大师杨春波教授治疗肠癌化疗后皮肤瘙痒的经验方。方中黄柏清热燥湿，用于湿热泻痢，黄疸尿赤，带下阴痒，热淋涩痛，脚气痿躄，骨蒸劳热，盗汗，遗精，疮疡肿毒，湿疹湿疮；薏苡仁利水渗湿，健脾止泻，除痹，排脓，解毒散结，用于水肿，脚气，小便不利，脾虚泄泻，湿痹拘挛，肺痈，肠痈，赘疣，癌肿；牛膝逐瘀通经，引热下行。

清化饮

【药物组成】茵陈12g，生白扁豆12g，马鞭草15g，薏苡仁15g，麦芽15g，谷芽15g，鸡内金9g，凌霄花9g，白芍9g，赤芍9g，蒲黄9g，厚朴6g，苦参6g，白豆蔻4.5g，蝉蜕3g，甘草3g。

【功能主治】清化解毒，凉血祛风。适用于湿热积滞，毒瘀生风型肠癌化疗后皮肤瘙痒。

【用量用法】水煎服，日一剂，早晚温服。

【出处】胡光宏，骆云丰. 杨春波论治胃肠道肿瘤化疗后皮肤瘙痒经验[J]. 中医药通报，2012，11（2）：24-25.

【方解】本方为国医大师杨春波教授治疗肠癌化疗后皮肤瘙痒的经验方。方中茵陈清利湿热，具有利胆、保肝等药理作用；厚朴燥湿消痰，下气除满，药理研究表明其具有调整胃肠运动功能、促进消化液分泌等作用；生白扁豆、白豆蔻健脾和中，消暑化湿，善治暑湿吐泻，脾虚呕逆诸症；薏苡仁健脾祛湿解毒；马鞭草清热解毒；麦芽、谷芽、鸡内金消食和中；凌霄花活血通经；白芍柔肝和血止痛；赤芍清热凉血，祛瘀止痛，具有解热、抗炎等作用，其中的赤芍正丁醇提取物赤芍 D 有抗肿瘤作用；蒲黄活血止血；苦参清热燥湿；蝉蜕祛风透疹；甘草调和诸药。

治疗肠癌化疗后皮肤瘙痒经验方

【药物组成】党参 15g，白术 10g，黄芪 12g，葛根 6g，菟丝子 10g，骨碎补 15g，炙甘草 4.5g，大枣 6g，益智仁 4.5g，仙鹤草 15g，凌霄花 9g，赤芍 9g，焦山楂 9g，地榆炭 10g，煨诃子 6g。

【功能主治】健脾益肾，升津化瘀。适用于脾虚湿热型肠癌化疗后皮肤瘙痒。

【用量用法】水煎服，日一剂，早晚温服。

【出处】胡光宏，骆云丰. 杨春波论治胃肠道肿瘤化疗后皮肤瘙痒经验[J]. 中医药通报，2012，11（2）：24-25.

【方解】本方为国医大师杨春波教授治疗肠癌化疗后皮肤瘙痒的经验方。方中党参益气健脾，生津润燥，具有增加机体免疫力的作用；白术益气健脾，药理研究证实其对小鼠艾氏腹水癌、淋巴肉瘤腹水型及食管癌都有显著的抑制作用；黄芪补脾益气，现代药理研究表明黄芪可以增强机体免疫功能，其中含有的黄芪总苷不仅在整体水平有抑瘤作用，而且对体外肿瘤细胞有直接抑制作用，并可能通过诱导癌细胞凋亡起到抑癌作用；葛根清热生津；菟丝子、骨碎补、益智仁补肾助阳；仙鹤草收敛止血，解毒补虚；凌霄花活血调经；赤芍清热凉血，祛瘀止痛，具有解热、抗炎等作用，其中的赤芍正丁醇提取物赤芍 D 有抗肿瘤作用；焦山楂消食和中；地榆炭、煨诃子收敛止血涩肠；大枣益气养血；炙甘草益气健脾且调和诸药。

治疗肠癌化疗后脾胃虚弱经验方

【药物组成】炒党参 15g，炒白术 10g，制附片 10g，大黄炭 5g，炮姜炭 5g，黄连 3g，炙乌梅 5g，煨木香 10g，厚朴 10g，炒防风 10g，沉香曲 12g，半枝莲 30g。

【功能主治】健脾温运，清化导滞。适用于肠癌化疗后脾胃虚弱。

【用量用法】水煎服，日一剂，早晚温服。

【出处】朱超林，薛维伟，潘宇，等. 刘沈林治疗肠癌验案举隅[J]. 山东中医杂志，2017，36（9）：808-810.

【方解】本方为全国老中医药专家学术经验继承工作指导老师刘沈林教授治疗肠癌

的经验方。本方以《伤寒论》中乌梅丸为底方，取其酸苦合法、寒温并用之妙，以制附片、炮姜炭温运脾阳；黄连清热燥湿，具有抗炎、解热作用，其中小檗碱还能通过抑制癌细胞呼吸，阻碍癌细胞嘌呤和核酸的合成，干扰癌细胞代谢等途径产生抗癌作用；大黄炭清化湿热；炒党参益气健脾，生津润燥，具有增加机体免疫力的作用；炒白术益气健脾，药理研究证实其对小鼠艾氏腹水癌、淋巴肉瘤腹水型及食管癌都有显著的抑制作用；炙乌梅酸敛止泻，配以煨木香行气导滞；厚朴燥湿消痰，下气除满，药理研究表明其具有调整胃肠运动功能、促进消化液分泌等作用；沉香曲舒肝和胃；炒防风祛风胜湿；半枝莲清热解毒散结，具有抗肿瘤作用。

治疗肠癌化疗后便秘经验方

【药物组成】太子参 15g，炒白术 10g，云茯苓 15g，怀山药 15g，广木香 10g，砂仁[后下] 3g，鸡内金 10g，炙紫菀 10g，桔梗 5g，苦杏仁 10g，全瓜蒌 15g，火麻仁 15g，莱菔子 15g，炒谷芽 15g，炒麦芽 15g，北沙参 15g，甘草 3g。

【功能主治】健脾和胃，宣肺通腑。适用于肠癌化疗后便秘。

【用量用法】水煎服，日一剂，早晚温服。

【出处】朱超林，薛维伟，潘宇，等. 刘沈林治疗肠癌验案举隅[J]. 山东中医杂志，2017，36（9）：808-810.

【方解】本方为全国老中医药专家学术经验继承工作指导老师刘沈林教授治疗肠癌的经验方。方中太子参、炒白术、云茯苓、甘草四君子益气健脾；广木香、砂仁行气和胃；莱菔子下气通便；炒谷芽、炒麦芽、鸡内金消食和中；全瓜蒌清热化痰，宽胸散结，润肠通便；怀山药益气健脾；火麻仁润肠通便。肺与大肠相表里，肺气的肃降功能与大肠的传导功能关系密切。肺气肃降，有助于大肠传导功能的发挥；大肠传导功能正常，有助于肺气的肃降。故用北沙参润肺止咳，炙紫菀、桔梗、苦杏仁三药宣通肺气，使降达下，辛而不燥，润而不寒，补而不滞，咳嗽便秘同治，一举两得。《本草汇言》认为紫菀有"治老人血枯气燥，大便不通"的作用；《本草正义》曰："紫菀疏泄肺气，则上窍开而下窍亦泄。"叶天士《临证指南医案》中立有"肠痹"一门，便秘案中多用紫菀。该病治疗，选用紫菀，紧扣宣肃肺气这一环节，重视调理肺气，使肺气肃降则升降有序，大肠气顺则传导有度，故疗效颇佳。

食管癌

扶正降逆通幽汤

【药物组成】仙鹤草 80g，黄芪 40g，旋覆花[包煎] 15g，赭石 30g，法半夏 12g，陈皮 6g，壁虎 12g，蜂房 12g，薏苡仁 30g，白术 40g。

【功能主治】降逆和胃，消坚破结，解毒化瘀，养阴培本。适用于食管癌。

【用量用法】水煎服，日一剂，早晚温服。

【出处】吴艳秋，郁兆婧，朱建华. 朱良春教授运用扶正降逆通幽汤治疗食管癌经验撷菁[J]. 云南中医学院学报，2016，39（2）：84-87.

【方解】本方为国医大师朱良春教授治疗食管癌的经验方。方中仙鹤草补虚解毒，现代药理研究证实其鞣质成分有抗肿瘤作用，临床运用恰合扶正祛邪之意；黄芪补虚益气，现代研究证实其水煎液能明显升高放疗引起的白细胞减少及提高体内多种抗体及补体 C3 的含量，从而提高机体的免疫功能，抵御肿瘤的侵袭；旋覆花、赭石取自《伤寒论》旋覆代赭汤，为降逆止呃的常用药对，赭石的重镇降逆作用被针对性地用于治疗食管癌所引起的呕吐、吞咽困难等胃气上逆证；法半夏、陈皮合前药增强降逆和胃之功；壁虎祛风定惊，解毒散结，体外实验研究证明，壁虎醇提物体外能够抑制食管癌细胞的增殖；蜂房解毒散结，攻坚破积，主治痈疽恶疮、瘰疬等，现代药理证实其甲醇提取物具有抗肿瘤活性；白术、薏苡仁健脾渗湿，黄芪加薏苡仁益气健脾，增加人体正气，避免攻伐太过。诸药合用，共奏扶正降逆和中，解毒化痰祛瘀之功。若兼有嗳气或呃逆，或呕吐痰涎者，加醋柴胡、木香、广郁金、白芍等；兼泛吐黏痰者，舌质紫或伴瘀斑者，加莪术、莱菔子、水蛭等；兼口干咽燥，五心烦热，大便干结，舌红少苔者，加珠儿参、沙参、麦冬、石斛、玉竹等；兼痰涎壅盛，恶性呕吐者，加山药、茯苓、苍术、厚朴、砂仁等；兼形寒气短，下肢浮肿者，加生晒参、附子、干姜、茯苓等。

治疗食管癌经验方

【药物组成】半夏 15g，天南星 15g，党参 15g，赤芍 15g，白术 15g，旋覆花 15g，赭石 15g，薏苡仁 15g，丹参 15g，三七 10g，甘草 6g。

【功能主治】养阴清热，除痰祛瘀，理气和胃。适用于痰瘀内阻型食管癌。

【用量用法】水煎服，日一剂，早晚温服。

【出处】王庆其，李孝刚，邹纯朴，等. 国医大师裘沛然治案（四）——治疗癌症案四则[J]. 中医药通报，2015，14（6）：22-24.

【方解】本方为国医大师裘沛然教授治疗食管癌的经验方。食管癌在临床上往往表现为本虚标实之证，以阴亏热结，痰瘀内阻为主要病机。方中半夏、天南星温肺化痰，消痞散结，且半夏能降逆止呕；食管癌往往因食管肿物阻碍，食管狭窄造成饮食不下，气机上逆的表现，旋覆花降逆止呃，健胃祛痰，赭石重镇降逆，薏苡仁下利肠胃，三者配半夏增强降逆之功，使胃中浊气可以下行；丹参、赤芍活血祛瘀，三七活血祛瘀且能补血，三者共行祛瘀之能；食管癌患者因其饮食障碍，营养不足，正气虚损明显，故用党参、白术、甘草补虚损，党参补中益气，和胃生津，白术健脾益气，甘草补脾益气，并行调和诸药之职。若痰多、口干、口苦加浙贝母、山慈菇、黄芩；梗阻明显加壁虎、蜈蚣、蜂房；气郁胸闷加郁金、瓜蒌皮；胸痛明显或痛掣胸背加五灵脂、桃仁、威灵仙；大便不通或便如羊屎，面色苍白，贫血者加何首乌、生地黄、火麻仁；若晚期出现阳衰水泛，双下肢水肿者加猪苓、附子、桂枝。

治疗 Barrett 食管经验方

【药物组成】白术 50g，党参 25g，茯苓 50g，姜半夏 15g，陈皮 25g，甘草 15g，木香 10g，郁金 15g，槟榔 15g，牵牛子 5g，枳壳 15g，厚朴 15g，佛手 15g，海螵蛸 50g，莪术 15g，紫苏梗 15g，瓜蒌 25g，莱菔子 50g，没药 7.5g，丹参 25g，生地黄 25g，煅瓦楞子 35g，延胡索 15g，五灵脂 15g，荷叶 10g。

【功能主治】益气健脾，降浊制酸，理气活血，燥湿化痰。适用于 Barrett 食管。

【用量用法】水煎服，日一剂，早晚温服。

【出处】李翌萌，阎超，白长川. 白长川谈中医药治疗 Barrett 食管[J]. 世界中西医结合杂志，2016，11（8）：1063-1066.

【方解】本方为全国老中医药专家学术经验继承工作指导老师白长川教授治疗 Barrett 食管的经验方。Barrett 食管（BE）是指食管下段复层鳞状上皮被化生的单层柱状上皮替代的一种病理现象，可伴有或不伴有肠上皮化生，其中伴肠上皮化生者属于食管腺癌的癌前病变。"六腑以通为用，以降为顺"，故方中用陈皮、木香、郁金、槟榔、枳壳、厚朴、佛手、紫苏梗、莱菔子等大量理气药以通腑降气，对于久病者体现了孙思邈"重复用药，药乃有力"的思想，现代研究亦证实补气、理气药物可以起到促进胃排空的作用，从而减少胃内容物的反流对食管黏膜的损伤；莱菔子承顺胃气，泄胃之壅滞，通降胃气，以使酸浊得泄；姜半夏温中化痰，降逆止呕；牵牛子下行，泄水通便，消痰涤饮；瓜蒌清热涤痰，宽胸散结，润燥滑肠，现代药理研究发现其具有抗溃疡的效用，以上诸药共奏通腑之功；煅瓦楞子、海螵蛸所含碳酸钙，可吸附胃蛋白酶及中和胃酸，而海螵蛸多糖具有提高胃酸 pH 的作用，为制酸止痛之要药，煅瓦楞子有消痰化瘀之效，用之有标本兼治之功；莪术、没药、延胡索、五灵脂、丹参等活血化瘀之品可通过改善病变黏膜血循环，从而改善病变局部缺血、缺氧和代谢障碍，使病变组织的神经体液调节、胃肠激素分泌、免疫功能和新陈代谢恢复正常，研究证实莪术醇 β-环糊精包合物能抑制食管癌细胞的恶性表型，抑制食管癌细胞的增殖，促进凋亡；荷叶善升发清阳，又可利湿以降浊，且兼有散瘀之功，于此中用之，以其升清降浊，使补气而不壅，亦调和药味之厚重。党参益气健脾，生津润燥，具有增强机体免疫力的作用；茯苓、甘草健脾补气；白术益气健脾，药理研究证实其对小鼠艾氏腹水癌、淋巴肉瘤腹水型及食管癌都有显著的抑制作用；生地黄清热凉血，养阴生津，体现了攻补结合，标本同治的组方理念。

二术郁灵方

【药物组成】白术，莪术，郁金，威灵仙。（原方无用量）

【功能主治】滋阴润燥。适用于食管癌。

【用量用法】水煎服，日一剂，早晚温服。

【出处】王靖思，赵杰，朱昱翎，等. 孙桂芝诊治食管癌经验探讨[J]. 北京中医药，2014，33（1）：20-21.

【方解】本方为全国老中医药专家学术经验继承工作指导老师孙桂芝教授治疗食管癌的经验方。方中白术健脾益气，脾健则气行，食管属胃，健运脾胃则脾胃升降和合，升清降浊，有助于行气化痰，散结消瘀；莪术破血逐瘀；郁金辛苦、寒，功能行气解郁，凉血破瘀，堪称"血中气药，气中血药"，调气活血，对于食管癌治疗有非常好的功效[1]；威灵仙味性辛咸、温，辛可散之，咸能软坚，其辛散走窜之力较强，可消骨鲠，对于食管疾病疗效较好。初期患者肝气不舒，痰气胶结，阻滞食管，当疏肝行气，化痰散结，常合用逍遥散、柴胡疏肝散等；中期化湿生热，久病生瘀，正气亏虚，当注重清热化痰，可合用小陷胸汤、三仁汤等；后期脾肾渐虚，多合用香砂六君子汤、地黄丸类药物治疗。

戊己饮

【药物组成】茯苓 10~15g，薏苡仁 10~15g，炒山药 10~15g，藿香 10g，车前子 10g，白扁豆 10g，厚朴 10g，清半夏 10g，甘草 10g。

【功能主治】健脾利湿。适用于脾虚湿困型食管癌、贲门癌术后。

【用量用法】水煎服，日一剂，早晚温服。

【出处】刘亚娴，李瑞足，李文起. 戊己饮治疗食管癌贲门癌术后腹泻43例[J]. 陕西中医，1995（1）：11.

【方解】本方为全国老中医药专家学术经验继承工作指导老师刘亚娴教授治疗食管癌、贲门癌术后腹泻的常用方。方中藿香化湿醒脾，辟秽和中，《本草纲目》言其"升降诸气，脾胃吐逆为要药"；炒山药健脾止泻，二者共为君药。茯苓先升后降，《本草纲目》言其"气味淡而渗，其性上行，生津液，开腠理，滋水源而下降，利小便，故张洁古谓其属阳，浮而升，言其性也；东垣谓其为阳中之阴，降而下，言其功也"；薏苡仁利水渗湿，健脾止泻，《本草纲目》言其"阳明药也，能健脾，益胃。虚则补其母，故肺痿肺痈用之。筋骨之病，以治阳明为本，故拘挛筋急，风痹者用之。土能生水除湿，故泻痢水肿用之"，白扁豆健脾和中，消暑化湿；车前子清热利尿通淋，渗湿止泻，四者共为臣药。厚朴燥湿消痰，下气除满；清半夏燥湿和胃共为佐药。甘草调和诸药为使。

涤痰消膈汤

【药物组成】旋覆花[包煎]10g，赭石 10g，胆南星 10g，川贝母 6g，法半夏 6g，瓜蒌 15g，茯苓 12g，陈皮 10g，炒枳壳 10g。

【功能主治】燥湿化痰，降火平逆。适用于痰火胶结型食管癌。

【用量用法】水煎服，日一剂，早晚温服。

【出处】胥波. 单兆伟教授治疗晚期食管癌经验撷要[J]. 辽宁中医药大学学报，

---

[1] 杨翠荣. 郁金药理及中医临床应用略述[J]. 光明中医，2014，29（8）：1772-1773.

2010，12（1）：112-113.

【方解】本方为全国老中医药专家学术经验继承工作指导老师单兆伟教授治疗食管癌的经验方。方中旋覆花、赭石取自《伤寒论》旋覆代赭汤，为降逆止呃的常用药对，旋覆花降逆止呃，健胃祛痰，赭石重镇降逆，常被针对性地用于治疗食管癌所引起的呕吐、吞咽困难等胃气上逆证；法半夏燥湿化痰，降逆止呕，消痞散结，其中含有的半夏多糖、半夏生物碱、胡芦巴碱、外源性凝聚素等对多种肿瘤细胞均有抑制作用；瓜蒌清热化痰，宽胸散结，润肠通便；胆南星清热化痰，药理实验表明其具有祛痰、抑制癌细胞分裂的作用；川贝母清热润肺，化痰止咳，散结消肿，其中含有的生物碱有明显的祛痰镇咳作用；陈皮理气调中，燥湿化痰，有祛痰、平喘等作用；炒枳壳理气降气，一方面调畅气机使痰饮无留积之患，另一方面助饮食下行；茯苓先升后降，助前药调理气机同时利湿化痰。

开瘀畅膈汤

【药物组成】丹参10g，川贝母6g，郁金10g，南沙参12g，北沙参12g，茯苓12g，砂仁[后下]2g，莪术6g，桃仁10g，红花10g。

【功能主治】滋补阴津，养血行瘀。适用于火热伤阴型食管癌。

【用量用法】水煎服，日一剂，早晚温服。

【出处】胥波. 单兆伟教授治疗晚期食管癌经验撷要[J]. 辽宁中医药大学学报，2010，12（1）：112-113.

【方解】本方为全国老中医药专家学术经验继承工作指导老师单兆伟教授治疗食管癌的经验方。方中丹参活血调经；川贝母清热润肺，化痰止咳，散结消肿，其中含有的生物碱有明显的祛痰镇咳作用；郁金辛苦、寒，功能行气解郁，凉血破瘀，堪称"血中气药，气中血药"，调气活血，对于食管癌治疗有非常好的功效；南沙参、北沙参养阴清肺，益胃生津；茯苓健脾且助饮食下行；砂仁行气开胃；莪术破血逐瘀；桃仁活血化瘀；红花活血通经，去瘀止痛。诸药共用，消补兼施，使瘀血得去，阴津得复。

芪竹汤

【药物组成】黄芪10g，玉竹10g，郁金10g，薏苡仁15g，仙鹤草15g，灵芝15g，百合15g，急性子15g，威灵仙10g，半枝莲15g，白花蛇舌草15g。

【功能主治】扶正固体，培元益气。适用于正气大衰型食管癌。

【用量用法】水煎服，日一剂，早晚温服。

【出处】胥波. 单兆伟教授治疗晚期食管癌经验撷要[J]. 辽宁中医药大学学报，2010，12（1）：112-113.

【方解】本方为全国老中医药专家学术经验继承工作指导老师单兆伟教授治疗食管

癌的经验方。经云："邪之所凑，其气必虚。"机体正气虚损，正不胜邪，各种致病因素入侵而发生肿瘤。同时，人体正气虚弱，阴阳失衡，脏腑经络功能紊乱，产生痰湿、瘀血等病理产物，相互胶结，造成了肿瘤发病的病理基础。而正气虚弱贯穿于晚期恶性肿瘤的始终，单师尝谓"扶正气乃治瘤之本"，因此在治疗时着重强调食管癌患者正气虚的本质。方中黄芪补脾益气，现代药理研究表明黄芪可以增强机体免疫功能，其中含有的黄芪总苷不仅在整体水平有抑瘤作用，而且对体外肿瘤细胞有直接抑制作用，并可能通过诱导癌细胞凋亡起到抑癌作用；玉竹、百合滋阴润燥，生津止渴；郁金理气开郁，化瘀除痞；薏苡仁健脾养胃，化湿清热；仙鹤草清热止血，补虚强壮；灵芝补益五脏之气，具扶正固本之效，现代药理研究表明灵芝含有丰富的营养物质，能滋补人体器官，并能双向调节各器官的生理功能，使之恢复正常，且有较强的补气安神、止咳平喘、祛痰、抗肿瘤、抗放射性损伤的作用；急性子软坚消结；威灵仙祛风除湿，通络止痛，消骨鲠，祛痰水；半枝莲清热解毒散结，具有抗肿瘤作用；白花蛇舌草清热解毒，活血散结，有抗突变、抑制肿瘤细胞的增殖、诱导肿瘤细胞凋亡、截断肿瘤细胞的营养供给、增强机体免疫力的作用。诸药合用，共奏益气健脾，扶正补虚之功效。大便秘结明显者加决明子 15g，莱菔子 15g；夜寐不佳者加首乌藤 15g，灵磁石 15g；伴有饮食吞咽疼痛者加煅海螵蛸 15g，白及 10g；此外可配合山药、鸡内金，或曲类健运消食之剂，以醒脾开胃。

贞芪汤

【药物组成】女贞子 15g，黄芪 15g，白术 15g，炒枳壳 15g，山药 15g，灵芝 15g，百合 15g，石斛 15g。

【功能主治】益气养阴，扶正抑瘤。适用于气阴亏虚型食管癌。

【用量用法】水煎服，日一剂，早晚温服。

【出处】胥波. 单兆伟教授治疗晚期食管癌经验撷要[J]. 辽宁中医药大学学报，2010，12（1）：112-113.

【方解】本方为全国老中医药专家学术经验继承工作指导老师单兆伟教授治疗食管癌的经验方。方中黄芪补脾益气，现代药理研究表明黄芪可以增强机体免疫功能，其中含有的黄芪总苷不仅在整体水平有抑瘤作用，而且对体外肿瘤细胞有直接抑制作用，并可能通过诱导癌细胞凋亡起到抑癌作用；女贞子滋补肝肾，益精养血；石斛益胃生津，对肺癌、卵巢癌和早幼粒细胞性白血病等恶性肿瘤的某些细胞有杀灭作用，具有较强的抗肿瘤活性；百合滋阴润燥，生津止渴；灵芝补益五脏之气，具扶正固本之效，现代药理研究表明灵芝含有丰富的营养物质，能滋补人体器官，并能双向调节各器官的生理功能，使之恢复正常，且有较强的补气安神、止咳平喘、祛痰、抗肿瘤、抗放射性损伤的作用；白术益气健脾，药理研究证实其对小鼠艾氏腹水癌、淋巴肉瘤腹水型及食管癌都有显著的抑制作用；山药益气健脾；炒枳壳行气以助补气药之力。

启膈散

【药物组成】沙参 9g，丹参 9g，茯苓 3g，川贝母^{去心}4.5g，郁金 1.5g，砂仁 1.2g，荷叶蒂 2 个，杵头糠 1.5g。

【功能主治】开郁降气，润燥化痰，活血散结。适用于痰气交阻型食管癌。

【用量用法】水煎服，日一剂，早晚温服。

【出处】潘宇，陈玉超. 刘沈林教授师治疗食管癌常用方药浅析[J]. 湖南中医药大学学报，2016，36（S2）：1494-1495.

【方解】本方为全国老中医药专家学术经验继承工作指导老师刘沈林教授治疗食管癌的经验方。本方出自《医学心悟》，原文说："噎膈，燥证也，宜润。"启者，具有打开、开启之意；膈者，指胸膈言。程氏将本方作为"通噎膈，开关之剂"的第一方，故取名启膈散。方中沙参滋阴润燥化痰；川贝母清热润肺，化痰止咳，散结消肿，其中含有的生物碱有明显的祛痰镇咳作用；丹参、郁金化瘀散结；荷叶蒂、砂仁行气醒脾；茯苓健脾化痰；杵头糠即米皮糠，粳米的种皮，可开胃下气、消磨积块，《太平圣惠方》仅用此一味，蜜丸含化，治疗膈气噎塞，《名医别录》谓其能"主卒噎"，"卒噎"即暴噎，噎膈初期称谓。现代有从稻梗、壳或糠麸中提取抗癌物质，对移植的小鼠艾氏腹水癌及肉瘤有效的报道。如药房缺货，临床可以浮小麦、陈仓米代替杵头糠。全方甘寒濡润，扶正且能散结，标本同治。

地黄饮子

【药物组成】熟干地黄，巴戟天^{去心}，山茱萸，石斛，肉苁蓉^{酒浸，焙}，炮附子，五味子，肉桂，茯苓，麦冬^{去心}，菖蒲，远志^{去心}，生姜，大枣，薄荷。

【功能主治】滋肾阴，补肾阳，开窍，化痰，祛瘀。适用于下元虚衰型食管癌。

【用量用法】水煎服，日一剂，早晚温服。

【出处】潘宇，陈玉超. 刘沈林教授师治疗食管癌常用方药浅析[J]. 湖南中医药大学学报，2016，36（S2）：1494-1495.

【方解】本方为全国老中医药专家学术经验继承工作指导老师刘沈林教授治疗食管癌的经验方。本方出自《素问·宣明论方》，原方主治暗痱证，主肾虚，并谓："内夺而厥，舌暗不能言，二足废不为用，肾脉虚弱，其气厥不至，舌不仁。"方中以熟干地黄、山茱萸补养肝肾，并能涩精；麦冬养阴润肺，益胃生津，清心除烦，有抗疲劳、清除自由基、提高细胞免疫功能、镇静、催眠等作用；石斛益胃生津，对肺癌、卵巢癌和早幼粒细胞性白血病等恶性肿瘤的某些细胞有杀灭作用，具有较强的抗肿瘤活性；五味子补阴；巴戟天、肉苁蓉、炮附子、肉桂温阳；茯苓涤痰饮；菖蒲、远志通窍络；生姜、大枣调和营卫；薄荷芳香通窍，兼以解郁。全方滋而不腻，温而不燥。

参赭培气汤

【药物组成】潞党参 18g，天冬 12g，赭石 24g，清半夏 9g，肉苁蓉 12g，知母 15g，当归身 9g，柿霜饼 15g。

【功能主治】补中益气，祛瘀散结，化痰解毒。适用于中虚气滞，痰瘀互型食管癌。

【用量用法】水煎服，日一剂，早晚温服。

【出处】潘宇，陈玉超. 刘沈林教授师治疗食管癌常用方药浅析[J]. 湖南中医药大学学报，2016，36（S2）：1494-1495.

【方解】本方为全国老中医药专家学术经验继承工作指导老师刘沈林教授治疗食管癌的经验方。本方出自《医学衷中参西录》，张锡纯认为噎膈病机为"中气不旺，胃气不能息息下降，而冲气转因胃气不降而乘虚上干，致痰涎以壅塞其间，又焉能受饮食以下达乎。"并谓："故治此证者，当以大补中气为主。"参赭培气汤方解曰："治此证者，当以大补中气为主，方中之人参是也。以降逆安冲为佐，以清痰、理气为使，方中之赭石、半夏、柿霜是也。又虑人参性热、半夏性燥，故又加知母、天冬、当归、柿霜饼以清热润燥、生津生血也。用苁蓉者，以其能补肾，即能敛冲，冲气不上冲，则胃气易于下降。"方中潞党参补中益气；重用赭石，以开胃镇冲，气足贲门宽展；党参配赭石即可驾驭赭石不致重镇下降过度而达病所，又能降痰涎，止呕吐；肉苁蓉补肾敛冲，并能润肠通便；清半夏、知母、当归身、天冬以降胃气，利痰涎，润燥生津。全方共奏补中气，降逆气，利气化痰，清热润燥，养阴生津，补血活血之功。临床观察食管癌只要是中气不足，津血亏虚，痰涎瘀血阻滞之病机，皆能收到满意效果。

五君汤

【药物组成】威灵仙 40g，昆布 25g，枇杷叶 50g，青皮 15g，桃仁 20g。

【功能主治】润燥生津，行气化痰。适用于气滞痰郁型食管癌。

【用量用法】水煎服，日一剂，早晚温服。

【出处】马乾章. 李玉奇教授治疗噎嗝经验[J]. 成都医学院学报，2012，7（3Z）：286-287.

【方解】本方为国医大师李玉奇教授治疗食管癌的经验方。方中威灵仙祛风除湿，通络止痛，消骨鲠，祛痰水；昆布消痰软坚散结，药理研究表明昆布具有调血脂、降血糖、降血压、抗凝血、免疫调节、抗肿瘤、抗突变、防辐射、抗疲劳、抗氧化、抗病毒、抗菌、抗纤维化等作用[1]；枇杷叶和胃利尿可治呕吐，现代药理研究显示枇杷叶醇提取物具有抗肿瘤活性；青皮疏肝破气，消积化滞，药理研究表明其具有松弛平滑肌、祛痰、平喘、利胆等作用[2]；桃仁活血化瘀。气滞者加莪术 20g；血瘀者加五灵脂 20g；火郁者加芦根 50g、韭菜汁 10g；痰凝者加胆南星 10g；食积者加使君子 10g。

[1] 曾祥丽，丁安伟. 昆布的药理研究进展[J]. 中医药通报，2007（4）：63-66.

[2] 姜静岩，苗桂玲. 青皮的药理及临床应用[J]. 时珍国医国药杂志，2003，14（6）：374-375.

参芪苡术汤

【药物组成】太子参 15g，黄芪 10g，麸炒白术 15g，浙贝母 10g，当归 10g，白芍 15g，麦冬 10g，芦根 10g，石打穿 10g，白花蛇舌草 15g，龙葵 3g。

【功能主治】益气养阴，调和通降。适用于气阴亏虚，通降失常型食管癌。

【用量用法】煎煮 4 次，分多次口服。另以三七粉 1～2g 及藕粉 30g 煮成糊剂，每日 2 次，左侧卧、平卧、右侧卧、俯卧各咽 15～30mL，余药取仰卧时吞服，服药毕，平卧 30min，晚间睡前服药效果尤佳。

【出处】谭唱，赵宇栋，徐丹华. 徐景藩运用"五通法"论治食管癌术后经验[J]. 中医杂志，2020，61（16）：1414-1416.

【方解】本方为国医大师徐景藩教授治疗食管癌的经验方。方中太子参补气健脾；麸炒白术益气健脾，药理研究证实其对小鼠艾氏腹水癌、淋巴肉瘤腹水型及食管癌都有显著的抑制作用；黄芪补脾益气，现代药理研究表明黄芪可以增强机体免疫功能，其中含有的黄芪总苷不仅在整体水平有抑瘤作用，而且对体外肿瘤细胞有直接抑制作用，并可能通过诱导癌细胞凋亡起到抑癌作用；浙贝母清胃热，凉而不苦，兼能治酸；当归补血和血；白芍柔肝和血止痛；芦根、麦冬甘凉濡润，以护胃津，配合藕粉调呈糊状，清热生肌护膜；石打穿功擅清热解毒活血，寓有防治之意，其性平，不致败胃；龙葵清热，解毒，活血，消肿，具有抗炎、镇静、提高机体免疫力的作用；白花蛇舌草清热解毒，现代药理研究发现其在体外对急性淋巴细胞型、粒细胞型、单核细胞型以及慢性粒细胞型肿瘤细胞有较强的抑制作用。

延龄汤

【药物组成】威灵仙 40g，昆布 25g，枇杷叶 50g，青皮 15g，桃仁 15g，黄药子 5g，三七 5g，苦参 25g，槐花 25g，白花蛇舌草 20g，半枝莲 10g，黄芪 20g，芦根 25g，蚕沙 15g，神曲 15g，麦芽 15g，当归 20g。

【功能主治】润燥生津，化瘀解毒。适用于瘀热互结，气阴不足型食管癌。

【用量用法】水煎服，日一剂，早晚温服。

【出处】马乾章. 李玉奇教授治疗噎嗝经验[J]. 成都医学院学报，2012，7（3Z）：286-287.

【方解】本方为国医大师李玉奇教授治疗食管癌的经验方。方中桃仁活血化瘀；昆布消痰软坚散结，药理研究表明昆布具有调血脂、降血糖、降血压、抗凝血、免疫调节、抗肿瘤、抗突变、防辐射、抗疲劳、抗氧化、抗病毒、抗菌、抗纤维化等作用；黄药子化痰软坚，去湿除痰；三七活血化瘀，消肿定痛；当归养血和血兼以润肠通便；上药虽以攻邪为主，然性味有刚有柔，以化瘀散瘀为主。枇杷叶和胃利尿；威灵仙祛风除湿，通络止痛，消骨鲠，祛痰水；青皮理气；芦根清热生津；半枝莲清热解毒散结，具有抗肿瘤作用；苦参、槐花、白花蛇舌草清热解毒，现代药理研究发现白花蛇舌草在体外对急性淋巴细胞型、粒细胞型、单核细胞型以及慢性粒细胞型肿瘤细胞有较强的抑制作用；

黄芪补脾益气，现代药理研究表明黄芪可以增强机体免疫功能，其中含有的黄芪总苷不仅在整体水平有抑瘤作用，而且对体外肿瘤细胞有直接抑制作用，并可能通过诱导癌细胞凋亡起到抑癌作用；神曲、麦芽健脾益胃，配以蚕沙和中化湿佐之，以复胃气，使邪去而正不虚。

小柴胡汤合小陷胸汤

【药物组成】柴胡10g，黄芩10g，法半夏15g，全瓜蒌10g，黄连10g，枳实25g，吴茱萸6g，海螵蛸15g，生姜10g，延胡索15g，郁金10g，川楝子10g，片姜黄10g，壁虎10g，半枝莲30g，白花蛇舌草30g，木香10g，砂仁10g，肉豆蔻10g。

【功能主治】清热化痰，和胃止痛。适用于痰热结胸型食管癌。

【用量用法】水煎服，日一剂，早晚温服。

【出处】王文龙，阳国彬，刘松林，等. 梅国强教授运用经方辨治肿瘤验案[J]. 福建中医药，2018，49（2）：72-74.

【方解】本方为国医大师梅国强教授治疗食管癌的经验方。本方为小柴胡汤去人参、大枣、炙甘草合用小陷胸汤加枳实、桔梗等而成。方中柴胡苦平，入肝胆经，透解邪热，疏达经气；黄芩清泄邪热；法半夏和胃降逆；全瓜蒌甘寒，清热涤痰，宽胸散结；黄连泄热降火除心下之痞，配法半夏降逆祛痰，散结消痞；吴茱萸辛散疏肝郁，苦降助黄连降胃气，且可佐治黄连之寒并引黄连入肝经；肉豆蔻温中行气；木香、砂仁、枳实理气化痰，和胃止痛；延胡索行气活血，止痛散结，药理研究表明其中含有的延胡索乙素有明显的镇痛作用，而其中的左旋四氢帕马丁则具有镇静作用，延胡索总碱还能扩张外周血管；郁金、川楝子、片姜黄行气止痛；海螵蛸补肝固肾；生姜和胃止呕；壁虎活血化瘀；半枝莲清热解毒散结，具有抗肿瘤作用；白花蛇舌草清热解毒，现代药理研究发现其在体外对急性淋巴细胞型、粒细胞型、单核细胞型以及慢性粒细胞型肿瘤细胞有较强的抑制作用。

小陷胸汤合启膈散

【药物组成】沙参15g，砂仁10g，丹参15g，郁金15g，浙贝母30g，茯苓15g，荷叶蒂10g，黄连5g，炒瓜蒌皮6g，法半夏10g，三棱8g，莪术8g，夏枯草15g，甘草6g。

【功能主治】清热化痰，润燥解郁，降逆和胃。适用于肝气郁结，痰热交阻，胃气上逆型食管癌。

【用量用法】水煎服，日一剂，早晚温服。

【出处】阳国彬，刘朝圣. 国医大师熊继柏辨治肿瘤并发症验案举隅[J]. 湖南中医药大学学报，2019，39（9）：1061-1063.

【方解】本方为国医大师熊继柏教授治疗食管癌的经验方。方中沙参滋阴润燥化痰；

浙贝母清热化痰止咳，解毒散结消痈，其中的生物碱有镇咳、解痉的作用；丹参、郁金化瘀散结；荷叶蒂、砂仁行气醒脾；茯苓健脾化痰；炒瓜蒌皮甘寒，清热涤痰，宽胸散结，用时先煮，意在"以缓治上"，而通胸膈之痹；黄连苦寒泄热除痞；法半夏燥湿化痰，降逆止呕，消痞散结，其中含有的半夏多糖、半夏生物碱、胡芦巴碱、外源性凝聚素等对多种肿瘤细胞均有抑制作用；三棱破血逐瘀；莪术破血逐瘀；夏枯草清热散结消肿，现代药理研究表明夏枯草具有较强的抗癌作用，其提取物熊果酸能够明显诱导重力细胞的脱氧核糖核酸分裂，从而抑制肿瘤细胞的复制，达到抗肿瘤作用❶；甘草调和诸药。

治疗痰气互结型食管癌经验方

【药物组成】旋覆花，赭石，八月札，紫苏梗，公丁香，干蟾皮，山慈菇，白花蛇舌草，半夏，天南星，冬凌草，蜈蚣。（原方无用量）

【功能主治】降气化痰。适用于痰气互结型食管癌。

【用量用法】水煎服，日一剂，浓煎药液、少量频服，每1～2小时服用30～45mL。

【出处】周蕾，李和根，刘嘉湘. 刘嘉湘辨证治疗食管癌经验[J]. 浙江中西医结合杂志，2015，25（9）：805-807.

【方解】本方为国医大师刘嘉湘教授治疗食管癌的经验方。方中旋覆花、赭石取自《伤寒论》旋覆代赭汤，为降逆止呃的常用药对，旋覆花降逆止呃，健胃祛痰，赭石重镇降逆，常被针对性地用于治疗食管癌所引起的呕吐、吞咽困难等胃气上逆证；八月札理气散结止痛；紫苏梗理气宽中，止痛，用于胸膈痞闷，胃脘疼痛，嗳气呕吐，胎动不安，现代药理研究表明其有促进消化液分泌，增进胃肠蠕动的作用；公丁香温中，暖肾，降逆，现代药理研究表明丁香油酚乳剂可使胃黏液分泌显著增加，而酸度则不增强，丁香水浸液灌胃，可使巴甫洛夫小胃狗的胃酸排出量和胃蛋白酶活力显著增加；干蟾皮清热解毒，利水消胀；山慈菇清热解毒，消痈散结，《滇南本草》言其"消阴分之痰，止咳嗽，治喉痹，止咽喉痛。治毒疮，攻痈疽，敷诸疮肿毒，有脓者溃，无脓者消"；白花蛇舌草清热解毒，现代药理研究发现其在体外对急性淋巴细胞型、粒细胞型、单核细胞型以及慢性粒细胞型肿瘤细胞有较强的抑制作用；半夏、天南星温肺化痰，消痞散结，且半夏能降逆止呕；冬凌草具有清热解毒，消炎止痛，健胃活血之效，临床实验证明冬凌草对食管癌、贲门癌、原发性肝癌及乳腺癌等有明显缓解症状作用，有稳定和缩小瘤体及延长患者生命的效果，与化疗合用，可减轻化疗药物的不良反应，提高疗效，对食管上皮重度增生也有一定的疗效；蜈蚣通络止痛，攻毒散结。

---

❶ 赵秀梅. 中药夏枯草的药理作用研究现状[J]. 内蒙古中医药，2016，35（12）：120-122.

治疗气滞血瘀型食管癌经验方

【药物组成】八月札，丹参，檀香，公丁香，急性子，威灵仙，冬凌草，山豆根，石见穿，蜣螂，蜈蚣。（原方无用量）

【功能主治】活血化瘀，理气降逆。适用于气滞血瘀型食管癌。

【用量用法】水煎服，日一剂，浓煎药液、少量频服，每 1～2h 服用 30～45mL。

【出处】周蕾，李和根，刘嘉湘. 刘嘉湘辨证治疗食管癌经验[J]. 浙江中西医结合杂志，2015，25（9）：805-807.

【方解】本方为国医大师刘嘉湘教授治疗食管癌的经验方。方中八月札理气散结止痛；公丁香温中，暖肾，降逆，现代药理研究表明丁香油酚乳剂可使胃黏液分泌显著增加，而酸度则不增强，丁香水浸液灌胃，可使巴甫洛夫小胃狗的胃酸排出量和胃蛋白酶活力显著增加；檀香行气温中，开胃止痛，《本草纲目》言其善治噎膈吐食；丹参活血祛瘀；急性子破血，软坚，消积，《本草纲目》言其"治产难，积块，噎膈，下骨鲠，透骨通窍"；威灵仙性善走行，《本草纲目》言其"治停痰宿饮，喘咳呕逆，全不入食"，可祛风除湿，通络止痛，消骨鲠，祛痰水；冬凌草具有清热解毒，消炎止痛，健胃活血之效，临床实验证明冬凌草对食管癌、贲门癌、原发性肝癌及乳腺癌等有明显缓解症状作用，有稳定和缩小瘤体及延长患者生命的效果，与化疗合用，可减轻化疗药物的不良反应，提高疗效，对食管上皮重度增生也有一定的疗效。山豆根清热解毒，消肿利咽，《本草求真》言其"功专泻心保肺，及降阴经火逆，解咽喉肿痛第一要药……治常用此以降上逆之邪，俾火自上达下，而心气因尔以除"；石见穿善治噎膈；蜣螂治膈气吐食；蜈蚣通络止痛，攻毒散结。

治疗食脾虚痰湿型管癌经验方

【药物组成】党参，白术，茯苓，半夏，陈皮，薏苡仁，夏枯草，生牡蛎，鸡内金。（原方无用量）

【功能主治】健脾理气，化痰消积。适用于脾虚痰湿型食管癌。

【用量用法】水煎服，日一剂，浓煎药液、少量频服，每 1～2h 服用 30～45mL。

【出处】周蕾，李和根，刘嘉湘. 刘嘉湘辨证治疗食管癌经验[J]. 浙江中西医结合杂志，2015，25（9）：805-807.

【方解】本方为国医大师刘嘉湘教授治疗食管癌的经验方。方中陈皮、半夏、茯苓取二陈汤之义，理气化痰。陈皮理气调中，燥湿化痰，有祛痰、平喘等作用；半夏燥湿化痰，降逆止呕，消痞散结，其中含有的半夏多糖、半夏生物碱、胡芦巴碱、外源性凝聚素等对多种肿瘤细胞均有抑制作用。党参、白术、茯苓益气健脾。白术益气健脾，药理研究证实其对小鼠艾氏腹水癌、淋巴肉瘤腹水型及食管癌都有显著的抑制作用；薏苡仁健脾利湿；夏枯草清热散结消肿，现代药理研究表明夏枯草具有较强的抗癌作用，其提取物熊果酸能够明显诱导重力细胞的脱氧核糖核酸分裂，从而抑制肿瘤细胞的复制，达到抗肿瘤作用；生牡蛎软坚散结，其中的牛磺酸可以促进分解肝脏中的胆固醇，从而起到化瘀血的作用；鸡内金为鸡的干燥沙囊内壁，有健胃消食之功。诸药合用，以补为主，以消为辅，可化痰消积。

治疗津亏热结型食管癌经验方

【药物组成】南沙参，北沙参，生地黄，麦冬，玄参，全瓜蒌，火麻仁，枳实，川楝子，山慈菇，冬凌草，山楂。（原方无用量）

【功能主治】养阴生津，泻热散结。适用于津亏热结型食管癌。

【用量用法】水煎服，日一剂，浓煎药液、少量频服，每1～2h服用30～45mL。

【出处】周蕾，李和根，刘嘉湘. 刘嘉湘辨证治疗食管癌经验[J]. 浙江中西医结合杂志，2015，25（9）：805-807.

【方解】本方为国医大师刘嘉湘教授治疗食管癌的经验方。方中南沙参、北沙参养阴清肺，益胃生津；生地黄、麦冬、玄参为增液汤，养阴生津；全瓜蒌清热涤痰，利气宽胸；火麻仁味甘质润，润肠通便，善治下焦虚热；枳实破气消积，化痰散痞；川楝子疏肝泄热，活血行气；山慈菇清热解毒，消痈散结，《滇南本草》言其"消阴分之痰，止咳嗽，治喉痹，止咽喉痛。治毒疮，攻痈疽，敷诸疮肿毒，有脓者溃，无脓者消"；冬凌草具有清热解毒，消炎止痛，健胃活血之效，临床实验证明冬凌草对食管癌、贲门癌、原发性肝癌及乳腺癌等有明显缓解症状作用，有稳定和缩小瘤体及延长患者生命的效果。与化疗合用，可减轻化疗药物的不良反应，提高疗效，对食管上皮重度增生也有一定的疗效。山楂消食健胃，且生用可行气散瘀。

治疗食管癌经验方

【药物组成】旋覆花15g，赭石30g，威灵仙15g，急性子15g，陈皮6g，法半夏10g，紫苏梗10g，枳壳10g，南沙参15g，天花粉15g，石见穿15g，半枝莲15g，三七粉[冲服]60g，壁虎粉[冲服]60g。

【功能主治】降逆和胃，化痰散结。适用于痰湿中阻，气机壅滞型食管癌。

【用量用法】水煎服，日一剂，早晚温服。

【出处】陈晶. 刘沈林教授治疗消化道恶性肿瘤的临证经验[J]. 环球中医药，2015，8（S2）：92.

【方解】本方为全国老中医药专家学术经验继承工作指导老师刘沈林教授治疗食管癌的经验方。方中旋覆花、赭石取自《伤寒论》旋覆代赭汤，为降逆止呃的常用药对，旋覆花降逆止呃，健胃祛痰，赭石重镇降逆，常被针对性地用于治疗食管癌所引起的呕吐、吞咽困难等胃气上逆证；急性子破血，软坚，消积，《本草纲目》言其"治产难，积块，噎膈，下骨鲠，透骨通窍"；威灵仙祛风除湿，通络止痛，消骨鲠，祛痰水；法半夏燥湿化痰，降逆止呕，消痞散结，其中含有的半夏多糖、半夏生物碱、胡芦巴碱、外源性凝聚素等对多种肿瘤细胞均有抑制作用；陈皮理气调中，燥湿化痰，有祛痰、平喘等作用；紫苏梗理气宽中，止痛；枳壳合陈皮降气；南沙参、天花粉滋阴润燥；石见穿解毒散结；半枝莲清热解毒散结，具有抗肿瘤作用。壁虎性味咸寒，有小毒，《本草纲目》云其"治血积成痞，厉风瘰疬，疗蝎螫"，《四川中药志》言其"驱风，破血积包块，治肿瘤"，《医方摘要》用本品研末外用治疗痈疮溃疡；三七性温，味甘、微苦，功善散瘀止血，消肿定痛，《本草纲目》云："三七止血，散血，定痛。"《玉楸药解》云："三七和营止血，通脉行瘀，行瘀血而敛新血。"有医家赞三七与人参同为药中最为珍贵者，能破一切瘀血，又能止血养血；二药相配，消癥散结，力专效宏，且采用散剂给药，使其直接针对胃部病灶，延长作用时间，送服汤剂则有和胃止血的作用。

治疗食管癌食不下经验方

【药物组成】灵芝，威灵仙。（原方无用量）

【功能主治】补气，下气，消鲠。适用于食管癌饮食不下。

【用量用法】二药等量，煎汤代茶，频频呷服。

【出处】徐经世. 食管癌饮食不下妙方[J]. 保健与生活，2018（12）：45.

【方解】本方为国医大师徐经世教授治疗食管癌的经验方。方中灵芝补益五脏之气，具扶正固本之效，现代药理研究表明灵芝含有丰富的营养物质，能滋补人体器官，并能双向调节各器官的生理功能，使之恢复正常，且有较强的补气安神、止咳平喘、祛痰、抗肿瘤、抗放射性损伤的作用；威灵仙为祛风湿、止痹痛之良药，其消骨鲠之能亦是常人皆知，古人谓其味咸，能软坚散结。药仅两味，却寓补消之意、扶正祛邪之法，久久用之，亦可达治病留人之效。

治疗邪毒伤络型食管癌经验方

【药物组成】三七 5g，藕节炭 10g，白茅根 30g，仙鹤草 30g，竹茹 10g。

【功能主治】凉血解毒，止血散结。适用于邪毒炽盛，灼伤血络型食管癌。

【用量用法】水煎服，日一剂，早晚温服。

【出处】李崇慧. 徐经世老中医治疗恶性消化道肿瘤经验[J]. 中国中医急症，2008（6）：800，832.

【方解】本方为国医大师徐经世教授治疗食管癌的经验方。方中白茅根凉血止血，生津止渴，清热利尿，清肺胃热，药理研究表明其具有缩短出血和凝血时间、利尿抗炎、抗病毒及降低血管通透性的作用❶；藕节炭味涩收敛，既能收敛止血，又兼能化瘀，有止血而不留瘀的特点；仙鹤草收敛止血，截疟，解毒，治痢，补虚；三七止血活血而不留

---

❶ 马成勇，王元花，杨敏，等. 白茅根及其提取物的药理作用机制及临床应用[J]. 医学综述，2019，25（2）：370-374.

瘀；竹茹清化痰热，和诸药而入胃，使胃受纳。诸药合用，凉血止血而不留瘀。

治疗土虚木乘型食管癌经验方

【药物组成】炒党参 12g，炒白术 12g，茯苓 15g，陈皮 10g，半夏 9g，佛手 20g，石见穿 30g，炙蜈蚣 6g，炒谷芽 30g，酸枣仁 30g，三七 3g。

【功能主治】扶土抑木，解毒散结。适用于土虚木乘，邪毒留存型食管癌。

【用量用法】水煎服，日一剂，早晚温服。

【出处】李崇慧. 徐经世老中医治疗恶性消化道肿瘤经验[J]. 中国中医急症，2008，（6）：800，832.

【方解】本方为国医大师徐经世教授治疗食管癌的经验方。方中炒党参益气健脾，生津润燥，具有增强机体免疫力的作用；炒白术益气健脾，药理研究证实其对小鼠艾氏腹水癌、淋巴肉瘤腹水型及食管癌都有显著的抑制作用；茯苓淡渗脾湿，渗湿浊，平其偏胜以治标，并具有抗癌，预防肝损伤，增强机体免疫功能的作用；半夏燥湿化痰，降逆止呕，消痞散结，其中含有的半夏多糖、半夏生物碱、胡芦巴碱、外源性凝聚素等对多种肿瘤细胞均有抑制作用；陈皮理气调中，燥湿化痰，有祛痰、平喘等作用；佛手、炒谷芽健脾和胃；石见穿活血化瘀，清热利湿，散结消肿，有抗炎、镇痛、改善血流变的作用；炙蜈蚣通络散结消瘀；三七活血止血，扶正散结；酸枣仁酸敛柔肝，安神定志。

治疗脾胃不和型食管癌经验方

【药物组成】煨葛根 25g，姜竹茹 10g，苍术 15g，陈皮 10g，山药 20g，绿梅花 20g，焦山楂 15g，扁豆花 30g，姜半夏 12g，灵芝 10g，谷芽 25g。

【功能主治】醒脾和胃。适用于脾胃不和型食管癌。

【用量用法】水煎服，日一剂，早晚温服。

【出处】凡巧云，单红梅，宇明慧，等. 徐经世从脾论治消化系统肿瘤经验[J]. 辽宁中医杂志，2010，37（3）：411-412.

【方解】本方为国医大师徐经世教授治疗食管癌的经验方。方中煨葛根升胃津；姜竹茹清热生津；苍术行气燥湿；陈皮理气调中，燥湿化痰，有祛痰、平喘等作用；绿梅花理气和胃，升发胃气以助脾之运化；山药健脾益气；焦山楂、谷芽消食和中；扁豆花醒脾和中；姜半夏燥湿化痰，降逆止呕，消痞散结，其中含有的半夏多糖、半夏生物碱、胡芦巴碱、外源性凝聚素等对多种肿瘤细胞均有抑制作用；灵芝补益五脏之气，具扶正固本之效，现代药理研究表明灵芝含有丰富的营养物质，能滋补人体器官，并能双向调节各器官的生理功能，使之恢复正常，且有较强的补气安神、止咳平喘、祛痰、抗肿瘤、抗放射性损伤的作用。

治疗气阴亏虚型食管癌经验方

【药物组成】党参 15g，白芍 15g，麦冬 12g，玉竹 10g，天花粉 10g，知母 10g，鸡内金 30g，金银花 10g，浙贝母 10g，竹沥 2g，姜厚朴 10g，陈皮 10g，刀豆 10g，冬瓜子 30g。

【功能主治】益气养阴，调和通降。适用于气阴亏虚，通降失常型食管癌。

【用量用法】煎煮 4 次，分多次口服。另以三七粉 1～2g 及藕粉 30g 煮成糊剂，每日 2 次，左侧卧、平卧、右侧卧、俯卧各咽 15～30mL，余药取仰卧时吞服，服药毕，平卧 30min，晚间睡前服药效果尤佳。

【出处】谭唱，陆为民，徐丹华，等. 徐景藩"六调法"论治食管癌术后经验[J]. 中医杂志，2019，60（3）：195-198.

【方解】本方为国医大师徐景藩教授治疗食管癌的经验方。方中党参益气健脾；白芍柔肝和血止痛；麦冬养阴润肺，益胃生津，清心除烦，有抗疲劳、清除自由基、提高细胞免疫功能、镇静、催眠等作用；玉竹养阴生津，助麦冬益胃养阴之力；脾主升清，上以布津润口，下以通调水道，今脾不升清，津不上承于口，故口渴引饮，饮水不解，知母、天花粉取玉液汤之意，益气滋阴，润燥止渴；鸡内金助脾健运，运化水谷精微；金银花、浙贝母、竹沥三者同用，其中竹沥清热涤痰开窍；浙贝母性寒味苦，对于阴虚劳嗽、心胸郁结不舒效佳；金银花性寒味甘，清热解毒；陈皮理气调中，燥湿化痰，有祛痰、平喘等作用；姜厚朴、刀豆理气降气；冬瓜子化痰祛湿。

治疗食管癌经验方

【药物组成】苦杏仁 15g，桃仁 10g，半夏 10g，浙贝母 10g，草豆蔻 6g，壁虎 10g，蜈蚣 2g，制川乌 10g，大黄 10g，细辛 3g，郁金 10g，甘草 6g。

【功能主治】行气祛瘀化痰。适用于食管癌。

【用量用法】温开水冲服，日一剂，早晚温服。

【出处】孙玉信. 张磊治疗癌症五法[J]. 河南中医，2017，37（2）：215-216.

【方解】本方为国医大师张磊教授治疗食管癌的经验方。方中苦杏仁宣肺，润肠，通便，行血脉，利气机，化水湿，消食化积，药理研究发现苦杏仁液能降低气管对氨水刺激的敏感性，对抗组胺、乙酰胆碱、氯化钡对气管平滑肌和肠平滑肌的兴奋作用，并有加快大肠蠕动作用；桃仁活血化瘀；半夏燥湿化痰，降逆止呕，消痞散结，其中含有的半夏多糖、半夏生物碱、胡芦巴碱、外源性凝聚素等对多种肿瘤细胞均有抑制作用；浙贝母清热化痰止咳、解毒散结消痈，其中的生物碱有镇咳、解痉的作用；草豆蔻行气止痛；壁虎、蜈蚣活络散结，活血祛瘀；制川乌辛热行气活血；大黄清热通腑；细辛祛风止痛；郁金辛苦寒，功能行气解郁，凉血破瘀，堪称"血中气药，气中血药"，调气活血，对于食管癌治疗有非常好的功效；甘草解毒且调和诸药。

胰腺癌

三参二苓汤

【药物组成】生晒参，玄参，猫人参，茯苓，猪苓，黄芪，枸杞子，延胡索，白芍，白花蛇舌草，甘草。（原方无用量）

【功能主治】益气养阴，祛湿化痰，活血解毒，软坚散结。适用于胰腺癌。

【用量用法】水煎服，日一剂，早晚温服。

【出处】徐光星，何若苹. 国医大师何任学术思想浅析——基于不同主症的胰腺癌辨治经验[J]. 浙江中医药大学学报，2019，43（10）：1019-1023，1029.

【方解】本方为国医大师何任教授治疗胰腺癌的经验方。方中生晒参大补元气，其中存在的天然皂苷能抑制癌细胞转移，诱导肿瘤细胞凋亡，为极具开发前景的抗肿瘤药物；黄芪补脾益气，现代药理研究表明黄芪可以增强机体免疫功能，其中含有的黄芪总苷不仅在整体水平有抑瘤作用，而且对体外肿瘤细胞有直接抑制作用，并可能通过诱导癌细胞凋亡起到抑癌作用；枸杞子滋补肝肾，益精养血，枸杞子多糖具有促进免疫、延缓衰老、抗肿瘤、清除自由基、抗疲劳、抗辐射、保肝、保护和改善生殖功能等作用；白芍养血柔肝，缓中止痛；玄参滋阴，降火，除烦，解毒；猪苓、茯苓健脾化痰祛湿；白花蛇舌草清热解毒，现代药理研究发现其在体外对急性淋巴细胞型、粒细胞型、单核细胞型以及慢性粒细胞型肿瘤细胞有较强的抑制作用；猫人参清热解毒，散结抗癌；延胡索活血止痛散结；甘草健脾益气，调和诸药。若脘腹疼痛，合自拟脘腹蠲痛汤加减，脘腹蠲痛汤由延胡索、白芍、甘草、制香附、川楝子、乌药、沉香曲、蒲公英、海螵蛸等药物组成，功能行气活血，缓急止痛；若脘腹胀滞，合用枳实消痞丸加减；若见黄疸，合用自拟方五金利胆汤加减，五金利胆汤由金钱草、海金沙、炙鸡内金、郁金、金铃子组成，功能清热利湿，疏肝利胆；阴黄者，为脾阳虚衰，寒湿瘀阻，处方则在基本用方基础上合用茵陈术附汤加减；若呕吐，合用香砂六君子汤加减；胃阴虚者，处方在基本用方基础上合用麦门冬汤加减；若腹泻，合用参苓白术散加减；若劳倦，合用大补元煎加减。

柴芍六君子汤

【药物组成】柴胡，白芍，党参，白术，茯苓，甘草，陈皮，半夏。（原方无用量）

【功能主治】健脾平肝，化痰祛风。适用于肝郁脾虚型胰腺癌。

【用量用法】水煎服，日一剂，早晚温服。

【出处】孙润菲，孙明瑜. 国医大师刘嘉湘治疗胰腺癌学术经验[J]. 辽宁中医杂志，2020，47（4）：33-36.

【方解】本方为国医大师刘嘉湘教授治疗肝郁脾虚型胰腺癌的经验方。本方系四逆散与六君子汤合方而成。方中党参益气健脾，生津润燥，具有增加机体免疫力的作用；与白术、茯苓、甘草组成四君子汤，功在健脾益气渗湿，为治疗脾虚的基础方；柴胡、白芍二者配伍一散一收，可柔肝敛阴和营；陈皮、半夏配伍降逆和胃理气；半夏性辛散温燥，入脾胃经，取其和胃降逆；陈皮性味辛温入脾胃经，善于理气。诸药合用，共奏疏肝健脾和胃之功。

蒿芩清胆汤

【药物组成】青蒿，黄芩，枳壳，竹茹，陈皮，半夏，茯苓，碧玉散。（原方无用量）

【功能主治】清胆利湿，和胃化痰。适用于湿热内蕴型胰腺癌。

【用量用法】水煎服，日一剂，早晚温服。

【出处】孙润菲，孙明瑜. 国医大师刘嘉湘治疗胰腺癌学术经验[J]. 辽宁中医杂志，2020，47（4）：33-36.

【方解】本方为国医大师刘嘉湘教授治疗湿热内蕴型胰腺癌的经验方。方中青蒿清透少阳邪热；黄芩善清胆热，并燥湿；两药合用，既能清透少阳湿热，又能祛邪外出，故为君药。竹茹善清胆胃之热，化痰止呕；枳壳下气宽中，除痰消痞；半夏燥湿化痰，降逆止呕，消痞散结，其中含有的半夏多糖、半夏生物碱、胡芦巴碱、外源性凝聚素等对多种肿瘤细胞均有抑制作用；陈皮理气调中，燥湿化痰，有祛痰、平喘等作用；四药配合，使热清湿化痰除，故为臣药。茯苓、碧玉散清热利湿，导邪从小便而出，故为佐使药。

一贯煎合六味地黄丸

【药物组成】北沙参，麦冬，当归，生地黄，枸杞子，川楝子，熟地黄，茯苓，山茱萸，牡丹皮，泽泻，山药。（原方无用量）

【功能主治】滋阴疏肝补肾。适用于肝肾阴虚型胰腺癌。

【用量用法】水煎服，日一剂，早晚温服。

【出处】孙润菲，孙明瑜. 国医大师刘嘉湘治疗胰腺癌学术经验[J]. 辽宁中医杂志，2020，47（4）：33-36.

【方解】本方为国医大师刘嘉湘教授治疗肝肾亏虚型胰腺癌的经验方。一贯煎重用生地黄滋阴养血，补益肝肾，内寓滋水涵木之意；当归补血和血；枸杞子滋补肝肾，益精养血，枸杞子多糖具有促进免疫、延缓衰老、抗肿瘤、清除自由基、抗疲劳、抗辐射、保肝、保护和改善生殖功能等作用；北沙参、麦冬滋养肺胃，养阴生津，意在佐金平木，扶土制木；照顾到"肝体阴而用阳"的生理特点，佐以少量川楝子，疏肝泄热，理气止痛，复其条达之性，该药性虽苦寒，但与大量滋阴养血药相配伍，则无苦燥伤阴之弊；诸药合用，使肝体得养，肝气得舒。六味地黄丸重用熟地黄，滋阴补肾，填精益髓；山茱萸补养肝肾，并能涩精，现代药理研究证实其具有增强免疫系统功能的作用；山药补益脾阴，亦能固精；三药相配，滋养肝脾肾，称为"三补"。配伍泽泻利湿泄浊，并防熟地黄之滋腻恋邪；牡丹皮清泄相火，并制山茱萸之温涩；茯苓淡渗脾湿，并助山药之健运；三药为"三泻"，渗湿浊，清虚热，平其偏胜以治标。精血同源，二方一重肝阴，一重肾阴，肝肾同补，功效卓著。

治疗胰腺癌经验方 1

【药物组成】黄芪 30g，太子参 15g，炒白术 10g，猪苓 15g，茯苓 15g，泽兰 10g，泽泻 10g，芫花 3g，三棱 15g，莪术 15g，水蛭 5g，大腹皮 15g，枳壳 10g，厚朴 10g，木香 10g，白花蛇舌草 15g，生地黄 30g。

【功能主治】扶正抗癌，化瘀解毒。适用于胰腺癌。

【用量用法】水煎服，日一剂，早晚温服。

【出处】陈晶. 刘沈林教授治疗消化道恶性肿瘤的临证经验[J]. 环球中医药，2015，8（S2）：92.

【方解】本方为全国老中医药专家学术经验继承工作指导老师刘沈林教授治疗胰腺癌的经验方。方中黄芪补脾益气，现代药理研究表明黄芪可以增强机体免疫功能，其中含有的黄芪总苷不仅在整体水平有抑瘤作用，而且对体外肿瘤细胞有直接抑制作用，并可能通过诱导癌细胞凋亡起到抑癌作用；太子参、炒白术健脾益气；猪苓、茯苓、泽泻利水除湿；泽兰活血调经，祛瘀消痈，利水消肿，《神农本草经》言其治大腹水肿，身面四肢浮肿，骨节中水；芫花逐水之力强，现代药理研究证实其有利尿、祛痰等作用；三棱破血逐瘀；莪术破血逐瘀；水蛭行血祛瘀；大腹皮行气利水；厚朴燥湿消痰，下气除满，药理研究表明其具有调整胃肠运动功能、促进消化液分泌等作用；枳壳、木香行气除满；白花蛇舌草清热解毒，现代药理研究发现其在体外对急性淋巴细胞型、粒细胞型、单核细胞型以及慢性粒细胞型肿瘤细胞有较强的抑制作用；生地黄清热滋阴。

治疗胰腺癌经验方 2

【药物组成】黄芪 30g，白芍 15g，砂仁 10g，太子参 15g，炒白术 15g，茯苓 15g，麦芽 30g，赭石 15g，鸡内金 30g，蜂房 5g，凌霄花 15g，生蒲黄 10g，荜茇 5g，白花蛇舌草 15g，延胡索 10g，香橼 10g，藤梨根 30g，甘草 10g。

【功能主治】健脾和胃，消食化积，抗癌止痛。适用于胰腺癌气血两亏，癌毒内蕴。

【用量用法】水煎服，日一剂，早晚温服。

【出处】何立丽，孙桂芝. 孙桂芝治疗胰腺癌经验[J]. 辽宁中医杂志，2010，37（7）：1215-1216.

【方解】本方为全国老中医药专家学术经验继承工作指导老师孙桂芝教授治疗胰腺

癌的经验方。方中黄芪补脾益气，现代药理研究表明黄芪可以增强机体免疫功能，其中含有的黄芪总苷不仅在整体水平有抑瘤作用，而且对体外肿瘤细胞有直接抑制作用，并可能通过诱导癌细胞凋亡起到抑癌作用；白芍柔肝和血止痛；太子参益气健脾；炒白术益气健脾，药理研究证实其对小鼠艾氏腹水癌、淋巴肉瘤腹水型及食管癌都有显著的抑制作用；茯苓配白术健脾益气；砂仁和胃行气止痛；麦芽消食和中，行血散滞；赭石平肝潜阳，重镇降逆；鸡内金消食和中；蜂房攻毒杀虫，祛风止痛；凌霄花、荜茇、延胡索、香橼行气止痛；生蒲黄活血散瘀；藤梨根清热散结，解毒抑癌；白花蛇舌草清热解毒，现代药理研究发现其在体外对急性淋巴细胞型、粒细胞型、单核细胞型以及慢性粒细胞型肿瘤细胞有较强的抑制作用；甘草调和诸药。

消化道肿瘤

扶正抑瘤方

【药物组成】黄芪，女贞子，灵芝，怀山药。（原方无用量）

【功能主治】益气养阴。适用于气阴两虚型消化道肿瘤。

【用量用法】水煎服，日一剂，早晚温服。

【出处】曹治云，兰岚. 杜建教授中西医结合治疗消化道肿瘤经验[J]. 福建中医药大学学报，2011，21（6）：51-53.

【方解】本方是全国老中医药专家学术经验继承工作指导老师杜建教授治疗消化道肿瘤的经验方。方中黄芪补虚益气，现代研究证实黄芪水煎液能明显升高放疗引起的白细胞减少及提高体内多种抗体（IgG、IgM）及补体C3的含量，从而提高机体的免疫功能，抵御肿瘤的侵袭；女贞子滋补肝肾，益精养血；灵芝补益五脏之气，具扶正固本之效，现代药理研究表明灵芝含有丰富的营养物质，能滋补人体器官，并能双向调节各器官的生理功能，使之恢复正常，且有较强的补气安神、止咳平喘、祛痰、抗肿瘤、抗放射性损伤的作用；怀山药健脾益气。诸药合用，气阴双补。药理实验研究证实本方可改善手术后消化道肿瘤患者的免疫功能状态，巩固及提高手术、放化疗效果，延长生存期。还可减轻放化疗药物的不良反应，提高化疗通过率，对某些化疗药物还有增敏作用。特别是在化疗引起的血象下降时，不仅效果明显，而且能够克服升血药引起的血象不稳。

解毒消癥饮

【药物组成】白花蛇舌草，夏枯草，苦参，山慈菇。（原方无用量）

【功能主治】清热解毒。适用于毒热壅盛型消化道肿瘤。

【用量用法】水煎服，日一剂，早晚温服。

【出处】曹治云，兰岚. 杜建教授中西医结合治疗消化道肿瘤经验[J]. 福建中医药大学学报，2011，21（6）：51-53.

【方解】本方是全国老中医药专家学术经验继承工作指导老师杜建教授治疗消化道肿瘤的经验方。方中白花蛇舌草清热解毒，现代药理研究发现其在体外对急性淋巴细胞型、粒细胞型、单核细胞型以及慢性粒细胞型肿瘤细胞有较强的抑制作用；夏枯草清热散结消肿，现代药理研究表明夏枯草具有较强的抗癌作用，其提取物熊果酸能够明显诱导重力细胞的 DNA 分裂，从而抑制肿瘤细胞的复制，达到抗肿瘤作用；苦参清热燥湿，现代药理研究表明苦参对恶性葡萄胎、绒毛膜癌、子宫癌、艾氏腹水瘤和淋巴腺内癌细胞均有不同程度的抑制和消灭作用，并且苦参总碱、苦参碱、氧化苦参碱对肉瘤-180 有明显抑制作用，苦参总碱对肿瘤细胞有选择性杀伤作用，苦参碱还能内改变细胞核酸的分子序列，从而抑制肿瘤生长❶；山慈菇清热解毒，消痈散结，《滇南本草》言其"消阴分之痰，止咳嗽，治喉痹，止咽喉痛。治毒疮，攻痈疽，敷诸疮肿毒，有脓者溃，无脓者消"。现代实验研究表明本方可通过 Bcl-2 家族相关的线粒体凋亡通路促进肿瘤细胞凋亡，同时抑制肿瘤细胞增殖，能够抑制皮下移植瘤小鼠血管新生相关因子 VEGF、SCA-1、CD31 的表达。

扶正清解方

【药物组成】黄芪，女贞子，灵芝，山药，夏枯草，白花蛇舌草。（原方无用量）

【功能主治】清热解毒。适用于毒热壅盛型消化道肿瘤。

【用量用法】水煎服，日一剂，早晚温服。

【出处】曹治云，兰岚. 杜建教授中西医结合治疗消化道肿瘤经验[J]. 福建中医药大学学报，2011，21（6）：51-53.

【方解】本方是全国老中医药专家学术经验继承工作指导老师杜建教授治疗消化道肿瘤的经验方。方中黄芪补虚益气，现代研究证实黄芪水煎液能明显升高放疗引起的白细胞减少及提高体内多种抗体（IgG、IgM）及补体 C3 的含量，从而提高机体的免疫功能，抵御肿瘤的侵袭；女贞子滋补肝肾，益精养血；灵芝补益五脏之气，具扶正固本之效，现代药理研究表明灵芝含有丰富的营养物质，能滋补人体器官，并能双向调节各器官的生理功能，使之恢复正常，且有较强的补气安神、止咳平喘、祛痰、抗肿瘤、抗放射性损伤的作用；山药健脾益气；白花蛇舌草清热解毒，现代药理研究发现其在体外对急性淋巴细胞型、粒细胞型、单核细胞型以及慢性粒细胞型肿瘤细胞有较强的抑制作用；夏枯草清热散结消肿。实验证明该方可影响 TPK-RAS-MAPK 信号传导通路的 4 个级联层次（TPK、RAS、ERK 1/2、p38）的蛋白转录和表达的影响，可通过下调 RAS 表达，抑制 ERK 1/2、p38 蛋向磷酸化，从而抑制肿瘤细胞增殖并诱导其凋亡。

---

❶ 苏佳昇，李晓霞，蒋雅娴，等. 苦参化学成分与药理作用研究进展[J]. 湖北农业科学，2021，60（1）：5-9.

益胃汤合六君子汤

【药物组成】麦冬，石斛，紫苏梗，白术，茯苓，甘草，陈皮，法半夏，谷芽，建曲。（原方无用量）

【功能主治】养阴益气和中。适用于消化道肿瘤中期正气已虚。

【用量用法】煎煮 4 次，分多次口服。另以三七粉 1～2g 及藕粉 30g 煮成糊剂，每日 2 次，左侧卧、平卧、右侧卧、俯卧各咽 15～30mL，余药取仰卧时吞服，服药毕，平卧 30min，晚间睡前服药效果尤佳。

【出处】董筠. 徐景藩辨治消化道肿瘤经验[J]. 浙江中医杂志，2007（2）：102-103.

【方解】本方为国医大师徐景藩教授治疗消化道肿瘤的经验方。方中麦冬养阴润肺，益胃生津，清心除烦，有抗疲劳、清除自由基、提高细胞免疫功能、镇静、催眠等作用；石斛益胃生津，对肺癌、卵巢癌和早幼粒细胞性白血病等恶性肿瘤的某些细胞有杀灭作用，具有较强的抗肿瘤活性；紫苏梗行气和胃；白术益气健脾，药理研究证实其对小鼠艾氏腹水癌、淋巴肉瘤腹水型及食管癌都有显著的抑制作用；茯苓健脾益气；陈皮理气调中，燥湿化痰，有祛痰、平喘等作用；法半夏燥湿化痰，降逆止呕，消痞散结，其中含有的半夏多糖、半夏生物碱、胡芦巴碱、外源性凝聚素等对多种肿瘤细胞均有抑制作用；谷芽、建曲健胃消食和中；甘草益气且调和诸药。

治疗消化道肿瘤经验方

【药物组成】黄连，法半夏，陈皮，石菖蒲，藿香，佩兰，石见穿，刀豆，鸡内金，谷芽。（原方无用量）

【功能主治】清化和中，理气行瘀。适用于消化道肿瘤湿热重浊，气滞血瘀。

【用量用法】煎煮 4 次，分多次口服。另以三七粉 1～2g 及藕粉 30g 煮成糊剂，每日 2 次，左侧卧、平卧、右侧卧、俯卧各咽 15～30mL，余药取仰卧时吞服，服药毕，平卧 30min，晚间睡前服药效果尤佳。

【出处】董筠. 徐景藩辨治消化道肿瘤经验[J]. 浙江中医杂志，2007（2）：102-103.

【方解】本方为国医大师徐景藩教授治疗消化道肿瘤的经验方。方中黄连清热燥湿，具有抗炎、解热作用，其中小檗碱还能通过抑制癌细胞呼吸，阻碍癌细胞嘌呤和核酸的合成，干扰癌细胞代谢等途径产生抗癌作用；法半夏燥湿化痰，降逆止呕，消痞散结，其中含有的半夏多糖、半夏生物碱、胡芦巴碱、外源性凝聚素等对多种肿瘤细胞均有抑制作用；陈皮理气调中，燥湿化痰，有祛痰、平喘等作用；石菖蒲开窍醒神；藿香、佩兰芳香行气和胃，二者皆有抗菌、抗病毒、促进消化的作用；石见穿活血化瘀，清热利湿，散结消肿，有抗炎、镇痛等作用；刀豆下气消积；鸡内金、谷芽健胃消食和中。

治疗消化道肿瘤早期经验方

【药物组成】当归，赤芍，白芍，川芎，枳壳，香附，大黄，五灵脂，乌药，桃仁，三棱，龙葵，半枝莲。（原方无用量）

【功能主治】理气活血，祛瘀解毒。适用于消化道肿瘤早期正气未虚。

【用量用法】煎煮 4 次，分多次口服。另以三七粉 1～2g 及藕粉 30g 煮成糊剂，每日 2 次，左侧卧、平卧、右侧卧、俯卧各咽 15～30mL，余药取仰卧时吞服，服药毕，平卧 30min，晚间睡前服药效果尤佳。

【出处】董筠. 徐景藩辨治消化道肿瘤经验[J]. 浙江中医杂志，2007（2）：102-103.

【方解】本方为国医大师徐景藩教授治疗消化道肿瘤的经验方。方中当归补血和血；赤芍清热凉血，祛瘀止痛，具有解热、抗炎等作用，其中的赤芍正丁醇提取物赤芍 D 有抗肿瘤作用；白芍柔肝和血止痛；川芎行气活血止痛，有改善脑循环、抗肿瘤等作用；枳壳理气止痛；香附理气疏肝而止痛，有利胆抗炎的作用；大黄清热凉血通腑；五灵脂活血止痛；乌药行气开郁，散寒止痛，具有抗炎镇痛等作用；桃仁活血化瘀；三棱破血逐瘀；龙葵清热，解毒，活血，消肿，具有抗炎、镇静、提高机体免疫力的作用；半枝莲清热解毒散结。

治疗消化道肿瘤中期经验方

【药物组成】党参，茯苓，炙甘草，黄芪，黄精，枸杞子，谷芽，香附，五灵脂，败酱草，半枝莲，薏苡仁。（原方无用量）

【功能主治】健脾调营，理气活血化瘀。适用于消化道肿瘤中期正气已虚。

【用量用法】煎煮 4 次，分多次口服。另以三七粉 1～2g 及藕粉 30g 煮成糊剂，每日 2 次，左侧卧、平卧、右侧卧、俯卧各咽 15～30mL，余药取仰卧时吞服，服药毕，平卧 30min，晚间睡前服药效果尤佳。

【出处】董筠. 徐景藩辨治消化道肿瘤经验[J]. 浙江中医杂志，2007（2）：102-103.

【方解】本方为国医大师徐景藩教授治疗消化道肿瘤的经验方。方中党参、茯苓益气健脾；黄芪补脾益气，现代药理研究表明黄芪可以增强机体免疫功能，其中含有的黄芪总苷不仅在整体水平有抑瘤作用，而且对体外肿瘤细胞有直接抑制作用，并可能通过诱导癌细胞凋亡起到抑癌作用；黄精补气养阴；枸杞子滋补肝肾，益精养血，枸杞子多糖具有促进免疫、延缓衰老、抗肿瘤、清除自由基、抗疲劳、抗辐射、保肝、保护和改善生殖功能等作用；谷芽消食和中；香附理气疏肝而止痛，有利胆抗炎的作用；五灵脂活血祛瘀止痛；败酱草清热解毒祛瘀；半枝莲清热解毒散结，具有明显的抗肿瘤作用；薏苡仁健脾利湿；炙甘草益气健脾且调和诸药。

治疗消化道肿瘤晚期经验方

【**药物组成**】太子参，山药，茯苓，甘草，石斛，黄精，鸡内金，谷芽，白花蛇舌草，薏苡仁，莪术，鸡血藤。（原方无用量）

【**功能主治**】健脾和中，祛瘀解毒。适用于消化道肿瘤晚期正气亏损。

【**用量用法**】煎煮 4 次，分多次口服。另以三七粉 1～2g 及藕粉 30g 煮成糊剂，每日 2 次，左侧卧、平卧、右侧卧、俯卧各咽 15～30mL，余药取仰卧时吞服，服药毕，平卧 30min，晚间睡前服药效果尤佳。

【**出处**】董筠. 徐景藩辨治消化道肿瘤经验[J]. 浙江中医杂志，2007（2）：102-103.

【**方解**】本方为国医大师徐景藩教授治疗消化道肿瘤的经验方。方中太子参益气健脾，生津润肺；山药、茯苓补气健脾；石斛益胃生津，对肺癌、卵巢癌和早幼粒细胞性白血病等恶性肿瘤的某些细胞有杀灭作用，具有较强的抗肿瘤活性；黄精补气养阴；鸡内金、谷芽健胃消食和中；白花蛇舌草清热解毒，现代药理研究发现其在体外对急性淋巴细胞型、粒细胞型、单核细胞型以及慢性粒细胞型肿瘤细胞有较强的抑制作用；薏苡仁健脾利湿，解毒补虚；莪术破血逐瘀，有抑制血小板聚集、抗血栓形成、抗炎、保肝、增强免疫功能、抗癌等作用；鸡血藤活血补血，调经止痛，舒筋活络；甘草益气健，脾调和诸药。

泌尿系统肿瘤篇

肾癌

治疗肾癌经验方 1

【药物组成】生地黄 15g，山药 15g，女贞子 15g，桑椹 15g，茯苓 15g，车前草 15g，半枝莲 15g，山茱萸 10g，泽泻 10g，菟丝子 10g，白绒草 10g，白茅根 30g。

【功能主治】健脾益肾，清热利湿。适用于脾肾两虚，膀胱湿热型肾癌。

【用量用法】水煎服，日一剂，早晚温服。

【出处】邹玺，张力，刘沈林. 刘沈林教授治疗肾癌经验[J]. 新中医，2014，46（1）：14-16.

【方解】本方为全国老中医药专家学术经验继承工作指导老师刘沈林教授治疗肾癌的经验方。脾肾两虚，膀胱湿热型肾癌同时具有脾肾肺三脏受损。肺气受损，肺失宣肃，则卫外不固，表里相争；脾运失健，水湿内停，则食欲不振，脉细滑；肾气虚弱，湿浊内蕴，久郁化热，耗伤津液，可见尿黄尿浊，腰酸，苔黄薄腻、舌质红。本病虚实夹杂，以肺脾肾亏虚为本，尤以肾虚为要，湿热蕴结为标。治疗以健脾益肾，清热利湿为主，治疗的全过程注意顾护脾胃。方中生地黄、女贞子、桑椹滋阴养肾；茯苓、泽泻利水渗湿；山药滋补脾肾；山茱萸补养肝肾，并能涩精，现代药理研究证实其具有增强免疫系统功能的作用；菟丝子平补肾之阴阳；车前草清热利湿通淋；半枝莲清热解毒散结，具有抗肿瘤作用；白茅根、白绒草清热解毒。诸药合用，共奏补益脾肾、利湿泄浊之效。

治疗肾癌经验方 2

【药物组成】枸杞子 10g，菊花 15g，桑椹 15g，女贞子 15g，墨旱莲 10g，山茱萸 15g，黄精 15g，阿胶珠 10g，菟丝子 15g，桑寄生 30g，淫羊藿 10g，知母 10g，太子参 30g，白术 10g，薏苡仁 30g，甘草 6g，柴胡 10g，白芍 15g，枳壳 10g，山慈菇 15g，丹参 30g，全蝎 6g，茜草 15g，珍珠母（先下）30g，合欢皮 20g，首乌藤 30g，葶苈子 20g，浙贝母 20g，白芷 10g。

【功能主治】益气健脾补肾，疏肝活血祛湿。适用于脾肾两虚，血瘀湿阻型肾癌。

【用量用法】水煎服，日一剂，早晚温服。

【出处】张孟仁，张晓阳，郭赛珊. 郭赛珊治疗恶性肿瘤经验[J]. 北京中医药，2019，38（9）：881-883.

【方解】本方是全国老中医药专家学术经验继承工作指导老师郭赛珊教授治疗肾癌的经验方。方中枸杞子滋补肝肾，益精养血，枸杞子多糖具有促进免疫、延缓衰老、抗肿瘤、清除自由基、抗疲劳、抗辐射、保肝、保护和改善生殖功能等作用；菊花、桑椹、女贞子、墨旱莲、桑寄生滋阴补肾；山茱萸补养肝肾，并能涩精，现代药理研究证实其具有增强免疫系统功能的作用；菟丝子、淫羊藿补肾益精；太子参、薏苡仁、甘草益气健脾；黄精补气养阴；白术益气健脾，药理研究证实其对小鼠艾氏腹水癌、淋巴肉瘤腹水型及食管癌都有显著的抑制作用；阿胶珠、丹参补血和血；柴胡、枳壳疏肝理气；白芍柔肝和血止痛；茜草凉血止血，活血祛瘀；知母清热祛湿；白芷芳香化湿；全蝎活血化瘀；珍珠母、合欢皮、首乌藤安神助眠；山慈菇清热解毒，消痈散结，《滇南本草》言其"消阴分之痰，止咳嗽，治喉痹，止咽喉痛。治毒疮，攻痈疽，敷诸疮肿毒，有脓者溃，无脓者消"；浙贝母清热化痰止咳、解毒散结消痈，其中的生物碱有镇咳、解痉的作用；葶苈子泄肺平喘化痰。

治疗肾癌经验方 3

【药物组成】熟地黄 15g，砂仁 3g，山茱萸 15g，白术 15g，山药 15g，茯苓 15g，覆盆子 15g，土茯苓 15g，白英 15g，莪术 9g，龙葵 15g，黄芪 30g，女贞子 15g，肉桂 5g，焦三仙各 10g，甘草 6g。

【功能主治】补肾健脾，解毒利尿。适用于脾肾亏虚，浊毒瘀阻型肾癌。

【用量用法】水煎服，日一剂，早晚温服。

【出处】张黎颖. 朴炳奎教授治疗肾脏肿瘤经验拾萃[J]. 中医学报，2014，29（6）：780-781.

【方解】本方是全国老中医药专家学术经验继承工作指导老师朴炳奎教授治疗肾癌的经验方。方用肉桂温肾助阳；熟地黄、山药滋补肝、脾、肾三脏之阴，阴阳相生，刚柔相济，使肾之元气生化无穷；山茱萸补养肝肾，并能涩精，现代药理研究证实其具有增强免疫系统功能的作用；黄芪补脾益气，现代药理研究表明黄芪可以增强机体免疫功能，其中含有的黄芪总苷不仅在整体水平有抑瘤作用，而且对体外肿瘤细胞有直接抑制作用，并可能通过诱导癌细胞凋亡起到抑癌作用；白术益气健脾，药理研究证实其对小鼠艾氏腹水癌、淋巴肉瘤腹水型及食管癌都有显著的抑制作用；土茯苓清热解毒除湿；白英清热解毒；莪术破血逐瘀；茯苓淡渗脾湿，并助山药之健运；龙葵清热，解毒，活血，消肿，具有抗炎、镇静、提高机体免疫力的作用；覆盆子、女贞子益气滋阴扶正；焦三仙行气消滞；砂仁配熟地黄防其滋腻碍胃；甘草调和诸药。

治疗肾癌经验方 4

【药物组成】瞿麦 15g，萹蓄 15g，黄柏 10g，龙葵 15g，黄芪 30g，太子参 15g，白术 15g，茯苓 15g，猪苓 15g，肉桂 5g，焦三仙各 10g，土茯苓 15g，莪术 9g，金荞麦 15g，枸杞子 15g，甘草 6g。

【功能主治】健脾利湿，清热解毒。适用于湿热阻滞型肾癌。

【用量用法】水煎服，日一剂，早晚温服。

【出处】张黎颖. 朴炳奎教授治疗肾脏肿瘤经验拾萃[J]. 中医学报，2014，29（6）：780-781.

【方解】本方是全国老中医药专家学术经验继承工作指导老师朴炳奎教授治疗肾癌的经验方。方中瞿麦、萹蓄清热除湿，利尿通淋；茯苓、猪苓健脾利湿；黄柏清热燥湿；黄芪补脾益气，现代药理研究表明黄芪可以增强机体免疫功能，其中含有的黄芪总苷不仅在整体水平有抑瘤作用，而且对体外肿瘤细胞有直接抑制作用，并可能通过诱导癌细胞凋亡起到抑癌作用；太子参、茯苓、焦三仙益气健脾，顾护后天之本；肉桂温阳，助肾化气；白术益气健脾，药理研究证实其对小鼠艾氏腹水癌、淋巴肉瘤腹水型及食管癌都有显著的抑制作用；枸杞子滋补肝肾，益精养血，枸杞子多糖具有促进免疫、延缓衰老、抗肿瘤、清除自由基、抗疲劳、抗辐射、保肝、保护和改善生殖功能等作用；莪术破血逐瘀；龙葵清热，解毒，活血，消肿，具有抗炎、镇静、提高机体免疫力的作用；土茯苓、金荞麦清热解毒，利尿，活血通络，抗肿瘤；甘草调和诸药。

治疗肾癌经验方 5

【药物组成】猪苓 15g，茯苓 15g，泽泻 10g，白术 15g，肉桂 5g，龙葵 15g，黄芪 30g，太子参 15g，苦参 10g，黄柏 10g，山茱萸 15g，山药 15g，枸杞子 15g，女贞子 15g，怀牛膝 15g，甘草 6g。

【功能主治】滋补肾阴，健脾利湿。适用于脾虚湿盛，肝肾不足型肾癌。

【用量用法】水煎服，日一剂，早晚温服。

【出处】张黎颖. 朴炳奎教授治疗肾脏肿瘤经验拾萃[J]. 中医学报，2014，29（6）：780-781.

【方解】本方是全国老中医药专家学术经验继承工作指导老师朴炳奎教授治疗肾癌的经验方。方中泽泻甘淡性寒，直达肾与膀胱，利水渗湿；茯苓、猪苓淡渗，增强利水渗湿之功；黄芪补脾益气，现代药理研究表明黄芪可以增强机体免疫功能，其中含有的黄芪总苷不仅在整体水平有抑瘤作用，而且对体外肿瘤细胞有直接抑制作用，并可能通过诱导癌细胞凋亡起到抑癌作用；太子参益气健脾；山药补脾益阴，滋肾固精；白术健脾而运化水湿，转输精津，使水精四布，而不直驱于下；肉桂温阳，助膀胱气化，可助利小便之功；龙葵清热，解毒，活血，消肿，具有抗炎、镇静、提高机体免疫力的作用；苦参、黄柏清热利湿；山茱萸补养肝肾，并能涩精，现代药理研究证实其具有增强免疫系统功能的作用；枸杞子味甘气平，质地滋润，能补肝血，益肾精，扶阳气，壮筋骨，润五脏，为养血补精之要药，固肾强脾之上品，故《本草经疏》曰："枸杞子，润而滋补，兼能退热，而专于补肾。润肺、生津、益气、为肝肾真阴不足，劳乏内热补益之要药。"女贞子滋补肝肾，益精养血；怀牛膝补肾，且下行助利水之功；甘草调和诸药。

治疗肾癌经验方 6

【药物组成】党参，黄芪，杜仲，补骨脂，黄精，山茱萸，当归，白术，法半夏，陈皮，姜竹茹，薏苡仁，赤芍，煅龙骨，煅牡蛎，棕榈炭，马鞭草，白花蛇舌草，瞿麦，重楼。（原方无用量）

【功能主治】健脾益肾，软坚散结。适用于脾肾两虚型肾癌。

【用量用法】水煎服，日一剂，早晚温服。

【出处】高坤，易岚，周恩超，等. 邹燕勤教授治疗肾脏肿瘤的经验[J]. 国医论坛，2013，28（4）：21-22.

【方解】本方为国医大师邹燕勤教授治疗肾癌的经验方。方中党参益气健脾，生津润燥，具有增加机体免疫力的作用；白术益气健脾，药理研究证实其对小鼠艾氏腹水癌、淋巴肉瘤腹水型及食管癌都有显著的抑制作用；黄芪补脾益气，现代药理研究表明黄芪可以增强机体免疫功能，其中含有的黄芪总苷不仅在整体水平有抑瘤作用，而且对体外肿瘤细胞有直接抑制作用，并可能通过诱导癌细胞凋亡起到抑癌作用；杜仲、补骨脂补肾助阳；黄精补气养阴；山茱萸补养肝肾，并能涩精，现代药理研究证实其具有增强免疫系统功能的作用；当归补血和血；法半夏燥湿化痰，降逆止呕，消痞散结，其中含有的半夏多糖、半夏生物碱、胡芦巴碱、外源性凝聚素等对多种肿瘤细胞均有抑制作用；陈皮理气调中，燥湿化痰，有祛痰、平喘等作用；姜竹茹清热化痰；薏苡仁健脾利湿；赤芍清热凉血消瘀；煅龙骨、煅牡蛎软坚散结；棕榈炭收敛止血；马鞭草、白花蛇舌草清热解毒，现代药理研究发现白花蛇舌草在体外对急性淋巴细胞型、粒细胞型、单核细胞型以及慢性粒细胞型肿瘤细胞有较强的抑制作用；重楼清热解毒散结；瞿麦清热利湿。

治疗肾癌经验方 7

【药物组成】木馒头，金钱草，半边莲，贯众，凤尾草，野葡萄根，河白草，白花蛇舌草。（原方无用量）

【功能主治】清热解毒，活血散瘀。适用于肾癌。

【用量用法】水煎服，日一剂，早晚温服。

【出处】张志远. 常见癌症与中药调治[J]. 辽宁中医杂志，1994（6）：248-250.

【方解】本方为国医大师张志远教授治疗肾癌的经验方。方中木馒头祛风除湿，活血通络，消肿解毒，补肾；金钱草、凤尾草、河白草清热利湿退黄；半边莲、贯众、野葡萄根、白花蛇舌草清热解毒，现代药理研究发现白花蛇舌草在体外对急性淋巴细胞型、粒细胞型、单核细胞型以及慢性粒细胞型肿瘤细胞有较强的抑制作用。尿血用小蓟、紫草、地锦草、茜草；小便不畅增石韦、海金沙、猪苓等、萆薢诸药；痛而不已，则投木通、琥珀、瞿麦、蒲公英。

治疗肾癌经验方 8

【药物组成】太子参 30g，炒白术 30g，黄芪 10g，山茱萸 10g，酸枣仁 15g，菟丝子 10g，女贞子 10g，炙龟甲[先煎] 30g，白芍 10g，肉苁蓉 10g，山慈菇 6g。

【功能主治】益气活血。适用于肾癌肾阳不足。

【用量用法】水煎服，日一剂，早晚温服。

【出处】刘春红，张冰. 张冰治癌三法[J]. 河南中医，2019，39（8）：1178-1181.

【方解】本方为全国老中医药专家学术经验继承工作指导老师张冰教授治疗肾癌的经验方。方中太子参味甘性平，入脾、肺经，既补气健脾，又益气生津，尤其适用于气阴两伤又不宜大补之人；炒白术味苦、甘，性温，入脾、胃经，适用于各种原因所致脾虚诸症，主要功能为补气健脾以滋气血生化之源，燥湿利水以防痰饮之邪内生；黄芪味甘，性微温，入肺、脾经，既可补气升阳，又可生血生津，实验研究证明黄芪多糖具有增强机体免疫力、抗肿瘤等药理作用；山茱萸味酸、涩，性微温，入肝、肾经，有养阴生津之效，同时又可补肝肾；女贞子味甘性凉，既可益气，又可养阴清热，归肝、肾经，善养肝肾之阴，现代研究证明女贞子对化疗、放疗所致白细胞减少，有升高白细胞作用；菟丝子味辛、甘，性平，可补肾阴；炙龟甲为味咸、甘，性微寒，入肝、肾、心经，有滋阴潜阳之力，可养血益肝肾；肉苁蓉则长于益精血，精血能相互滋生，相互转化，精能生血，血能生精；白芍味苦酸，性微寒，可柔肝平肝；酸枣仁味甘酸，性平，入肝、胆、心经，既可养心阴，益肝血，又可养心安神；山慈菇清热解毒，消痈散结，《滇南本草》言其"消阴分之痰，止咳嗽，治喉痹，止咽喉痛。治毒疮，攻痈疽，敷诸疮肿毒，有脓者溃，无脓者消"。

保肾抑癌汤

【药物组成】西洋参 12g，黄芪 12g，紫丹参 10g，杜仲 12g，刀豆 12g，狗脊 12g，菝葜 15g，猫爪草 15g，山慈菇 15g，赤小豆 12g，车前子 10g，甘草 5g。

【功能主治】益气活血，清热利湿。适用于肾癌。

【用量用法】水煎服，日一剂，早晚温服。

【出处】刘应科，孙光荣. 肿瘤病症辨治心悟[J]. 湖南中医药大学学报，2016，36（3）：1-4.

【方解】本方为国医大师孙光荣教授治疗肾癌的经验方。方中黄芪补脾益气，现代药理研究表明黄芪可以增强机体免疫功能，其中含有的黄芪总苷不仅在整体水平有抑瘤作用，而且对体外肿瘤细胞有直接抑制作用，并可能通过诱导癌细胞凋亡起到抑癌作用；西洋参、紫丹参益气活血为君。杜仲、狗脊补肝肾，强筋骨；刀豆温中下气；共为臣药。山慈菇清热解毒，消痈散结，《滇南本草》言其"消阴分之痰，止咳嗽，治喉痹，止咽喉痛。治毒疮，攻痈疽，敷诸疮肿毒，有脓者溃，无脓者消"；菝葜、猫爪草清热解毒；赤小豆、车前子清热利湿；共为佐药。甘草调和诸药为使。诸药合用，共奏益气活血，清热利湿之功。随症加减，若咳喘不已者，加五味子、炙冬花、炙紫菀以敛肺止咳；若小便余沥者，加菟丝子、金钱草、蒲公英以清热利湿；若腰痛剧烈者，加鸡矢藤、延胡索、制乳香、制没药以活血止痛；若癌块不散者，加净水蛭、土鳖虫、上肉桂以活血消癥。

六味地黄汤

【药物组成】生地黄，山药，山茱萸，茯苓，桑寄生，鳖甲，三七粉，阿胶，半枝莲，白花蛇舌草。（原方无用量）

【功能主治】滋阴补肾，凉血止血。适用于肾阴虚型肾癌。

【用量用法】水煎服，日一剂，早晚温服。

【出处】高坤，易岚，周恩超，等. 邹燕勤教授治疗肾脏肿瘤的经验[J]. 国医论坛，2013，28（4）：21-22.

【方解】本方为国医大师邹燕勤教授治疗肾癌的经验方。方中生地黄清热滋阴；山茱萸补养肝肾，并能涩精；山药补益脾阴，亦能固精；茯苓淡渗脾湿，并助山药之健运；桑寄生补肾强筋骨；鳖甲滋阴清热，软坚散结，具有抗肝纤维化、抗癌等作用，并可增强实验动物免疫力；三七粉化瘀止血；阿胶益气养阴；半枝莲清热解毒散结，具有抗肿瘤作用；白花蛇舌草清热解毒，现代药理研究发现其在体外对急性淋巴细胞型、粒细胞型、单核细胞型以及慢性粒细胞型肿瘤细胞有较强的抑制作用。

八正散1

【药物组成】白术，续断，桑寄生，薏苡仁，茯苓，栀子，滑石，萹蓄，马鞭草，白花蛇舌草，瞿麦，重楼，车前子，赤芍，灯心草，制大黄，甘草。（原方无用量）

【功能主治】清热利湿，解毒化瘀。适用于湿热蕴肾型肾癌。

【用量用法】水煎服，日一剂，早晚温服。

【出处】高坤，易岚，周恩超，等. 邹燕勤教授治疗肾脏肿瘤的经验[J]. 国医论坛，2013，28（4）：21-22.

【方解】本方为国医大师邹燕勤教授治疗肾癌的经验方。方中滑石善能滑利窍道，清热渗湿，利水通淋，《药品化义》谓之"体滑主利窍，味淡主渗热"；萹蓄、瞿麦、车前子、灯心草清热利水通淋；栀子清泄三焦，通利水道，使湿热小便去；制大黄荡涤邪热，并能使湿热从大便去；白术益气健脾，药理研究证实其对小鼠艾氏腹水癌、淋巴肉瘤腹水型及食管癌都有显著的抑制作用；茯苓、薏苡仁健脾利湿；续断、桑寄生补肝肾，强筋骨；马鞭草、白花蛇舌草清热解毒，现代药理研究发现白花蛇舌草在体外对急性淋巴细胞型、粒细胞型、单核细胞型以及慢性粒细胞型肿瘤细胞有较强的抑制作用；重楼清热解毒散结；赤芍清热凉血，祛瘀止痛，具有解热、抗炎等作用，其中的赤芍正丁醇提取物赤芍 D 有抗肿瘤作用；甘草调和诸药，兼能清热、缓急止痛。

八正散 2

【药物组成】瞿麦，萹蓄，车前子，通草，栀子，白英，蛇莓，龙葵，半枝莲。（原方无用量）

【功能主治】清利湿热。适用于肾癌湿热下结。

【用量用法】水煎服，日一剂，早晚温服。

【出处】王辉，孙桂芝. 孙桂芝教授治疗肾癌经验[J]. 吉林中医药，2011，31（11）：1066-1067.

【方解】本方为全国老中医药专家学术经验继承工作指导老师孙桂芝教授治疗肾癌的常用方。方中瞿麦除膀胱湿热，兼清小肠与心之火；萹蓄清下焦之火，利水通淋；车前子利水益肾；通草导湿从小便出；栀子清三焦之热；半枝莲清热解毒散结，具有抗肿瘤作用；龙葵清热，解毒，活血，消肿，具有抗炎、镇静、提高机体免疫力的作用；白英、蛇莓清热解毒抗癌。若见舌苔厚腻、湿重之象，酌加苦杏仁、白豆蔻、生薏苡仁宣肺宽胸，利水除湿，猪苓、土茯苓、泽泻利水解毒；血尿者加大蓟、小蓟、仙鹤草凉血止血；恶心、呕吐者酌加半夏、黄连、瓜蒌皮祛痰止呕；纳差者予陈皮、砂仁、鸡内金醒脾开胃；低热者酌加滑石、连翘、茵陈、地骨皮清除虚热。

桃红四物汤

【药物组成】桃仁，红花，赤芍，丹参，川芎，延胡索，香附，枳壳，马鞭草，白花蛇舌草，瞿麦，重楼，薏苡仁，川贝母，夏枯草。（原方无用量）

【功能主治】活血化瘀，理气散结。适用于瘀血内阻型肾癌。

【用量用法】水煎服，日一剂，早晚温服。

【出处】高坤，易岚，周恩超，等. 邹燕勤教授治疗肾脏肿瘤的经验[J]. 国医论坛，2013，28（4）：21-22.

【方解】本方为国医大师邹燕勤教授治疗肾癌的经验方。方中桃仁活血化瘀；红花活血化瘀；赤芍清热凉血，祛瘀止痛，具有解热、抗炎等作用，其中的赤芍正丁醇提取物赤芍 D 有抗肿瘤作用；丹参凉血散瘀，加强祛瘀行滞之力；川芎活血行气，调畅气血，以助活血之功；延胡索行气活血，止痛散结，药理研究表明其中含有的延胡索乙素有明显的镇痛作用，而其中的左旋四氢帕马丁则具有镇静作用，延胡索总碱还能扩张外周血管；香附行气活血止痛；枳壳行气，气行则血行；马鞭草活血化瘀兼能清热解毒；白花蛇舌草清热解毒，现代药理研究发现其在体外对急性淋巴细胞型、粒细胞型、单核细胞型以及慢性粒细胞型肿瘤细胞有较强的抑制作用；重楼清热解毒散结；瞿麦、薏苡仁清热利湿；川贝母清热润肺，化痰止咳，散结消肿，其中含有的生物碱有明显的祛痰镇咳作用；夏枯草清热散结消肿，现代药理研究表明夏枯草具有较强的抗癌作用，其提取物熊果酸能够明显诱导重力细胞的脱氧核糖核酸分裂，从而抑制肿瘤细胞的复制，达到抗肿瘤作用。

八珍汤 1

【药物组成】黄芪，太子参，炒白术，茯苓，猪苓，干地黄，当归，赤芍，白芍，枸杞子，女贞子，地骨皮，僵蚕，半枝莲，大枣，甘草。（原方无用量）

【功能主治】补气养血，化瘀解毒。适用于气血双亏型肾癌。

【用量用法】水煎服，日一剂，早晚温服。

【出处】高坤，易岚，周恩超，等. 邹燕勤教授治疗肾脏肿瘤的经验[J]. 国医论坛，2013，28（4）：21-22.

【方解】本方为国医大师邹燕勤教授治疗肾癌的经验方。方中太子参、茯苓、甘草补脾益气；炒白术益气健脾，药理研究证实其对小鼠艾氏腹水癌、淋巴肉瘤腹水型及食管癌都有显著的抑制作用；当归补血和血；赤芍清热凉血，祛瘀止痛，具有解热、抗炎等作用，其中的赤芍正丁醇提取物赤芍 D 有抗肿瘤作用；干地黄补血养血，气血同补，补而不滞；猪苓合茯苓健脾利湿；黄芪补脾益气，现代药理研究表明黄芪可以增强机体免疫功能，其中含有的黄芪总苷不仅在整体水平有抑瘤作用，而且对体外肿瘤细胞有直接抑制作用，并可能通过诱导癌细胞凋亡起到抑癌作用；白芍柔肝和血止痛；枸杞子滋补肝肾，益精养血，枸杞子多糖具有促进免疫、延缓衰老、抗肿瘤、清除自由基、抗疲劳、抗辐射、保肝、保护和改善生殖功能等作用；女贞子补肝肾之阴；地骨皮清虚热；僵蚕活血通络止痛；半枝莲清热解毒散结，具有明显的抗肿瘤作用；大枣益气养血；甘草益气健脾且调和诸药。

八珍汤 2

【药物组成】太子参，炒白术，茯苓，当归，白芍，生地黄，苏木，枸杞子，女贞子，僵蚕，白花蛇舌草，鳖甲。（原方无用量）

【功能主治】益气活血。适用于肾癌气血亏虚。

【用量用法】水煎服，日一剂，早晚温服。

【出处】王辉，孙桂芝. 孙桂芝教授治疗肾癌经验[J]. 吉林中医药，2011，31（11）：1066-1067.

【方解】本方为全国老中医药专家学术经验继承工作指导老师孙桂芝教授治疗肾癌的经验方。方中太子参、茯苓、炒白术平补脾气，健脾助运；当归补血和血；白芍柔肝和血止痛；生地黄滋阴益血，和血活血；苏木行血祛瘀，消肿止痛，具有促进血液循环、降低血液黏度及抗肿瘤的作用；枸杞子滋补肝肾，益精养血，枸杞子多糖具有促进免疫、延缓衰老、抗肿瘤、清除自由基、抗疲劳、抗辐射、保肝、保护和改善生殖功能等作用；女贞子强肾益精，助脾运化生精成血；僵蚕、白花蛇舌草清热解毒，现代药理研究发现白花蛇舌草在体外对急性淋巴细胞型、粒细胞型、单核细胞型以及慢性粒细胞型肿瘤细胞有较强的抑制作用；鳖甲滋阴清热，软坚散结，具有抗肝纤维化、抗癌等作用，并可增强实验动物免疫力。

肾气丸

【药物组成】肉桂，附子片，熟地黄，山药，山茱萸，茯苓，淫羊藿，三七粉，人参，丹参，半枝莲，白花蛇舌草。（原方无用量）

【功能主治】温阳补肾，祛瘀解毒。适用于肾阳虚型肾癌。

【用量用法】水煎服，日一剂，早晚温服。

【出处】高坤，易岚，周恩超，等. 邹燕勤教授治疗肾脏肿瘤的经验[J]. 国医论坛，2013，28（4）：21-22.

【方解】本方为国医大师邹燕勤教授治疗肾癌的经验方。方中肉桂、附子片温补肾阳，散寒止痛；熟地黄滋阴补肾，填精益髓；山药补益脾阴，亦能固精；山茱萸补养肝肾，并能涩精，现代药理研究证实其具有增强免疫系统功能的作用；茯苓淡渗脾湿，并助山药之健运；淫羊藿补肾助阳；三七粉化瘀止血；人参大补元气，其中存在的天然皂苷能抑制癌细胞转移，诱导肿瘤细胞凋亡，为极具开发前景的抗肿瘤药物；丹参清热凉血祛瘀；半枝莲清热解毒散结，具有抗肿瘤作用；白花蛇舌草清热解毒，现代药理研究发现其在体外对急性淋巴细胞型、粒细胞型、单核细胞型以及慢性粒细胞型肿瘤细胞有较强的抑制作用。

四君子汤合右归丸

【药物组成】太子参，土茯苓，炒白术，熟地黄，肉桂，附子，炒杜仲，山茱萸，枸杞子，僵蚕，鳖甲，龟甲。（原方无用量）

【功能主治】温补脾胃。适用于肾癌脾肾阳亏。

【用量用法】水煎服，日一剂，早晚温服。

【出处】王辉，孙桂芝. 孙桂芝教授治疗肾癌经验[J]. 吉林中医药，2011，31（11）：

1066-1067.

【方解】本方为全国老中医药专家学术经验继承工作指导老师孙桂芝教授治疗肾癌的经验方。方中太子参益气补脾，生津补虚；土茯苓健脾除湿，兼能解毒；炒白术益胃和中，健脾燥湿，若大便偏干则改生白术润下健脾；熟地黄甘温滋补肾阴；肉桂、附子温阳散寒，阴中求阳；炒杜仲补肝肾；山茱萸补养肝肾，并能涩精，现代药理研究证实其具有增强免疫系统功能的作用；枸杞子滋补肝肾，益精养血，枸杞子多糖具有促进免疫、延缓衰老、抗肿瘤、清除自由基、抗疲劳、抗辐射、保肝、保护和改善生殖功能等作用；鳖甲滋阴清热，软坚散结，具有抗肝纤维化、抗癌等作用，并可增强实验动物免疫力；僵蚕、龟甲化痰软坚散结。血尿者加小蓟炭、血余炭凉血止血；食欲低下纳差者加赭石、鸡内金、生麦芽健脾顺降，开增食欲。

知柏地黄丸

【药物组成】熟地黄，山茱萸，山药，泽泻，牡丹皮，茯苓，知母，黄柏，半枝莲，白花蛇舌草，鳖甲，生龙骨，生牡蛎。（原方无用量）

【功能主治】温补脾胃。适用于肾癌阴虚毒蕴。

【用量用法】水煎服，日一剂，早晚温服。

【出处】王辉，孙桂芝. 孙桂芝教授治疗肾癌经验[J]. 吉林中医药，2011，31（11）：1066-1067.

【方解】本方为全国老中医药专家学术经验继承工作指导老师孙桂芝教授治疗肾癌的经验方。方中熟地黄滋阴补肾，生精填髓，壮水之主；山茱萸补养肝肾，并能涩精，现代药理研究证实其具有增强免疫系统功能的作用；山药益肺健脾而补脾阴；泽泻宣泄肾浊，防熟地黄滋肾过腻；牡丹皮泄肝之火，防山茱萸温肝敛阴之滞；茯苓淡渗脾湿，防山药补脾造成的中满之壅；知母、黄柏清泄下焦之毒火，若脾胃虚弱，则酌情少用或不用；半枝莲清热解毒散结，具有抗肿瘤作用；白花蛇舌草清热解毒，现代药理研究发现其在体外对急性淋巴细胞型、粒细胞型、单核细胞型以及慢性粒细胞型肿瘤细胞有较强的抑制作用；鳖甲滋阴清热，软坚散结，具有抗肝纤维化、抗癌等作用，并可增强实验动物免疫力；生龙骨、生牡软坚散结，消瘤止痛。潮热盗汗明显者酌加浮小麦、黄芪、地骨皮，见心火亢、舌尖红、心烦加莲子心。

黄芪建中汤合身痛逐瘀汤

【药物组成】黄芪，白芍，当归，赤芍，桃仁，水红花子，蒲黄，苏木，香橼，乌药，鳖甲，重楼，半边莲，白花蛇舌草。（原方无用量）

【功能主治】益气活血。适用于肾癌血瘀内阻。

【用量用法】水煎服，日一剂，早晚温服。

【出处】王辉，孙桂芝. 孙桂芝教授治疗肾癌经验[J]. 吉林中医药，2011，31（11）：1066-1067.

【方解】本方为全国老中医药专家学术经验继承工作指导老师孙桂芝教授治疗肾癌的经验方。方中黄芪补脾益气，现代药理研究表明黄芪可以增强机体免疫功能，其中含有的黄芪总苷不仅在整体水平有抑瘤作用，而且对体外肿瘤细胞有直接抑制作用，并可能通过诱导癌细胞凋亡起到抑癌作用；白芍苦酸敛阴，柔肝护脾，使血藏有所，生化有源；当归补血和血；桃仁活血化瘀；赤芍清热凉血，祛瘀止痛，具有解热、抗炎等作用，其中的赤芍正丁醇提取物赤芍 D 有抗肿瘤作用；水红花子、蒲黄、苏木和血活血，祛瘀通络；香橼、乌药行气止痛；鳖甲滋阴清热，软坚散结，具有抗肝纤维化、抗癌等作用，并可增强实验动物免疫力；重楼、半边莲、白花蛇舌草清热解毒，现代药理研究发现白花蛇舌草在体外对急性淋巴细胞型、粒细胞型、单核细胞型以及慢性粒细胞型肿瘤细胞有较强的抑制作用。

补中益气汤

【药物组成】党参 15g，赤芍 15g，黄芪 30g，生龙骨[先煎] 30g，生牡蛎[先煎] 30g，炒白术 10g，当归 10g，牡丹皮 10g，陈皮 6g，升麻 6g，柴胡 6g，炙甘草 6g。

【功能主治】升清透热。适用于肾透明细胞瘤术后发热。

【用量用法】温开水冲服，日一剂，早晚温服。

【出处】段玉环，张磊. 张磊治疗高热验案举隅[J]. 浙江中医杂志，2015，50（11）：800.

【方解】本方为国医大师张磊教授治疗肾透明细胞瘤术后发热的经验方。方中黄芪补脾益气，现代药理研究表明黄芪可以增强机体免疫功能，其中含有的黄芪总苷不仅在整体水平有抑瘤作用，而且对体外肿瘤细胞有直接抑制作用，并可能通过诱导癌细胞凋亡起到抑癌作用；党参益气健脾，生津润燥，具有增加机体免疫力的作用；炒白术益气健脾，药理研究证实其对小鼠艾氏腹水癌、淋巴肉瘤腹水型及食管癌都有显著的抑制作用；当归补血和血；赤芍清热凉血，祛瘀止痛，具有解热、抗炎等作用，其中的赤芍正丁醇提取物赤芍 D 有抗肿瘤作用；牡丹皮清热凉血，活血化瘀；陈皮理气和胃，使诸药补而不滞；升麻、柴胡升阳举陷，以升提下陷之中气；生龙骨、生牡蛎软坚散结；炙甘草补气健脾，且能调和诸药。

泌尿系肿瘤

化浊消瘤汤

【药物组成】龙葵 20~30g，通草 5g，泽泻 20g，石苇 20g，茯苓 15g，荔枝核 15g，半枝莲 30g，萆薢 20g，山茱萸 10g，枸杞子 10g，炒薏苡仁 15g，黄芪 15~20g。

【功能主治】利湿，化浊，消瘤，扶正。适用于泌尿系肿瘤。

【用量用法】水煎服，日一剂，早晚温服。

【出处】史学军. 李辅仁教授治疗泌尿系肿瘤经验浅谈[J]. 中国临床医生，2004（12）：38-39.

【方解】本方为国医大师李辅仁教授治疗泌尿系肿瘤的经验方。方中龙葵清热，解毒，活血，消肿，具有抗炎、镇静、提高机体免疫力的作用；半枝莲清热解毒，活血消肿，止血，定痛，临床多用于治疗各种肿瘤；炒薏苡仁健脾，利湿，排脓，消痈，舒筋，李辅仁教授认为其有扶正、排脓消痈的作用，是治疗肿瘤的佳品，因其有利湿作用，更适合治疗泌尿系肿瘤；荔枝核理下焦气机，散结止痛；茯苓利水渗湿，健脾，宁心；石苇利尿通淋，清肺止咳，凉血止血；通草清热利尿；泽泻利水渗湿，泄热；萆薢利湿去浊；黄芪补脾益气，现代药理研究表明黄芪可以增强机体免疫功能，其中含有的黄芪总苷不仅在整体水平有抑瘤作用，而且对体外肿瘤细胞有直接抑制作用，并可能通过诱导癌细胞凋亡起到抑癌作用；枸杞子滋补肝肾，益精养血，枸杞子多糖具有促进免疫、延缓衰老、抗肿瘤、清除自由基、抗疲劳、抗辐射、保肝、保护和改善生殖功能等作用；山茱萸补养肝肾，并能涩精，现代药理研究证实其具有增强免疫系统功能的作用。诸药合用，标本兼治。苔厚者，加白术、藿香；苔腻、小便不利者，加土茯苓、菖蒲；热象明显或尿血者，加白茅根、三七粉或黄柏；肾虚明显者，加墨旱莲、女贞子、菟丝子、覆盆子等；气虚体弱者，加太子参、当归；血虚者，加鹿角霜、当归等。

四君子汤合金匮肾气丸

【药物组成】太子参，茯苓，炒白术，熟地黄，肉桂，附子，山茱萸，甘草。（原方无用量）

【功能主治】补益脾肾。适用于膀胱癌脾肾亏虚。

【用量用法】水煎服，日一剂，早晚温服。

【出处】王辉，孙桂芝. 孙桂芝治疗膀胱癌经验[J]. 北京中医药，2011，30（7）：492-493.

【方解】本方为全国老中医药专家学术经验继承工作指导老师孙桂芝教授治疗膀胱癌的经验方。方中太子参益气补脾，生津补虚；茯苓健脾除湿；炒白术益胃和中，健脾燥湿，若大便偏干则改生白术润下健脾；熟地黄甘温滋补肾阴；肉桂、附子温阳散寒，阴中求阳；山茱萸补养肝肾，并能涩精，现代药理研究证实其具有增强免疫系统功能的作用；甘草益气且调和诸药。

八正散

【药物组成】瞿麦，萹蓄，栀子，木通，车前子，滑石，灯心草，甘草梢。（原方

无用量）

【功能主治】清利湿热。适用于膀胱癌下焦湿热。

【用量用法】水煎服，日一剂，早晚温服。

【出处】王辉，孙桂芝. 孙桂芝治疗膀胱癌经验[J]. 北京中医药，2011，30（7）：492-493.

【方解】本方为全国老中医药专家学术经验继承工作指导老师孙桂芝教授治疗膀胱癌的经验方。方中瞿麦、萹蓄通利下焦湿热，兼凉血分之热；栀子清三焦之湿热，使湿热从小便出；木通苦寒通窍利水，兼导心火下行，清小肠之火；车前子、滑石利水祛湿，除膀胱湿热，滑利尿道；外加灯心草、甘草梢，缓急止痛，通利尿道。若血热明显，则加生地黄、紫草；心火亢盛酌加莲子心清除心火。

龙蛇羊泉汤

【药物组成】龙葵，蛇莓，白英，土茯苓，灯心草，海金沙，蟾皮，苦参，白茅根。（原方无用量）

【功能主治】清热解毒，活血祛瘀。适用于膀胱癌瘀毒内蕴。

【用量用法】水煎服，日一剂，早晚温服。

【出处】王辉，孙桂芝. 孙桂芝治疗膀胱癌经验[J]. 北京中医药，2011，30（7）：492-493.

【方解】本方为全国老中医药专家学术经验继承工作指导老师孙桂芝教授治疗膀胱癌的经验方。方中龙葵清热，解毒，活血，消肿，具有抗炎、镇静、提高机体免疫力的作用；蛇莓清热解毒，活血消肿，散结消壅；白英、土茯苓、灯心草、海金沙清解热毒，清利小便，清通尿痛；蟾皮、苦参清热利尿，解毒通淋；白茅根止血凉血，清热利尿。若有血尿，加小蓟、蒲黄炭、血余炭止血。

参芪地黄汤合二蛇汤

【药物组成】太子参，黄芪，生地黄，山茱萸，山药，枸杞子，制何首乌，茯苓皮，泽泻，猪苓，白花蛇舌草，蛇莓，龙葵，半枝莲，半边莲。（原方无用量）

【功能主治】益气养阴，清利解毒。适用于泌尿系肿瘤术后脾肾气阴两虚，湿热蕴结证。

【用量用法】水煎服，日一剂，早晚温服。

【出处】易岚，周恩超，李华伟，等. 邹燕勤教授治疗泌尿系肿瘤术后肾功能衰竭经验[J]. 四川中医，2012，30（3）：1-3.

【方解】本方为国医大师邹燕勤教授治疗泌尿系肿瘤术后肾衰竭的经验方。方中太子参益气扶正养阴；黄芪补脾益气，现代药理研究表明黄芪可以增强机体免疫功能，其中含有的黄芪总苷不仅在整体水平有抑瘤作用，而且对体外肿瘤细胞有直接抑制作用，并可能通过诱导癌细胞凋亡起到抑癌作用；生地黄滋阴清热；山药益气健脾；山茱萸补养肝肾，并能涩精，现代药理研究证实其具有增强免疫系统功能的作用；枸杞子滋补肝肾，益精养血，枸杞子多糖具有促进免疫、延缓衰老、抗肿瘤、清除自由基、抗疲劳、抗辐射、保肝、保护和改善生殖功能等作用；制何首乌益肝肾，乌须发，强筋健骨；茯苓皮、泽泻、猪苓利湿消肿；白花蛇舌草清热解毒，现代药理研究发现其在体外对急性淋巴细胞型、粒细胞型、单核细胞型以及慢性粒细胞型肿瘤细胞有较强的抑制作用；半枝莲清热解毒散结，具有抗肿瘤作用；龙葵清热，解毒，活血，消肿，具有抗炎、镇静、提高机体免疫力的作用；蛇莓、半边莲清热解毒，消肿散结。

二仙二蛇汤

【药物组成】淫羊藿，仙茅，熟地黄，山茱萸，山药，茯苓，泽泻，白花蛇舌草，蛇莓，龙葵，半枝莲，丹参，川芎，怀牛膝。（原方无用量）

【功能主治】温补脾肾，和络解毒。适用于泌尿系肿瘤术后脾肾阳虚，瘀毒蕴结证。

【用量用法】水煎服，日一剂，早晚温服。

【出处】易岚，周恩超，李华伟，等. 邹燕勤教授治疗泌尿系肿瘤术后肾功能衰竭经验[J]. 四川中医，2012，30（3）：1-3.

【方解】本方为国医大师邹燕勤教授治疗泌尿系肿瘤术后肾衰竭的经验方。方中淫羊藿、仙茅温补肾阳，强筋健骨；熟地黄滋补肾阴，益气生津；山茱萸补养肝肾，并能涩精；山药、茯苓健脾益气；泽泻和茯苓利湿消肿；白花蛇舌草清热解毒，现代药理研究发现其在体外对急性淋巴细胞型、粒细胞型、单核细胞型以及慢性粒细胞型肿瘤细胞有较的强抑制作用；半枝莲清热解毒散结，具有明显的抗肿瘤作用；龙葵清热，解毒，活血，消肿，具有抗炎、镇静、提高机体免疫力的作用；蛇莓清热解毒，消肿散结；丹参清心凉血，活血通经；川芎行气活血止痛，有改善脑循环、抗肿瘤及抗放射等作用；怀牛膝滋补肝肾，强筋健骨。

六君子汤

【药物组成】党参，黄芪，白术，茯苓，薏苡仁，车前子，泽泻，续断，菟丝子，连钱草，六月雪，白花蛇舌草，龙葵，半枝莲，山慈菇。（原方无用量）

【功能主治】健脾益肾，渗湿解毒。适用于泌尿系肿瘤术后肾衰竭脾肾气虚，水湿内蕴证。

【用量用法】水煎服，日一剂，早晚温服。

【出处】易岚，周恩超，李华伟，等. 邹燕勤教授治疗泌尿系肿瘤术后肾功能衰竭经验[J]. 四川中医，2012，30（3）：1-3.

【方解】本方为国医大师邹燕勤教授治疗泌尿系肿瘤术后肾衰竭的经验方。方中党参益气健脾，生津润燥，具有增加机体免疫力的作用；茯苓益气健脾，白术益气健脾，药理研究证实其对小鼠艾氏腹水癌、淋巴肉瘤腹水型及食管癌都有显著的抑制作用；黄芪补脾益气，现代药理研究表明黄芪可以增强机体免疫功能，其中含有的黄芪总苷不仅在整体水平有抑瘤作用，而且对体外肿瘤细胞有直接抑制作用，并可能通过诱导癌细胞凋亡起到抑癌作用；薏苡仁健脾利湿；车前子、泽泻、连钱草清热利湿，解毒消肿；续断、菟丝子补肾助阳强筋骨；六月雪清热利湿，舒筋活络；白花蛇舌草清热解毒，现代药理研究发现其在体外对急性淋巴细胞型、粒细胞型、单核细胞型以及慢性粒细胞型肿瘤细胞有较强的抑制作用；半枝莲清热解毒散结，具有抗肿瘤作用；山慈菇清热解毒，消痈散结，《滇南本草》言其"消阴分之痰，止咳嗽，治喉痹，止咽喉痛。治毒疮，攻痈疽，敷诸疮肿毒，有脓者溃，无脓者消"；龙葵清热，解毒，活血，消肿，具有抗炎、镇静、提高机体免疫力的作用。

全鹿丸合二蛇汤

【药物组成】鹿角片，巴戟天，菟丝子，炙鳖甲，龟甲，茯苓，黄芪，熟地黄，当归，怀牛膝，白花蛇舌草，蛇莓，龙葵，半枝莲，赤芍，丹参，川芎，红花，三七。（原方无用量）

【功能主治】温扶元阳，补益真阴，活血化瘀，泄浊解毒。适用于泌尿系肿瘤术后阴阳两虚，瘀血内结证。

【用量用法】水煎服，日一剂，早晚温服。

【出处】易岚，周恩超，李华伟，等. 邹燕勤教授治疗泌尿系肿瘤术后肾功能衰竭经验[J]. 四川中医，2012，30（3）：1-3.

【方解】本方为国医大师邹燕勤教授治疗泌尿系肿瘤术后肾衰竭的经验方。方中鹿角片、巴戟天、菟丝子温补肾阳，强筋健骨；炙鳖甲滋阴清热，软坚散结，具有抗肝纤维化、抗癌等作用，并可增强实验动物免疫力；龟甲滋阴清热，软坚散结；茯苓健脾利湿；黄芪补脾益气，现代药理研究表明黄芪可以增强机体免疫功能，其中含有的黄芪总苷不仅在整体水平有抑瘤作用，而且对体外肿瘤细胞有直接抑制作用，并可能通过诱导癌细胞凋亡起到抑癌作用；熟地黄、怀牛膝滋补肝肾，强筋骨；当归补血和血；白花蛇舌草清热解毒，现代药理研究发现其在体外对急性淋巴细胞型、粒细胞型、单核细胞型以及慢性粒细胞型肿瘤细胞有较强的抑制作用；半枝莲清热解毒散结，具有抗肿瘤作用；龙葵清热，解毒，活血，消肿，具有抗炎、镇静、提高机体免疫力的作用；蛇莓清热解毒，消痈散结；赤芍清热凉血，祛瘀止痛，具有解热、抗炎等作用，其中的赤芍正丁醇提取物赤芍 D 有抗肿瘤作用；丹参清热凉血消瘀；川芎行气活血止痛，有改善脑循环、抗肿瘤及抗放射等作用；红花活血化瘀；三七化瘀止血。

妇科肿瘤篇

乳腺癌

六味地黄丸

【药物组成】熟地黄，茯苓，山茱萸，牡丹皮，泽泻，山药。（原方无用量）

【功能主治】益气养阴。适用于肾阴亏虚型乳腺癌。

【用量用法】水煎服，日一剂，早晚温服。

【出处】顾锡冬，何若苹，徐光星，等. 何任治疗乳腺癌的用药经验[J]. 浙江中医杂志，2010，45（10）：705-706.

【方解】本方为国医大师何任教授治疗肾阴亏虚型乳腺癌的经验方。方中重用熟地黄，滋阴补肾，填精益髓，为君药。山茱萸补养肝肾，并能涩精，现代药理研究证实其具有增强免疫系统功能的作用；山药补益脾阴，亦能固精；二者共为臣药。三药相配，滋养肝脾肾，称为"三补"。配伍泽泻利湿泄浊，并防熟地黄之滋腻恋邪；牡丹皮清泄相火，并制山茱萸之温涩；茯苓淡渗脾湿，并助山药之健运，三药为"三泻"，渗湿浊，清虚热，平其偏胜以治标，均为佐药。

康泰汤

【药物组成】黄芪30g，西洋参6g，灵芝12g，无花果10g，白花蛇舌草15g，丹参15g，乌梢蛇10g，蜈蚣1条，甘草6g。

【功能主治】扶正祛邪，攻补兼施。适用于气血两虚型乳腺癌。

【用量用法】水煎服，日一剂，早晚温服。

【出处】白海侠，严亚锋，张学文. 国医大师张学文治疗乳腺癌经验探析[J]. 中华中医药杂志，2020，35（2）：693-695.

【方解】本方为国医大师张学文教授治疗气血两虚型乳腺癌的经验方。恶性肿瘤的病机较为复杂，多为虚实夹杂，本虚标实，有痰、热、瘀、毒造成的实证表现，同时有因疾病的长期损耗造成的正气不足。方中以大剂量黄芪补脾益气为君药，现代药理研究表明黄芪可以增强机体免疫功能，其中含有的黄芪总苷不仅在整体水平有抑瘤作用，而且对体外肿瘤细胞有直接抑制作用，并可能通过诱导癌细胞凋亡起到抑癌作用。西洋参益气养阴不助邪；灵芝益气补虚劳，现代药理研究发现其对癌症发生和发展的过程都有抑制作用，不仅可以抑制肿瘤细胞增殖，而且对癌细胞的侵袭及转移也有抑制作用，其抗肿瘤作用十分广泛；二者共为臣药，加强扶正抗癌的功效。无花果化痰解毒，可以阻止癌细胞蛋白质合成，使癌细胞失去营养而死亡，不影响正常细胞代谢，其特点是无消化道不良反应，能增进食欲、改善睡眠，减轻癌性疼痛，对机体的正常组织也无明显的损害作用，没有骨髓抑制；白花蛇舌草清热解毒，现代药理研究发现其在体外对急性淋巴细胞型、粒细胞型、单核细胞型以及慢性粒细胞型肿瘤细胞有较强的抑制作用；丹参味苦、性微寒，祛瘀生新，行而不破；乌梢蛇、蜈蚣为血肉有情之品，化瘀解毒，共为佐药。甘草长于清热解毒，且能调和诸药为使。总体以扶正为本，祛邪为辅，标本兼顾，适用于各种病机造成的恶性肿瘤。在临床应用时，可根据患者的临床表现灵活加减，正气虚损严重的酌加党参、茯苓、生地黄、枸杞子、沙参、麦冬；热毒表现明显的酌加半枝莲、山慈菇、败酱草、重楼；肝气郁结的酌加柴胡、郁金、石菖蒲；痰毒表现明显的酌加浙贝母、天南星、半夏、蜂房、瓜蒌；瘀血严重的酌加三七、三棱、莪术、桃仁、红花、川芎、当归等。

逍遥散

【药物组成】柴胡，当归，白芍，茯苓，白术，甘草，薄荷，浮小麦，全蝎，皂角刺，白芥子，橘核，荔枝核，鸡内金。（原方无用量）

【功能主治】疏肝解郁。适用肝气郁结型乳腺癌。

【用量用法】水煎服，日一剂，早晚温服。

【出处】范焕芳. 刘亚娴辨证论治乳腺癌经验总结[J]. 中华中医药杂志，2018，33（4）：1406-1408.

【方解】本方为全国老中医药专家学术经验继承工作指导老师刘亚娴教授治疗肝气郁结型乳腺癌的经验方。方中柴胡疏肝解郁，使肝气得以调达，为君药。当归补血和血；白芍苦酸微寒，养血敛阴，柔肝缓急，二者共为臣药。白术益气健脾，药理研究证实其对小鼠艾氏腹水癌、淋巴肉瘤腹水型及食管癌都有显著的抑制作用；茯苓健脾去湿，使运化有权，气血有源；甘草益气补中，缓肝之急；薄荷助柴胡疏散郁遏之气，透达肝经郁热；再加浮小麦益气，除热，止汗；全蝎攻毒散结；皂角刺归肝、胃经，胃经循行过乳，故可治乳病，且消肿托毒，排脓，《仁斋直指方》用其治乳痈；白芥子辛温走窜，通经达络，专入皮里膜外，涤痰利气，消肿散结；橘核理气，散结，止痛，善治乳痈乳癖；荔枝核理下焦气机，散结止痛；鸡内金运脾消食，诸药合用，可舒疏肝理气解郁。

血府逐瘀汤

【药物组成】当归，白芍，赤芍，桃仁，红花，熟地黄，川芎，牛膝，丹参，全蝎，橘核。（原方无用量）

【功能主治】活血化瘀，消积散结。适用气滞血瘀型乳腺癌。

【用量用法】水煎服，日一剂，早晚温服。

【出处】范焕芳．刘亚娴辨证论治乳腺癌经验总结[J]．中华中医药杂志，2018，33（4）：1406-1408．

【方解】本方为全国老中医药专家学术经验继承工作指导老师刘亚娴教授治疗气滞血瘀型乳腺癌的经验方。方中桃仁活血化瘀；红花活血祛瘀以止痛；二者共为君药。赤芍清热凉血，祛瘀止痛，具有解热、抗炎等作用，其中的赤芍正丁醇提取物赤芍 D 有抗肿瘤作用；川芎助君药活血祛瘀；白芍苦酸微寒，养血敛阴，柔肝缓急；牛膝活血通经，祛瘀止痛，引血下行，共为臣药。熟地黄、当归补血和血；丹参活血祛瘀；全蝎息风镇痉，通络止痛，攻毒散结；橘核理气，散结，止痛，善治乳痈乳癖。合而用之，使血活瘀化气行，则诸症可愈，为治胸中血瘀证之良方。气虚而血瘀者应益气行瘀，在应用活血药时加人参、黄芪之品；气滞而血瘀者，应选加理气药，如香附、陈皮、青皮等；阳虚而血瘀者配用温通药，如肉桂、炮附子等。

二陈汤合逍遥丸合消瘰丸

【药物组成】陈皮，清半夏，茯苓，甘草，当归，川芎，柴胡，百部，白芥子，浙贝母，生牡蛎，玄参，全蝎。（原方无用量）

【功能主治】化痰软坚。适用痰气郁结型乳腺癌。

【用量用法】水煎服，日一剂，早晚温服。

【出处】范焕芳．刘亚娴辨证论治乳腺癌经验总结[J]．中华中医药杂志，2018，33（4）：1406-1408．

【方解】本方为全国老中医药专家学术经验继承工作指导老师刘亚娴教授治疗痰气郁结型乳腺癌的经验方。方中陈皮、清半夏皆以陈久者良，无过燥之弊，燥湿化痰；茯苓健脾渗湿，渗湿以助化痰之力，健脾以杜生痰之源；柴胡疏肝解郁，使肝气得以调达；当归补血和血；川芎活血祛瘀；玄参甘苦咸、微寒，滋阴降火，能散瘰疬、痰核、瘿瘤，《名医别录》记载"散颈下核"，《本草纲目》谓其"消瘰疬亦是散火"；生牡蛎咸平微寒，化痰软坚散结；全蝎息风镇痉，通络止痛，攻毒散结；白芥子辛温走窜，通经达络，专入皮里膜外，涤痰利气，消肿散结；浙贝母清热化痰止咳，解毒散结消痈，其中的生物碱有镇咳、解痉的作用；百部甘苦微温，能润肺，治肺热咳呛；甘草健脾和中，调和诸药。临证湿痰常用燥湿化痰药，如天南星等；热痰常伴脉滑数、舌红、苔黄腻等，当选用清热化痰药，如瓜蒌、海浮石等；寒痰常伴口淡、畏寒、舌苔白滑等，当选用温化寒痰药物，如皂荚等。

阳和汤合补阳还五汤加减

【**药物组成**】熟地黄，鹿角胶，肉桂，麻黄，白芥子，黄芪，川芎，桃仁，红花，赤芍，当归，地龙，全蝎。（原方无用量）

【**功能主治**】温阳散寒通络。适用阳虚寒凝型乳腺癌。

【**用量用法**】水煎服，日一剂，早晚温服。

【**出处**】范焕芳. 刘亚娴辨证论治乳腺癌经验总结[J]. 中华中医药杂志，2018，33（4）：1406-1408.

【**方解**】本方为全国老中医药专家学术经验继承工作指导老师刘亚娴教授治疗阳虚寒凝型乳腺癌常用方。方中重用熟地黄温补营血；鹿角胶填精补髓，强壮筋骨；两者合用，养血助阳。黄芪补益元气，意在气旺则血行，瘀去络通，现代药理研究表明黄芪可以增强机体免疫功能，其中含有的黄芪总苷不仅在整体水平有抑瘤作用，而且对体外肿瘤细胞有直接抑制作用，并可能通过诱导癌细胞凋亡起到抑癌作用；肉桂温经通脉，解散寒凝；麻黄、白芥子通阳散滞，消散痰结；当归补血和血；赤芍清热凉血，祛瘀止痛，具有解热、抗炎等作用，其中的赤芍正丁醇提取物赤芍 D 有抗肿瘤作用；川芎、桃仁、红花协同当归以活血祛瘀；全蝎息风镇痉，通络止痛，攻毒散结；地龙通经活络，力专善走，周行全身，以行药力。诸药合用，具有温阳补血，散寒祛瘀之效。

沙参麦冬汤

【**药物组成**】沙参，玉竹，甘草，桑叶，麦冬，生白扁豆，天花粉。（原方无用量）

【**功能主治**】滋阴生津。适用阴虚津亏型乳腺癌。

【**用量用法**】水煎服，日一剂，早晚温服。

【**出处**】范焕芳. 刘亚娴辨证论治乳腺癌经验总结[J]. 中华中医药杂志，2018，33（4）：1406-1408.

【**方解**】本方为全国老中医药专家学术经验继承工作指导老师刘亚娴教授治疗阴虚津亏型乳腺癌的经验方。方中沙参、麦冬清养肺胃；玉竹、天花粉生津；生白扁豆、甘草益气培中，甘缓和胃，以甘草能生津止渴，配以桑叶，轻宣燥热。合而成方，有清养肺胃，生津润燥之功。

人参养荣汤

【**药物组成**】人参，黄芪，当归，熟地黄，茯苓，桂心，炙甘草，陈皮，白术，白芍，五味子，远志，生姜，大枣。（原方无用量）

【**功能主治**】疏肝解郁。适用气血两虚型乳腺癌。

【**用量用法**】水煎服，日一剂，早晚温服。

【出处】范焕芳. 刘亚娴辨证论治乳腺癌经验总结[J]. 中华中医药杂志，2018，33（4）：1406-1408.

【方解】本方为全国老中医药专家学术经验继承工作指导老师刘亚娴教授治疗气血两虚型乳腺癌的经验方。方中人参大补元气，其中存在的天然皂苷能抑制癌细胞转移，诱导肿瘤细胞凋亡，为极具开发前景的抗肿瘤药物；茯苓、炙甘草健脾补气；白术益气健脾，药理研究证实其对小鼠艾氏腹水癌、淋巴肉瘤腹水型及食管癌都有显著的抑制作用；黄芪补脾益气，现代药理研究表明黄芪可以增强机体免疫功能，其中含有的黄芪总苷不仅在整体水平有抑瘤作用，而且对体外肿瘤细胞有直接抑制作用，并可能通过诱导癌细胞凋亡起到抑癌作用；桂心温补阳气，鼓舞气血生长；当归补血和血；白芍柔肝和血止痛；熟地黄滋补心肝；五味子酸温，既可敛肺滋肾，又可宁心安神；陈皮理气健脾，调中快膈；远志安神定志；姜、枣助参、术入气分以调和脾胃。全方有益气补血，宁心安神之效。

海藻玉壶汤合化痰消核丸

【药物组成】海藻 15g，昆布 15g，山慈菇 15g，法半夏 15g，浙贝母 15g，夏枯草 15g，泽泻 15g，苍术 15g，藿香 15g，佩兰 15g，当归 10g，青皮 10g，陈皮 10g，薏苡仁 30g。

【功能主治】祛湿化痰，软坚散结。适用痰湿蕴结型乳腺癌。

【用量用法】水煎服，日一剂，早晚温服。

【出处】宋雪，司徒红林，林毅. 林毅运用扶正祛邪法辨治复发转移性乳腺癌经验介绍[J]. 新中医，2017，49（6）：177-178.

【方解】本方为国医大师林毅教授治疗乳腺癌的经验方。方中海藻化痰软坚，消瘿消结；昆布消痰软坚散结；法半夏燥湿化痰，降逆止呕，消痞散结，其中含有的半夏多糖、半夏生物碱、胡芦巴碱、外源性凝聚素等对多种肿瘤细胞均有抑制作用；浙贝母清热化痰止咳，解毒散结消痈，其中的生物碱有镇咳、解痉的作用；陈皮理气调中，燥湿化痰，有祛痰、平喘等作用；青皮疏肝理气；当归补血和血；山慈菇清热解毒，消痈散结，《滇南本草》言其"消阴分之痰，止咳嗽，治喉痹，止咽喉痛。治毒疮，攻痈疽，敷诸疮肿毒，有脓者溃，无脓者消"；夏枯草清热散结消肿，现代药理研究表明夏枯草具有较强的抗癌作用，其提取物熊果酸能够明显诱导重力细胞的脱氧核糖核酸分裂，从而抑制肿瘤细胞的复制，达到抗肿瘤作用；泽泻清热利湿；薏苡仁健脾利湿；苍术、藿香、佩兰芳香化湿。诸药配伍，共奏化痰行气，消瘿散结之功。

归脾汤或当归补血汤

【药物组成】党参 15g，茯神 15g，熟地黄 15g，桂枝 15g，炙甘草 15g，黄芪 30～50g，酸枣仁 15～30g，白术 10g，当归 10g，远志 10g，广木香[后下] 10g，鸡血藤 60g，黄精 30g，麦芽 20g，稻芽 20g。

【功能主治】益气养血。适用气血两虚型乳腺癌。

【用量用法】水煎服，日一剂，早晚温服。

【出处】宋雪，司徒红林，林毅. 林毅运用扶正祛邪法辨治复发转移性乳腺癌经验介绍[J]. 新中医，2017，49（6）：177-178.

【方解】本方为国医大师林毅教授治疗乳腺癌的经验方。方中黄芪补脾益气，现代药理研究表明黄芪可以增强机体免疫功能，其中含有的黄芪总苷不仅在整体水平有抑瘤作用，而且对体外肿瘤细胞有直接抑制作用，并可能通过诱导癌细胞凋亡起到抑癌作用；党参益气健脾，生津润燥，具有增加机体免疫力的作用；炙甘草补脾益气以生血，使气旺而血生；白术益气健脾，药理研究证实其对小鼠艾氏腹水癌、淋巴肉瘤腹水型及食管癌都有显著的抑制作用；茯神、酸枣仁、远志宁心安神；广木香辛香而散，理气醒脾，与大量益气健脾药配伍，复中焦运化之功，又能防大量益气补血药滋腻碍胃，使补而不滞，滋而不腻；桂枝温经通脉；熟地黄滋补肾阴；黄精补气养阴；鸡血藤活血逐瘀；麦芽、稻芽消食和中。全方共奏益气补血，健脾养心之功。

沙参麦冬汤及大补阴丸

【药物组成】生地黄 15g，熟地黄 15g，麦冬 15g，鳖甲[先煎] 15g，石斛 15g，玄参 15g，党参 15g，知母 10g，天花粉 30g，龟甲[先煎] 30g，黄柏 5g，甘草 5g。

【功能主治】益气养阴。适用气阴两虚型乳腺癌。

【用量用法】水煎服，日一剂，早晚温服。

【出处】宋雪，司徒红林，林毅. 林毅运用扶正祛邪法辨治复发转移性乳腺癌经验介绍[J]. 新中医，2017，49（6）：177-178.

【方解】本方为国医大师林毅教授治疗乳腺癌的经验方。方中生地黄、熟地黄共用，滋补真阴；知母滋肾润燥，清肺泻火，黄柏苦寒坚阴，清泻相火，二药相配使火降而不耗阴；鳖甲滋阴清热，软坚散结，具有抗肝纤维化、抗癌等作用，并可增强实验动物免疫力；龟甲补水制火；麦冬养阴润肺，益胃生津，清心除烦，有抗疲劳、清除自由基、提高细胞免疫功能、镇静、催眠等作用；石斛益胃生津，对肺癌、卵巢癌和早幼粒细胞性白血病等恶性肿瘤的某些细胞有杀灭作用，具有较强的抗肿瘤活性；玄参养阴润燥，天花粉清热生津，共奏养阴生津，清热润燥之功；党参益气健脾，生津润燥，具有增加机体免疫力的作用；甘草调和诸药。诸药相配，使肺胃之阴得复，燥热之气得除，清不过寒，润不呆滞，共奏清养肺胃，育阴生津之效。

血府逐瘀汤

【药物组成】桃仁 15g，红花 15g，熟地黄 15g，当归 15g，赤芍 15g，丹参 15g，王不留行 15g，川芎 10g，莪术 10g，路路通 10g，蜂房 10g，全蝎 5g。

【功能主治】活血化瘀，消癥破结。适用瘀血内阻型乳腺癌。

【用量用法】水煎服，日一剂，早晚温服。

【出处】宋雪，司徒红林，林毅. 林毅运用扶正祛邪法辨治复发转移性乳腺癌经验介绍[J]. 新中医，2017，49（6）：177-178.

【方解】本方为国医大师林毅教授治疗乳腺癌的经验方。方中桃仁活血化瘀；红花活血祛瘀以止痛；二者共为君药。赤芍清热凉血，祛瘀止痛，具有解热、抗炎等作用，其中的赤芍正丁醇提取物赤芍 D 有抗肿瘤作用；莪术破血逐瘀；川芎、丹参、王不留行助君药活血祛瘀，为臣药。路路通、蜂房、全蝎清热解毒，通络散结；当归补血和血；熟地黄养血益阴，清热活血，为使药。合而用之，使血活瘀化气行，则诸症可愈，为治胸中血瘀证之良方。

六味地黄丸合二至丸

【药物组成】怀山药 15g，山茱萸 15g，生地黄 15g，熟地黄 15g，茯苓 15g，女贞子 15g，墨旱莲 15g，桑椹 15g，枸杞子 15g，牡丹皮 15g，菟丝子 15g，泽泻 10g。

【功能主治】滋补肝肾，调摄冲任。适用冲任失调型乳腺癌。

【用量用法】水煎服，日一剂，早晚温服。

【出处】宋雪，司徒红林，林毅. 林毅运用扶正祛邪法辨治复发转移性乳腺癌经验介绍[J]. 新中医，2017，49（6）：177-178.

【方解】本方为国医大师林毅教授治疗乳腺癌的经验方。方中生地黄、熟地黄同用，滋阴补肾，填精益髓；山茱萸补养肝肾，并能涩精，现代药理研究证实其具有增强免疫系统功能的作用；怀山药补益脾阴，亦能固精；泽泻利湿泄浊，并防熟地黄之滋腻恋邪；牡丹皮清泄相火，并制山茱萸之温涩；茯苓淡渗脾湿，并助山药之健运；枸杞子滋补肝肾，益精养血，枸杞子多糖具有促进免疫、延缓衰老、抗肿瘤、清除自由基、抗疲劳、抗辐射、保肝、保护和改善生殖功能等作用；女贞子、墨旱莲、桑椹滋补肝肾之阴；菟丝子温补肾阳。

健脾补肾方

【药物组成】太子参 30g，黄芪 30g，薏苡仁 30g，白花蛇舌草 30g，怀山药 15g，茯苓 15g，白术 15g，女贞子 15g，菟丝子 15g，枸杞子 15g，山茱萸 15g，莪术 15g。

【功能主治】健脾补肾。适用脾肾不足型乳腺癌。

【用量用法】水煎服，日一剂，早晚温服。

【出处】宋雪，司徒红林，林毅. 林毅运用扶正祛邪法辨治复发转移性乳腺癌经验介绍[J]. 新中医，2017，49（6）：177-178.

【方解】本方为国医大师林毅教授治疗乳腺癌的经验方。方中黄芪补脾益气，现代药理研究表明黄芪可以增强机体免疫功能，其中含有的黄芪总苷不仅在整体水平有抑瘤作用，而且对体外肿瘤细胞有直接抑制作用，并可能通过诱导癌细胞凋亡起到抑癌作用；怀山药补益脾阴，亦能固精；茯苓淡渗脾湿，并助怀山药之健运；山茱萸补养肝肾，并能涩精，现代药理研究证实其具有增强免疫系统功能的作用；女贞子滋补肝肾之阴；枸杞子滋补肝肾，益精养血，枸杞子多糖具有促进免疫、延缓衰老、抗肿瘤、清除自由基、抗疲劳、抗辐射、保肝、保护和改善生殖功能等作用；太子参益气健脾，生津润燥，具有增加机体免疫力的作用；薏苡仁益气健脾；白术益气健脾，药理研究证实其对小鼠艾氏腹水癌、淋巴肉瘤腹水型及食管癌都有显著的抑制作用；菟丝子温补肾阳；白花蛇舌草清热解毒，现代药理研究发现其在体外对急性淋巴细胞型、粒细胞型、单核细胞型以及慢性粒细胞型肿瘤细胞有较强的抑制作用；莪术破血逐瘀。

香砂六君子汤

【药物组成】党参 15g，炒白术 15g，茯苓 15g，怀山药 15g，木香[后下] 5g，砂仁[后下] 10g，陈皮 15g，紫苏梗 15g，姜竹茹 15g，莱菔子 15g，焦山楂 15g，焦神曲 15g，焦麦芽 15g，法半夏 15g。

【功能主治】健脾和胃，化湿理气。适用脾胃不和，湿热中阻型乳腺癌。

【用量用法】水煎服，日一剂，早晚温服。

【出处】司徒红林，陈前军，吕晓皑. 林毅治疗乳腺癌化疗骨髓抑制症经验[J]. 辽宁中医杂志，2008（2）：173-174.

【方解】本方为国医大师林毅教授治疗乳腺癌的经验方。方中党参益气健脾，生津润燥，具有增加机体免疫力的作用；炒白术、茯苓、怀山药益气健脾；法半夏燥湿化痰，降逆止呕，消痞散结，其中含有的半夏多糖、半夏生物碱、胡芦巴碱、外源性凝聚素等对多种肿瘤细胞均有抑制作用；陈皮理气调中，燥湿化痰，有祛痰、平喘等作用；砂仁、木香、紫苏梗、莱菔子理气化痰；姜竹茹清热降火；焦山焦、焦神曲、焦麦芽消食和中；健中有消，行中有补。

扶正解毒汤

【药物组成】黄芪 30g，白术 10g，茯神 20g，灵芝 10g，菟丝子[布包] 10g，陈皮 10g，麸炒柴胡 6g，郁金 10g，合欢皮 30g，白花蛇舌草 30g，半枝莲 30g，臭牡丹 20g，莪术 9g，牡丹皮 15g，三七 5g，赤芍 6g，酒丹参 15g，柏子仁 10g，甘草 5g。

【功能主治】疏肝健脾，调补冲任，化瘀解毒。适用乳腺癌肝郁脾虚，冲任失调，瘀毒内结。

【用量用法】水煎服，日一剂，早晚温服。

【出处】贺立娟，潘博. 潘敏求治疗三阴乳腺癌经验[J]. 湖南中医杂志，2018，34（5）：32-34.

【方解】本方为国医大师潘敏求教授治疗乳腺癌的经验方。方中黄芪补脾益气，现代药理研究表明黄芪可以增强机体免疫功能，其中含有的黄芪总苷不仅在整体水平有抑瘤作用，而且对体外肿瘤细胞有直接抑制作用，并可能通过诱导癌细胞凋亡起到抑癌作用；茯神益气健脾；白术益气健脾，药理研究证实其对小鼠艾氏腹水癌、淋巴肉瘤腹水型及食管癌都有显著的抑制作用；灵芝益气补虚劳，现代药理研究发现其对癌症发生和发展的过程都有抑制作用，不仅可以抑制肿瘤细胞增殖，而且对癌细胞的侵袭及转移也有抑制作用；陈皮理气调中，燥湿化痰，有祛痰、平喘等作用；麸炒柴胡、郁金理气解郁；合欢皮、柏子仁补益安神；菟丝子补肾助阳；白花蛇舌草清热解毒，现代药理研究发现其在体外对急性淋巴细胞型、粒细胞型、单核细胞型以及慢性粒细胞型肿瘤细胞有较强的抑制作用；半枝莲清热解毒散结，具有抗肿瘤作用；臭牡丹活血散瘀，消肿解毒；牡丹皮清热凉血，活血化瘀；赤芍、酒丹参清热凉血；三七活血祛瘀；莪术破血逐瘀；甘草调和诸药。

四逆六君调冲汤

【药物组成】柴胡10g，白芍12g，枳壳10g，黄芪30g，白术15g，茯苓15g，陈皮10g，半夏9g，焦三仙各30g，生地黄15g，枸杞子15g，淫羊藿15g，莪术10g，土茯苓20g，白花蛇舌草15g。

【功能主治】疏肝健脾益肾，调补冲任，解毒抗癌。适用于气滞痰瘀型乳腺癌。

【用量用法】水煎服，日一剂，早晚温服。

【出处】王兵，侯炜，赵彪，等. 朴炳奎教授辨治乳腺癌临床经验探析[J]. 环球中医药，2013，6（8）：627-629.

【方解】本方是全国老中医药专家学术经验继承工作指导老师朴炳奎教授治疗乳腺癌的经验方。四逆散是张仲景为治疗"少阴病，四逆，其人或咳，或悸，或小便不利，或腹中痛，或泄利下重者"而设，具有疏肝理脾、透邪解郁之功，柴胡疏肝解郁，调畅气机，透邪外出，治在气分；白芍滋阴养血，柔肝缓急，治在血分，其与柴胡同用，尚可敛阴和阳，条达肝气，使柴胡升散行气而无耗伤阴血之弊，并可籍其酸敛之性，收脾气之散乱，肝气之横逆，同为理肝之用；枳壳行气消痞，理脾导滞，与柴胡相合，一升一降，可加强疏肝理气调中之力。白术苦温燥脾益气化痰；茯苓甘淡健脾补气利湿；黄芪补脾益气，现代药理研究表明黄芪可以增强机体免疫功能，其中含有的黄芪总苷不仅在整体水平有抑瘤作用，而且对体外肿瘤细胞有直接抑制作用，并可能通过诱导癌细胞凋亡起到抑癌作用；陈皮、半夏理气散逆，燥湿除痰；焦三仙消食和中；生地黄清热滋阴；枸杞子滋补肝肾，益精养血，枸杞子多糖具有促进免疫、延缓衰老、抗肿瘤、清除自由基、抗疲劳、抗辐射、保肝、保护和改善生殖功能等作用；淫羊藿补肾强筋骨；莪术破血逐瘀；土茯苓解毒利湿；白花蛇舌草清热解毒，现代药理研究发现其在体外对急性淋巴细胞型、粒细胞型、单核细胞型以及慢性粒细胞型肿瘤细胞有较强的抑制作用。

如肝气郁结较重，情绪抑郁，时时叹息，则加郁金、八月札行气疏肝；如脾胃虚弱明显，纳呆腹胀，体倦乏力，则加太子参、山药、薏苡仁、益智仁等健运脾胃，益气补中；如肾气肾精亏损较著，腰膝酸软，月经失调，则加山茱萸、菟丝子、补骨脂、杜仲等补益肝肾，调补冲任；如见瘀热明显，乳房红肿疼痛，则加当归、川芎、牡丹皮、赤芍、紫草、升麻等活血祛瘀，清热散结；如见痰湿壅盛，胸胁胀闷，痰多难咯，则加生薏苡仁、白豆蔻、桔梗、苦杏仁等健脾化湿，宣肺祛痰；如见阴虚内热，口干欲饮，舌红燥裂，则去陈皮、半夏、黄芪、白术辛温香燥之药，加重沙参、麦冬、石斛、五味子、百合、天冬等养阴生津之品。

治疗乳腺癌经验方 1

【药物组成】柴胡 9g，枳壳 9g，白芍 9g，海藻 15g，山慈菇 10g，鹿角霜 15g，黄芪 30g，白术 10g，山药 10g，连翘 10g，金银花 15g，紫草 10g，白花蛇舌草 30g，女贞子 15g，枸杞子 15g，焦三仙各 10g，甘草 6g。

【功能主治】疏肝益肾，解毒消肿。适用于肝气郁结，肾气亏虚型乳腺癌。

【用量用法】水煎服，日一剂，早晚温服。

【出处】卢雯平，朴炳奎. 治疗乳腺癌验案 3 则[J]. 中医杂志，2010，51（7）：598-599.

【方解】本方是全国老中医药专家学术经验继承工作指导老师朴炳奎教授治疗乳腺癌的经验方。方中柴胡疏肝解郁，调畅气机，透邪外出，治在气分；白芍滋阴养血，柔肝缓急，治在血分，其与柴胡同用，尚可敛阴和阳，条达肝气，使柴胡升散行气而无耗伤阴血之弊，并可籍其酸敛之性，收脾气之散乱，肝气之横逆，同为理肝之用；白术益气健脾，药理研究证实其对小鼠艾氏腹水癌、淋巴肉瘤腹水型及食管癌都有显著的抑制作用；黄芪补脾益气，现代药理研究表明黄芪可以增强机体免疫功能，其中含有的黄芪总苷不仅在整体水平有抑瘤作用，而且对体外肿瘤细胞有直接抑制作用，并可能通过诱导癌细胞凋亡起到抑癌作用；山药益气健脾；焦三仙消食和中；紫草清热滋阴；枸杞子滋补肝肾，益精养血，枸杞子多糖具有促进免疫、延缓衰老、抗肿瘤、清除自由基、抗疲劳、抗辐射、保肝、保护和改善生殖功能等作用；女贞子滋补肝肾之阴；鹿角霜温肾助阳，收敛止血；连翘、金银花清热散结；山慈菇清热解毒，消痈散结，《滇南本草》言其"消阴分之痰，止咳嗽，治喉痹，止咽喉痛。治毒疮，攻痈疽，敷诸疮肿毒，有脓者溃，无脓者消"；白花蛇舌草清热解毒，现代药理研究发现其在体外对急性淋巴细胞型、粒细胞型、单核细胞型以及慢性粒细胞型肿瘤细胞有较强的抑制作用；海藻软坚散结；甘草调和诸药。

治疗乳腺癌经验方 2

【药物组成】柴胡 10g，枳壳 6g，青皮 6g，赤芍 15g，山慈菇 10g，浙贝母 15g，郁金 15g，瓜蒌 15g，丹参 24g，桃仁 10g，三七 10g，甘草 6g。

【功能主治】理气化痰，活血祛瘀。适用于气滞血瘀型乳腺癌。

【用量用法】水煎服，日一剂，早晚温服。

【出处】王庆其，李孝刚，邹纯朴，等. 国医大师裘沛然治案（四）——治疗癌症案四则[J]. 中医药通报，2015，14（6）：22-24.

【方解】本方为国医大师裘沛然教授治疗乳腺癌的经验方。乳腺位于肝经、胃经循行处，肝气不舒则气郁于胁肋，方中以柴胡疏肝解郁，合枳壳、青皮理气散结，调畅气机；桃仁活血化瘀；赤芍清热凉血，祛瘀止痛，具有解热、抗炎等作用，其中的赤芍正丁醇提取物赤芍 D 有抗肿瘤作用；丹参、三七活血祛瘀；浙贝母清热化痰止咳，解毒散结消痈，其中的生物碱有镇咳、解痉的作用；瓜蒌清热化痰，宽胸散结，润肠通便，药理研究证实其有活血化瘀、缓解胸闷等作用；郁金活血止痛，行气解郁；山慈菇清热解毒，消痈散结，《滇南本草》言其"消阴分之痰，止咳嗽，治喉痹，止咽喉痛。治毒疮，攻痈疽，敷诸疮肿毒，有脓者溃，无脓者消"；甘草调和诸药。诸药相合，气行则痰瘀自去。若肝气郁久化热，口干口苦、烦躁易怒加夏枯草、栀子；胁痛加香附、延胡索、川楝子；咳嗽痰多加百部、紫菀、橘络；脾虚纳呆乏力加太子参、白术、茯苓；腰膝酸软，头晕目眩，肝肾阴伤加墨旱莲、女贞子、山茱萸；血瘀偏重加川芎、生地黄、当归、䗪虫等；疼痛甚剧加蒲黄、五灵脂、乳香、没药等祛瘀止痛。

治疗乳腺癌经验方 3

【药物组成】山豆根，瓜蒌，重楼，王不留行，天葵子，蒲公英，蜂房，郁金，莪术，夏枯草，皂角刺，蟹爪，望江南，香附，胡桃枝，鳖甲，柴胡，牡蛎，猫眼草，三叉苦，五灵脂，川芎，血竭，木鳖子。（原方无用量）

【功能主治】清热解毒，活血散瘀。适用于乳腺癌。

【用量用法】水煎服，日一剂，早晚温服。

【出处】张志远. 常见癌症与中药调治[J]. 辽宁中医杂志，1994（6）：248-250.

【方解】本方为国医大师张志远教授治疗乳腺癌的经验方。方中山豆根清热解毒利咽散结；瓜蒌清热化痰，宽胸散结，润肠通便，药理研究证实其有活血化瘀、缓解胸闷等作用；重楼、天葵子、蒲公英、猫眼草、望江南、三叉苦清热解毒，消肿散结；莪术破血逐瘀；鳖甲滋阴清热，软坚散结，具有抗肝纤维化、抗癌等作用，并可增强实验动物免疫力；血竭、皂角刺、蟹爪活血化瘀；夏枯草清热散结消肿，现代药理研究表明夏枯草具有较强的抗癌作用，其提取物熊果酸能够明显诱导重力细胞的脱氧核糖核酸分裂，从而抑制肿瘤细胞的复制，达到抗肿瘤作用；木鳖子、胡桃枝散结消肿；牡蛎软坚散结；王不留行活血通经；蜂房解毒散结消瘀；郁金行气解郁；香附、柴胡、川芎、五灵脂行气活血止痛。

治疗乳腺癌经验方 4

【药物组成】党参，黄芪，茯苓，女贞子，枸杞子，猪苓。（原方无用量）

【功能主治】益气养阴。适用于气阴两虚型乳腺癌。

【用量用法】水煎服，日一剂，早晚温服。

【出处】顾锡冬，何若苹，徐光星，等. 何任治疗乳腺癌的用药经验[J]. 浙江中医杂志，2010，45（10）：705-706.

【方解】本方为国医大师何任教授治疗乳腺癌的经验方。方中党参益气健脾，生津润燥，具有增加机体免疫力的作用；黄芪补脾益气，现代药理研究表明黄芪可以增强机体免疫功能，其中含有的黄芪总苷不仅在整体水平有抑瘤作用，而且对体外肿瘤细胞有直接抑制作用，并可能通过诱导癌细胞凋亡起到抑癌作用；枸杞子滋补肝肾，益精养血，枸杞子多糖具有促进免疫、延缓衰老、抗肿瘤、清除自由基、抗疲劳、抗辐射、保肝、保护和改善生殖功能等作用；女贞子滋补肝肾，益精养血；猪苓、茯苓健脾祛湿。诸药合用，健脾益气，养阴生津。

归脾汤合八珍汤

【药物组成】白术，人参，黄芪，当归，甘草，茯苓，白芍，熟地黄，远志，酸枣仁，木香，龙眼肉，生姜，大枣。（原方无用量）

【功能主治】补气健脾，益气养血。适用于乳腺癌气血不足。

【用量用法】水煎服，日一剂，早晚温服。

【出处】顾恪波，王逊，何立丽，等. 孙桂芝教授诊疗乳腺癌经验探析[J]. 辽宁中医药大学学报，2013，15（5）：153-155.

【方解】本方为全国老中医药专家学术经验继承工作指导老师孙桂芝教授治疗乳腺癌的经验方。方中以黄芪补脾益气，现代药理研究表明黄芪可以增强机体免疫功能，其中含有的黄芪总苷不仅在整体水平有抑瘤作用，而且对体外肿瘤细胞有直接抑制作用，并可能通过诱导癌细胞凋亡起到抑癌作用；人参大补元气，其中存在的天然皂苷能抑制癌细胞转移，诱导肿瘤细胞凋亡，为极具开发前景的抗肿瘤药物；白术甘温，补脾益气以生血，使气旺而血生；当归补血和血；龙眼肉甘温补血养心；茯苓、酸枣仁、远志宁心安神；木香辛香而散，理气醒脾，与大量益气健脾药配伍，复中焦运化之功，又能防大量益气补血药滋腻碍胃，使补而不滞，滋而不腻；白芍柔肝和血止痛；熟地黄滋阴益气；生姜、大枣和胃气，生津；甘草调和诸药。

天王补心丹

【药物组成】人参，茯苓，玄参，丹参，桔梗，远志，当归，五味子，麦冬，天冬，

柏子仁，酸枣仁，生地黄，朱砂。（原方无用量）

【功能主治】滋养肝肾，益肾填精。适用于乳腺癌肝肾阴血不足。

【用量用法】水煎服，日一剂，早晚温服。

【出处】顾恪波，王逊，何立丽，等. 孙桂芝教授诊疗乳腺癌经验探析[J]. 辽宁中医药大学学报，2013，15（5）：153-155.

【方解】本方为全国老中医药专家学术经验继承工作指导老师孙桂芝教授治疗乳腺癌的经验方。方中重用甘寒之生地黄，入心能养血，入肾能滋阴，故能滋阴养血，壮水以制虚火，为君药。麦冬养阴润肺，益胃生津，清心除烦，有抗疲劳、清除自由基、提高细胞免疫功能、镇静、催眠等作用；天冬滋阴清热；酸枣仁、柏子仁养心安神；当归补血润燥，共助生地黄滋阴补血，并养心安神，俱为臣药。玄参滋阴降火；茯苓、远志养心安神；人参大补元气，其中存在的天然皂苷能抑制癌细胞转移，诱导肿瘤细胞凋亡，为极具开发前景的抗肿瘤药物；五味子之酸以敛心气，安心神；丹参清心活血，合补血药使补而不滞，则心血易生；朱砂镇心安神，以治其标，以上共为佐药。桔梗为舟楫，载药上行以使药力缓留于上部心经，为使药。

乳复方

【药物组成】郁金10g，柴胡10g，黄芪15g，香附10g，茯苓10g，白术10g，白芍10g，枸杞子10g，菟丝子10g，女贞子10g，夏枯草10g，王不留行10g，莪术9g，半枝莲20g，白花蛇舌草20g，甘草5g。

【功能主治】疏肝健脾，补肾益精，化瘀解毒。适用乳腺癌。

【用量用法】水煎服，日一剂，早晚温服。

【出处】李琳霏，潘博，杜小艳，等. 潘敏求教授从"瘀、毒、虚"论治乳腺癌经验[J]. 湖南中医药大学学报，2016，36（4）：38-41.

【方解】本方为国医大师潘敏求教授治疗乳腺癌的经验方。方中以柴胡、郁金、香附疏肝柔肝；白芍柔肝和血止痛；黄芪补脾益气，现代药理研究表明黄芪可以增强机体免疫功能，其中含有的黄芪总苷不仅在整体水平有抑瘤作用，而且对体外肿瘤细胞有直接抑制作用，并可能通过诱导癌细胞凋亡起到抑癌作用；白术益气健脾，药理研究证实其对小鼠艾氏腹水癌、淋巴肉瘤腹水型及食管癌都有显著的抑制作用；茯苓、甘草健脾；枸杞子滋补肝肾，益精养血，枸杞子多糖具有促进免疫、延缓衰老、抗肿瘤、清除自由基、抗疲劳、抗辐射、保肝、保护和改善生殖功能等作用；菟丝子、女贞子补肾益精；莪术破血逐瘀；夏枯草清热散结消肿，现代药理研究表明夏枯草具有较强的抗癌作用，其提取物熊果酸能够明显诱导重力细胞的脱氧核糖核酸分裂，从而抑制肿瘤细胞的复制，达到抗肿瘤作用；半枝莲清热解毒散结，具有抗肿瘤作用；白花蛇舌草清热解毒，现代药理研究发现其在体外对急性淋巴细胞型、粒细胞型、单核细胞型以及慢性粒细胞型肿瘤细胞有较强的抑制作用；王不留行化瘀解毒。诸药合用，配伍精当，扶正抗癌，标本兼治，使肝气得疏，脾肾同补，积聚得消，寓攻于补，补中有消，为攻补兼顾之方。

仙方活命饮

【药物组成】柴胡 9g，白芍 9g，金银花 15g，白芷 9g，陈皮 9g，羌活 9g，天花粉 12g，皂角刺 12g，赤芍 12g，防风 9g，黄芪 30g，白术 15g，山药 15g，蒲公英 15g，海藻 15g，全蝎 5g，续断 9g，威灵仙 12g，浙贝母 15g，山慈菇 12g，鹿角霜 12g，焦三仙各 30g。

【功能主治】疏肝益肾，解毒消肿。适用于热毒瘀结型乳腺癌。

【用量用法】水煎服，日一剂，早晚温服。

【出处】卢雯平，朴炳奎. 朴炳奎治疗乳腺癌验案 3 则[J]. 中医杂志，2010，51（7）：598-599.

【方解】本方是全国老中医药专家学术经验继承工作指导老师朴炳奎教授治疗乳腺癌的经验方。方中柴胡疏肝解郁，调畅气机，透邪外出，治在气分；白芍滋阴养血，柔肝缓急，治在血分，其与柴胡同用，尚可敛阴和阳，条达肝气，使柴胡升散行气而无耗伤阴血之弊，并可籍其酸敛之性，收脾气之散乱，肝气之横逆，同为理肝之用；陈皮助柴胡理气解郁；赤芍清热凉血，祛瘀止痛，具有解热、抗炎等作用，其中的赤芍正丁醇提取物赤芍 D 有抗肿瘤作用；黄芪补脾益气，现代药理研究表明黄芪可以增强机体免疫功能，其中含有的黄芪总苷不仅在整体水平有抑瘤作用，而且对体外肿瘤细胞有直接抑制作用，并可能通过诱导癌细胞凋亡起到抑癌作用；白术益气健脾，药理研究证实其对小鼠艾氏腹水癌、淋巴肉瘤腹水型及食管癌都有显著的抑制作用；山药益气健脾；金银花性味甘寒，合蒲公英清热解毒疗疮；山慈菇清热解毒，消痈散结，《滇南本草》言其"消阴分之痰，止咳嗽，治喉痹，止咽喉痛。治毒疮，攻痈疽，敷诸疮肿毒，有脓者溃，无脓者消"；白芷、防风通滞散结，热毒外透；羌活祛风胜湿；天花粉清热化痰散结，消未成之脓；皂角刺通行经络，透脓溃坚，可使脓成即溃；海藻软坚散结；全蝎通络止痛，攻毒散结；鹿角霜温肾助阳，收敛止血；续断补肾助阳；威灵仙祛风除湿，通络止痛，消骨鲠，祛痰水；浙贝母清热化痰止咳，解毒散结消痈，其中的生物碱有镇咳、解痉的作用；焦三仙消食和中。诸药合用，共奏清热解毒，消肿溃坚，活血止痛之功。

护乳抑癌汤

【药物组成】生晒参 12g，黄芪 12g，紫丹参 10g，山慈菇 12g，猫爪草 12g，菝葜 12g，郁金 10g，白花蛇舌草 15g，半枝莲 15g，丝瓜络 6g，路路通 10g，甘草 5g。

【功能主治】益气活血，软坚散结。适用于乳腺癌。

【用量用法】水煎服，日一剂，早晚温服。

【出处】刘应科，孙光荣. 肿瘤病症辨治心悟[J]. 湖南中医药大学学报，2016，36（3）：1-4.

【方解】本方为国医大师孙光荣教授治疗乳腺癌的经验方。方中黄芪补脾益气，现代药理研究表明黄芪可以增强机体免疫功能，其中含有的黄芪总苷不仅在整体水平有抑瘤作用，而且对体外肿瘤细胞有直接抑制作用，并可能通过诱导癌细胞凋亡起到抑癌作用；生晒参、紫丹参益气活血，共为君药。山慈菇清热解毒，消痈散结，《滇南本草》言其"消阴分之痰，止咳嗽，治喉痹，止咽喉痛。治毒疮，攻痈疽，敷诸疮肿毒，有脓者溃，无脓者消"；猫爪草、菝葜、白花蛇舌草清热解毒，现代药理研究发现白花蛇舌草在体外对急性淋巴细胞型、粒细胞型、单核细胞型以及慢性粒细胞型肿瘤细胞有较强的抑制作用；半枝莲清热解毒散结，具有抗肿瘤作用；路路通清热解毒，软坚散结；郁金行气止痛，解郁清热；丝瓜络清热利湿；甘草调和诸药。诸药合用，共奏益气活血，软坚散结之功效。随症加减：若癌块坚硬者，加制鳖甲、三棱、蓬莪术以软坚散结；若疼痛剧烈者，加鸡矢藤、延胡索、制乳香、制没药以活血止痛；若月经淋漓者，加地黄炭、地榆炭、当归身以补血止血；若术后盗汗者，加龙眼肉、浮小麦、大枣调营敛汗。

安神定志汤

【药物组成】党参10g，黄芪10g，丹参10g，小麦15g，大枣10g，甘草5g，茯神20g，酸枣仁20g，郁金10g，灯心草3g，浮小麦20g，地骨皮15g，银柴胡15g。

【功能主治】宁心安神，疏肝养血。适用于气郁血虚，心神失养型乳腺癌。

【用量用法】水煎服，日一剂，早晚温服。

【出处】黄梅. 国医大师孙光荣"中和思想"在女性乳腺癌防治中的应用[J]. 国际中医中药杂志，2020，42（11）：1130-1132.

【方解】本方为国医大师孙光荣教授治疗乳腺癌的经验方。本方以甘麦大枣汤为底方，安神定志。方中黄芪补脾益气，现代药理研究表明黄芪可以增强机体免疫功能，其中含有的黄芪总苷不仅在整体水平有抑瘤作用，而且对体外肿瘤细胞有直接抑制作用，并可能通过诱导癌细胞凋亡起到抑癌作用；党参益气健脾，生津润燥，具有增加机体免疫力的作用；丹参益气活血；茯神、酸枣仁、郁金疏肝安神；大枣健脾益气；小麦、甘草养心疏肝；灯心草清心除烦；浮小麦、地骨皮、银柴胡清虚热，敛盗汗。

益气养血颗粒

【药物组成】黄芪，党参，当归，女贞子，丹参，山茱萸，淫羊藿。（原方无用量）

【功能主治】益气养血。适用于乳腺癌。

【用量用法】温开水冲服，日一剂，早晚温服。

【出处】张瑾，吴咸中，伍孝先. 益气养血颗粒对绝经前乳腺癌患者内分泌功能的调节作用[J]. 中国中西医结合外科杂志，1999（5）：4-6.

【方解】本方为国医大师吴咸中教授治疗乳腺癌的经验方。方中黄芪补脾益气，现代药理研究表明黄芪可以增强机体免疫功能，其中含有的黄芪总苷不仅在整体水平有抑瘤作用，而且对体外肿瘤细胞有直接抑制作用，并可能通过诱导癌细胞凋亡起到抑癌作用；党参益气健脾，生津润燥，具有增加机体免疫力的作用；当归补血和血；女贞子滋阴固肾；丹参活血调经；山茱萸补养肝肾，并能涩精，现代药理研究证实其具有增强免疫系统功能的作用；淫羊藿补脾固肾。

柴胡疏肝散

【**药物组成**】柴胡 10g，陈皮 10g，川芎 10g，白芍 10g，制香附 10g，浙贝母 10g，桔梗 10g，砂仁^{后下}4g，蜈蚣粉^{冲服}2g，天花粉 10g。

【**功能主治**】疏肝理气，清热和胃，适用于肝郁气滞型乳腺癌。

【**用量用法**】温开水冲服，日一剂，早晚温服。

【**出处**】王星晨，马艳敏. 张磊疏利涤浊法治疗癌症验案二则[J]. 中国中医药现代远程教育，2018，16（9）：83-85.

【**方解**】本方为国医大师张磊教授治疗乳腺癌的经验方。方中柴胡条达肝气而疏郁结；制香附疏肝行气止痛，川芎行气活血，开郁止痛，二药共助柴胡梳理肝气；陈皮理气调中，燥湿化痰，有祛痰、平喘等作用；白芍柔肝和血止痛；砂仁醒脾调胃，快气调中，止呕；蜈蚣粉攻毒散结，通络止痛；浙贝母清热化痰止咳，解毒散结消痈，其中的生物碱有镇咳、解痉的作用；天花粉苦寒，清热泻火，散结消痈排脓，生津止渴；桔梗宣肺排脓，载药上行。诸药合用，共奏疏肝解郁，行气止痛，清热和胃之功。

二陈汤

【**药物组成**】清半夏 10g，陈皮 10g，茯苓 10g，浙贝母 10g，炒麦芽 15g，炒神曲 10g，炒山楂 15g，夏枯草 15g，川芎 10g，皂角刺 10g，小麦 30g，连翘 18g，甘草 6g，五味子 10g。

【**功能主治**】疏肝理气，健脾和中。适用于肝郁脾虚型乳腺癌。

【**用量用法**】温开水冲服，日一剂，早晚温服。

【**出处**】王星晨，马艳敏. 张磊疏利涤浊法治疗癌症验案二则[J]. 中国中医药现代远程教育，2018，16（9）：83-85.

【**方解**】本方为国医大师张磊教授治疗乳腺癌的经验方。方中清半夏理气燥湿化痰；陈皮理气调中，燥湿化痰，有祛痰、平喘等作用；茯苓淡渗利水，先上后下，助清半夏化痰；浙贝母清热化痰止咳，解毒散结消痈，其中的生物碱有镇咳、解痉的作用；甘草益气和中；炒神曲、炒山楂、炒麦芽健脾和胃，消食和中；川芎行气活血止痛；夏枯草清热散结消肿，现代药理研究表明夏枯草具有较强的抗癌作用，其提取物熊果酸能够明显诱导重力细胞的脱氧核糖核酸分裂，从而抑制肿瘤细胞的复制，达到抗肿瘤作用；连翘味辛苦寒，清热泻火散结消肿；皂角刺消肿托毒排脓；五味子补肾宁心，收敛固涩；小麦养心阴，宁心安神。全方理气健脾，和胃化湿，消肿散结，宁心安神。

温胆汤

【药物组成】清半夏 10g，陈皮 10g，茯苓 10g，枳实 10g，竹茹 10g，黄连 6g，胆南星 6g，灯心草 3g，首乌藤 30g，香橼 10g，甘草 3g，小麦 30g。

【功能主治】理气化痰，清胆和胃。适用于湿浊内盛，胆胃不和型乳腺癌。

【用量用法】温开水冲服，日一剂，早晚温服。

【出处】王星晨，马艳敏. 张磊疏利涤浊法治疗癌症验案二则[J]. 中国中医药现代远程教育，2018，16（9）：83-85.

【方解】本方为国医大师张磊教授治疗乳腺癌的经验方。方中清半夏燥湿化痰，降逆止呕，消痞散结，其中含有的半夏多糖、半夏生物碱、胡芦巴碱、外源性凝聚素等对多种肿瘤细胞均有抑制作用；竹茹清胆和胃，除烦止呕；陈皮理气调中，燥湿化痰，有祛痰、平喘等作用；枳实、香橼理气化痰；茯苓渗湿健脾以消痰；胆南星清热化痰，药理实验表明其具有祛痰、抗惊厥及抑制癌细胞分裂的作用；黄连清热燥湿，具有抗炎、解热作用，其中小檗碱还能通过抑制癌细胞呼吸，阻碍癌细胞嘌呤和核酸的合成，干扰癌细胞代谢等途径产生抗癌作用；灯心草清心火以安神；首乌藤、小麦养心安神；甘草调和诸药。诸药合用令胃气和降，胆郁得舒，痰浊得去，心神得安。

苇茎汤合泻白散

【药物组成】芦根 30g，冬瓜子 30g，薏苡仁 30g，桑白皮 10g，地骨皮 10g，北沙参 15g，白芍 30g，黄芩 10g，白前 10g，桔梗 10g，茯苓 10g，橘红 6g，甘草 6g。

【功能主治】理气化痰，清胆和胃。适用于湿浊内盛，胆胃不和型乳腺癌。

【用量用法】温开水冲服，日一剂，早晚温服。

【出处】王星晨，马艳敏. 张磊疏利涤浊法治疗癌症验案二则[J]. 中国中医药现代远程教育，2018，16（9）：83-85.

【方解】本方为国医大师张磊教授治疗乳腺癌的经验方。方中芦根甘寒轻浮，善清肺热；冬瓜子清热化痰，利湿排脓，能清上彻下，肃降肺气，与芦根配合则清肺宣壅，涤痰排脓；薏苡仁甘淡微寒，上清肺热而排脓，下利肠胃而渗湿；桑白皮甘寒性降，专入肺经，清泻肺热，止咳平喘；地骨皮甘寒，清降肺中伏火；桔梗宣肺，白前降气，一升一降，以复肺气宣降之权，且能排脓消痈；黄芩、橘红为佐，以清热散结；北沙参、白芍反佐以养肺阴，肺浊已去，肺阴定亏，反佐阴药，重建水之上源；茯苓淡渗利湿，通利水道，为邪之出路，且与甘草合用，养胃和中，培土生金；甘草益气且调和诸药。

清骨散

【药物组成】青蒿，秦艽，鳖甲，知母，银柴胡，黄连，地骨皮，甘草。（原方无

用量）

【功能主治】清骨退蒸，滋阴潜阳。适用于乳腺癌术后阴虚，骨蒸痨热。

【用量用法】水煎服，日一剂，早晚温服。

【出处】顾锡冬，何若苹，徐光星，等. 何任治疗乳腺癌的用药经验[J]. 浙江中医杂志，2010，45（10）：705-706.

【方解】本方为国医大师何任教授治疗乳腺癌术后阴虚，骨蒸痨热的经验方。方中银柴胡善清虚劳骨蒸之热，而无苦舌之弊，为君药。黄连、知母、地骨皮均入阴分，而清伏热于里，退骨热以治骨蒸劳热；青蒿、秦艽均具辛散之功，能宣内伏之热而出于表，清伏热，共为臣药。鳖甲滋阴清热，软坚散结，具有抗肝纤维化、抗癌等作用，并可增强实验动物免疫力，为佐药。甘草益气，避免寒凉滋腻之味损伤脾胃之气，同时调和诸药。诸药合用，共奏清骨退蒸，滋阴潜阳之功。现代研究证实，本方具有解热、镇静、消炎、滋养强壮、降低自主神经系统兴奋性等作用。

丹栀逍遥散

【药物组成】柴胡，郁金，当归，白芍，赤芍，牡丹皮，栀子，茯苓，白术，薄荷，首乌藤，合欢皮。（原方无用量）

【功能主治】行气解郁，疏肝散热。适用于乳腺癌肝脾气血不足型发热。

【用量用法】水煎服，日一剂，早晚温服。

【出处】顾恪波，王逊，何立丽，等. 孙桂芝教授诊疗乳腺癌经验探析[J]. 辽宁中医药大学学报，2013，15（5）：153-155.

【方解】本方为全国老中医药专家学术经验继承工作指导老师孙桂芝教授治疗乳腺癌的经验方。方中柴胡辛、苦、微寒，疏肝解郁，条达肝气；郁金行气解郁；当归补血和血；白芍苦酸微寒，柔肝缓急，与柴胡共用补肝体助肝用，使肝血和则肝气舒；赤芍清热凉血，祛瘀止痛，具有解热、抗炎等作用，其中的赤芍正丁醇提取物赤芍 D 有抗肿瘤作用；牡丹皮清热凉血，活血化瘀；栀子清热泻火；茯苓、白术健脾益气，防止肝病传脾；白术益气健脾，药理研究证实其对小鼠艾氏腹水癌、淋巴肉瘤腹水型及食管癌都有显著的抑制作用；薄荷少许疏肝郁，透肝热；首乌藤、合欢皮安神解郁。

小柴胡汤合小陷胸汤、左金丸

【药物组成】柴胡，半夏，人参，甘草，黄芩，黄连，瓜蒌，吴茱萸，生姜，大枣。（原方无用量）

【功能主治】疏肝解郁，清热解毒。适用于乳腺癌肝胃经郁热。

【用量用法】水煎服，日一剂，早晚温服。

【出处】顾恪波，王逊，何立丽，等. 孙桂芝教授诊疗乳腺癌经验探析[J]. 辽宁中医药大学学报，2013，15（5）：153-155.

【方解】本方为全国老中医药专家学术经验继承工作指导老师孙桂芝治疗乳腺癌肝胃经郁热的经验方。方中柴胡辛、苦，微寒，入肝、胆、肺经，透解邪热，疏达经气；黄芩清泄邪热；黄连清热燥湿，具有抗炎、解热作用，其中小檗碱还能通过抑制癌细胞呼吸，阻碍癌细胞嘌呤和核酸的合成，干扰癌细胞代谢等途径产生抗癌作用；半夏燥湿化痰，降逆止呕，消痞散结，其中含有的半夏多糖、半夏生物碱、胡芦巴碱、外源性凝聚素等对多种肿瘤细胞均有抑制作用；人参大补元气，其中存在的天然皂苷能抑制癌细胞转移，诱导肿瘤细胞凋亡，为极具开发前景的抗肿瘤药物；瓜蒌清热化痰，宽胸散结，润肠通便，药理研究证实其有活血化瘀、缓解胸闷等作用；吴茱萸辛、苦而热，入肝、脾、胃、肾经，辛能入肝散肝郁，苦能降逆助黄连降逆止呕之功，温则佐制黄连之寒，使黄连无凉遏之弊，且能引领黄连入肝经；生姜、大枣和胃气，生津；甘草扶助正气，抵抗病邪，且能调和诸药。

止嗽散

【药物组成】桔梗，荆芥，紫菀，百部，白前，甘草，陈皮。（原方无用量）

【功能主治】止咳化痰。适用于乳腺癌术后咳嗽。

【用量用法】水煎服，日一剂，早晚温服。

【出处】顾锡冬，何若苹，徐光星，等. 何任治疗乳腺癌的用药经验[J]. 浙江中医杂志，2010，45（10）：705-706.

【方解】本方为国医大师何任治疗乳腺癌术后咳嗽的经验方。方中紫菀止咳，百部润肺止咳，虽苦但不伤肺为君药，二者性温而不热，润而不寒，皆可止咳化痰。桔梗善开宣肺气，白前长于降气化痰，二者协同使用，一升一降，使气机运转，恢复肺气之宣降，增强君药的止咳化痰之力，共为臣药。荆芥可疏风解表，除在表之邪；陈皮理气调中，燥湿化痰，有祛痰、平喘等作用，二者均为佐药。甘草缓急和中，调和诸药，为使。

玉屏风散

【药物组成】黄芪，白术，防风。（原方无用量）

【功能主治】益气固表。适用于乳腺癌术后表虚不固。

【用量用法】水煎服，日一剂，早晚温服。

【出处】顾锡冬，何若苹，徐光星，等. 何任治疗乳腺癌的用药经验[J]. 浙江中医杂志，2010，45（10）：705-706.

【方解】本方为国医大师何任治疗乳腺癌术后表虚不固的经验方。方中黄芪甘温，内补脾肺之气，外可固表止汗，为君药，现代药理研究表明黄芪可以增强机体免疫功能，其中含有的黄芪总苷不仅在整体水平有抑瘤作用，而且对体外肿瘤细胞有直接抑制作用，并可能通过诱导癌细胞凋亡起到抑癌作用。白术健脾益气，助黄芪以加强益气固表之功，为臣药，药理研究证实其对小鼠艾氏腹水癌、淋巴肉瘤腹水型及食管癌都有显著的抑制作用。佐以防风走表而散风邪，合黄芪、白术以益气祛邪。且黄芪得防风，固表而不致留邪；防风得黄芪，祛邪而不伤正，有补中寓疏，散中寓补之意。

小承气汤

【药物组成】大黄，厚朴，枳实。（原方无用量）
【功能主治】泻热通便。适用于乳腺癌术后大便不通。
【用量用法】水煎服，日一剂，早晚温服。
【出处】顾锡冬，何若苹，徐光星，等. 何任治疗乳腺癌的用药经验[J]. 浙江中医杂志，2010，45（10）：705-706.
【方解】本方为国医大师何任治疗乳腺癌术后大便不通的经验方。本方出自《伤寒论》，由大承气汤去掉软坚下热的芒硝，又减行气消胀的枳实、厚朴用量，虽亦属里实的下剂，但较大承气汤则远有不及，尤其下热，更较不足，故名为小承气汤。方中大黄泻热通肠，凉血解毒，逐瘀通经；厚朴燥湿消痰，下气除满，药理研究表明其具有调整胃肠运动功能、促进消化液分泌等作用；枳实破气消积，化痰散痞。诸药合用，可以轻下热结，除满消痞。

脾肾方

【药物组成】党参 10g，黄芪 30g，白术 10g，茯苓 10g，陈皮 10g，法半夏 8g，淫羊藿 10g，枸杞子 10g，菟丝子 10g，女贞子 10g，白花蛇舌草 15g，甘草 5g。
【功能主治】健脾补肾，益气养血。适用于乳腺癌放化疗不良反应。
【用量用法】水煎服，日一剂，早晚温服。
【出处】李琳霈，潘博，杜小艳，等. 潘敏求教授从"瘀、毒、虚"论治乳腺癌经验[J]. 湖南中医药大学学报，2016，36（4）：38-41.
【方解】本方为国医大师潘敏求教授治疗乳腺癌的经验方。方中黄芪补脾益气，现代药理研究表明黄芪可以增强机体免疫功能，其中含有的黄芪总苷不仅在整体水平有抑瘤作用，而且对体外肿瘤细胞有直接抑制作用，并可能通过诱导癌细胞凋亡起到抑癌作用；党参益气健脾，生津润燥，具有增加机体免疫力的作用；茯苓合黄芪益气健脾；白术益气健脾，药理研究证实其对小鼠艾氏腹水癌、淋巴肉瘤腹水型及食管癌都有显著的抑制作用；法半夏燥湿化痰，降逆止呕，消痞散结，其中含有的半夏多糖、半夏生物碱、胡芦巴碱、外源性凝聚素等对多种肿瘤细胞均有抑制作用；陈皮理气调中，燥湿化痰，祛痰、平喘等作用；菟丝子、淫羊藿补肾助阳；枸杞子滋补肝肾，益精养血，枸杞子多糖具有促进免疫、延缓衰老、抗肿瘤、清除自由基、抗疲劳、抗辐射、保肝、保护和改善生殖功能等作用；女贞子滋补肾阴；白花蛇舌草清热解毒，现代药理研究发现其在体外对急性淋巴细胞型、粒细胞型、单核细胞型以及慢性粒细胞型肿瘤细胞有较强的抑制作用；甘草调和诸药。

治疗乳腺癌化疗后不良反应经验方

【药物组成】陈皮 10g，竹茹 10g，姜半夏 9g，黄芪 30g，当归 9g，鸡血藤 15g，枸杞子 15g，菟丝子 15g，紫草 10g，旋覆花 10g，赭石 15g，川贝母 10g，鳖甲 10g，延胡索 10g，八月札 10g，焦三仙各 10g，大枣 30g，生姜 9g。

【功能主治】和胃止呕，益气养血。适用于乳腺癌化疗后不良反应。

【用量用法】水煎服，日一剂，早晚温服。

【出处】卢雯平，朴炳奎. 朴炳奎治疗乳腺癌验案 3 则[J]. 中医杂志，2010，51（7）：598-599.

【方解】本方是全国老中医药专家学术经验继承工作指导老师朴炳奎教授治疗乳腺癌的经验方。方中黄芪补脾益气，现代药理研究表明黄芪可以增强机体免疫功能，其中含有的黄芪总苷不仅在整体水平有抑瘤作用，而且对体外肿瘤细胞有直接抑制作用，并可能通过诱导癌细胞凋亡起到抑癌作用；陈皮理气调中，燥湿化痰，有祛痰、平喘等作用；竹茹体轻微寒，味苦而甘，清胃泻胆而不伤中，开郁降气而不伐脾，去实邪不伤正，清邪热不化燥，为和降胃气之良品，故《药品化义》曰："竹茹，轻可去实，凉能去热，苦能降下，清热痰，为宁神开郁佳品。"姜半夏燥湿化痰，降逆止呕，消痞散结，其中含有的半夏多糖、半夏生物碱、胡芦巴碱、外源性凝聚素等对多种肿瘤细胞均有抑制作用；川贝母清热润肺，化痰止咳，散结消肿，其中含有的生物碱有明显的祛痰镇咳作用；当归补血和血；枸杞子滋补肝肾，益精养血，枸杞子多糖具有促进免疫、延缓衰老、抗肿瘤、清除自由基、抗疲劳、抗辐射、保肝、保护和改善生殖功能等作用；菟丝子温肾助阳；鸡血藤祛风活血，舒筋活络；紫草清热凉血；旋覆花降逆止呃，健胃祛痰；赭石重镇降逆；鳖甲滋阴清热，软坚散结，具有抗肝纤维化、抗癌等作用，并可增强实验动物免疫力；延胡索、八月札行气活血止痛；焦三仙消食和中；大枣、生姜温补胃气。

香贝养荣汤

【药物组成】西洋参 8g，炒白术 10g，茯苓 15g，陈皮 10g，桔梗 10g，当归 6g，白芍 10g，熟地黄 10g，川芎 6g，香附 15g，浙贝母 30g，白花蛇舌草 15g，甘草 6g。

【功能主治】益气养血，化痰降浊，疏肝解郁。适用于乳腺癌术后疲劳综合征。

【用量用法】水煎服，日一剂，早晚温服。

【出处】阳国彬，刘朝圣. 国医大师熊继柏辨治肿瘤并发症验案举隅[J]. 湖南中医药大学学报，2019，39（9）：1061-1063.

【方解】本方为国医大师熊继柏教授治疗乳腺癌术后疲劳综合征的经验方。方中西洋参、炒白术、茯苓、甘草取四君子汤之义，补气健脾；熟地黄、当归、白芍、川芎取四物汤之义，补血养血，匡扶正气；辅以桔梗、浙贝母化痰凝，散积滞；陈皮理气调中，燥湿化痰，有祛痰、平喘等作用；香附行厥阴之气，通调三焦，除滞消肿；白花蛇舌草清热解毒，现代药理研究发现其在体外对急性淋巴细胞型、粒细胞型、单核细胞型以及慢性粒细胞型肿瘤细胞有较强的抑制作用；浙贝母清热化痰止咳，解毒散结消痈，其中的生物碱有镇咳、解痉的作用。全方补中寓攻，补为攻设，攻补兼施。

乳核疏消汤

【药物组成】柴胡，夏枯草，浙贝母，丹参，川芎，郁金，枳壳，茯苓，漏芦，薄荷，甘草。（原方无用量）

【功能主治】疏肝理气，活血散结。适用于乳腺增生。

【用量用法】水煎服，日一剂，早晚温服。

【出处】田春洪，王莉，田原，等. 张震研究员关于乳腺增生病及其诊疗方案之解读[J]. 云南中医中药杂志，2014，35（12）：1-4.

【方解】本方为国医大师张震教授治疗乳腺增生的经验方。本方柴胡能疏达，宣透，升发，清泄，疏肝解郁，调畅气机；夏枯草可清肝热，散结消肿；浙贝母清热化痰止咳，解毒散结消痈，其中的生物碱有镇咳、解痉的作用；漏芦功能清热解毒，消痈散结，通乳且兼有行血作用；郁金芳香宣透，可行气解郁，凉血破瘀；丹参有活血祛瘀，通络除烦等作用；川芎能活血祛瘀，行气解郁，张景岳谓其"能破瘀蓄，通血脉、解结气"等；枳壳长于破滞气，除积聚，理气宽中，与柴胡配伍，可升清降浊调畅气机；茯苓淡渗祛湿，可除生痰之源，既能益脾扶正又可祛邪去湿；薄荷亦有行气开郁之功；甘草补脾益气，通行十二经，调和诸药。以上各药共同配伍，可发挥疏利气机，活血散结等综合作用。肝郁气滞严重者，酌加香附、青皮、川楝子等。痰瘀互结明显者，可加软坚散结，破血消癥之品，如三棱、莪术、牡蛎、鳖甲、海藻（去甘草）、昆布等；三棱长于破血，莪术善于破气，二者相配伍可增强行气活血，化积消癥，止痛之效；加配海藻、昆布则可加强清热化痰，散结软坚之作用，对于肝郁化火、炼液成痰，凝结为患者，尤为相宜。夹瘀血者，轻者可加泽兰祛瘀化积且可调畅月经，其性和缓，行气不峻、活血不猛当为首选，若与当归相配，共同加入上方之中则更为适宜。瘀血较重者，可酌加桃仁、红花，则活血通经，消肿散结之作用更强，其中红花可祛全身之瘀滞，桃仁则可逐局部之瘀血，而乳房属足阳明胃经之循行范围，若再配伍白芷，用其引经以"破宿血"则效果更佳。冲任失调者，可加山茱萸、女贞子、淫羊藿、肉苁蓉、墨旱莲、仙茅等。若月经量少者，选加鸡血藤、当归头、益母草；腰膝酸软者，加杜仲、桑寄生、怀牛膝等。

宫颈癌

六味地黄丸

【药物组成】熟地黄，茯苓，山茱萸，牡丹皮，泽泻，山药。（原方无用量）

【功能主治】补益肝肾，调补冲任。适用于肾阴亏虚型宫颈癌。

【用量用法】水煎服，日一剂，早晚温服。

【出处】田建辉，刘嘉湘. 刘嘉湘治疗宫颈癌经验介绍[J]. 中华中医药杂志，2016，31（2）：519-521.

【方解】本方为国医大师刘嘉湘教授治疗宫颈癌的经验方。方中重用熟地黄，滋阴补肾，填精益髓，为君药。山茱萸补养肝肾，并能涩精，现代药理研究证实其具有增强免疫系统功能的作用，山药补益脾阴，亦能固精，共为臣药。三药相配，滋养肝脾肾，称为"三补"。配伍泽泻利湿泄浊，并防熟地黄之滋腻恋邪；牡丹皮清泄相火，并制山茱萸之温涩；茯苓淡渗脾湿，并助山药之健运；三药为"三泻"，渗湿浊，清虚热，平其偏胜以治标，均为佐药。若肾阳不足，则加桂枝、附子为肾气丸；若出现阴虚及阳之证，则用淫羊藿、仙茅、木馒头、菟丝子、巴戟天等温肾之药；若出现阴虚内热之证，则加知母、黄柏为知柏地黄丸；若出现精血亏耗之证，则用鹿角霜、龟板、鳖甲、阿胶等血肉有情之品；若以脾肾两虚、中气下陷见证时，则采用先后天并补之法，合补中益气汤增损。

逍遥散

【药物组成】柴胡，当归，白术，白芍，茯苓，薄荷，煨生姜，甘草，全蝎，郁金，土茯苓。（原方无用量）

【功能主治】疏肝解郁，养血健脾。适用于肝气郁结型宫颈癌。

【用量用法】水煎服，日一剂，早晚温服。

【出处】范焕芳. 刘亚娴辨证论治宫颈癌经验[J]. 湖南中医杂志，2018，34（12）：28-30.

【方解】本方为全国老中医药专家学术经验继承工作指导老师刘亚娴教授治疗肝气郁结型宫颈癌的经验方。方中柴胡疏肝解郁，使肝气得以调达，为君药。当归补血和血；白芍苦、酸、微寒，养血敛阴，柔肝缓急，二者共为臣药。白术益气健脾，药理研究证实其对小鼠艾氏腹水癌、淋巴肉瘤腹水型及食管癌都有显著的抑制作用；茯苓健脾去湿，使运化有权，气血有源；甘草益气补中，缓肝之急；全蝎息风镇痉，通络止痛，攻毒散结；郁金活血止痛，行气解郁；土茯苓解毒，健脾胃，共为佐药。加入薄荷少许，助柴胡疏散郁遏之气，透达肝经郁热；煨生姜温胃和中，共为使药。诸药合用，可收肝脾并治，气血兼顾的效果。注意临证加减用药，如气郁甚者加佛手、香附、郁金；肝郁化火者加牡丹皮、栀子；血虚甚者加熟地黄、阿胶；纳少腹胀者加鸡内金、神曲；气虚血瘀者加补阳还五汤，重用黄芪。

二妙散或八正散合桂枝茯苓丸

【药物组成】苍术，黄柏，木通，瞿麦，滑石，车前子，大黄，甘草，灯心草，茯苓，赤芍，桂枝，牡丹皮，桃仁，土茯苓。（原方无用量）

【功能主治】清热利湿解毒，活血化瘀。适用于湿热瘀毒型宫颈癌。

【用量用法】水煎服，日一剂，早晚温服。

【出处】范焕芳. 刘亚娴辨证论治宫颈癌经验[J]. 湖南中医杂志，2018，34（12）：28-30.

【方解】本方为全国老中医药专家学术经验继承工作指导老师刘亚娴教授治疗宫颈癌的经验方。方中黄柏苦以燥湿，寒以清热，其性沉降，长于清下焦湿热；苍术辛散苦燥，长于健脾燥湿；滑石善能滑利窍道，清热渗湿，利水通淋，《药品化义》谓之"体滑主利窍，味淡主渗热"；木通上清心火，下利湿热，使湿热之邪从小便而去；瞿麦、车前子、灯心草清热利水通淋；大黄荡涤邪热，并能使湿热从大便而去；甘草调和诸药，兼能清热、缓急止痛；桂枝温经散寒，活血通络；茯苓健脾养心，该证湿热毒盛，故用土茯苓解毒除湿；桃仁活血化瘀；牡丹皮活血通经，其中的丹皮酚具有促进微循环、抗菌、抗炎、抗肿瘤、抗氧化、抗变态反应、增强免疫力的作用；赤芍清热凉血，祛瘀止痛，具有解热、抗炎等作用，其中的赤芍正丁醇提取物赤芍 D 有抗肿瘤作用。热毒甚者加蒲公英、重楼；腰酸痛者加桑寄生、杜仲；小腹痛甚者加台乌药。

当归芍药散

【药物组成】当归，芍药，茯苓，白术，泽泻，川芎。（原方无用量）

【功能主治】养血调肝，健脾利湿。适用于脾虚湿聚型宫颈癌。

【用量用法】水煎服，日一剂，早晚温服。

【出处】范焕芳. 刘亚娴辨证论治宫颈癌经验[J]. 湖南中医杂志，2018，34（12）：28-30.

【方解】本方为全国老中医药专家学术经验继承工作指导老师刘亚娴治疗宫颈癌的经验方。本方出自《金匮要略》。方中当归补血和血；芍药、川芎和血，养血，活血，以补肝虚；白术益气健脾，药理研究证实其对小鼠艾氏腹水癌、淋巴肉瘤腹水型及食管癌都有显著的抑制作用；茯苓、泽泻燥湿，渗湿，利湿，以健脾气。方中多用芍药，芍药专主拘挛，取其缓解腹中急痛。全方共奏养血调肝、健脾利湿之效。

知柏地黄丸 1

【药物组成】知母，熟地黄，黄柏，山茱萸，山药，牡丹皮，茯苓，泽泻。（原方无用量）

【功能主治】滋养肝肾。适用于肝肾阴虚型宫颈癌。

【用量用法】水煎服，日一剂，早晚温服。

【出处】范焕芳. 刘亚娴辨证论治宫颈癌经验[J]. 湖南中医杂志，2018，34（12）：28-30.

【方解】本方为全国老中医药专家学术经验继承工作指导老师刘亚娴教授治疗宫颈癌的经验方。本方由六味地黄丸加知母、黄柏而成。方中重用熟地黄，滋阴补肾，填精益髓，为君药。山茱萸补养肝肾，并能涩精，现代药理研究证实其具有增强免疫系统功能的作用；山药补益脾阴，亦能固精，共为臣药；三药相配，滋养肝脾肾，称为"三补"。配伍泽泻利湿泄浊，并防熟地黄之滋腻恋邪，牡丹皮清泄相火，并制山茱萸之温涩，茯苓淡渗脾湿，并助山药之健运，三药为"三泻"，渗湿浊，清虚热，平其偏胜以治标，均为佐药。知母、黄柏降相火，泻肾火。诸药合用，共奏滋阴降火之功效。下焦热毒甚者酌加土茯苓、白花蛇舌草清热解毒，现代药理研究发现白花蛇舌草在体外对急性淋巴细胞型、粒细胞型、单核细胞型以及慢性粒细胞型肿瘤细胞有较强的抑制作用；出血量多加白茅根、茜草；大便秘结者加火麻仁、郁李仁。

知柏地黄丸 2

【药物组成】熟地黄，山茱萸，牡丹皮，山药，茯苓，泽泻。（原方无用量）

【功能主治】滋补肝肾。适用于宫颈癌肝肾阴虚。

【用量用法】水煎服，日一剂，早晚温服。

【出处】郭秀伟，张培彤，孙桂芝. 孙桂芝诊疗宫颈癌经验浅析[J]. 辽宁中医杂志，2017，44（12）：2514-2516.

【方解】本方为全国老中医药专家学术经验继承工作指导老师孙桂芝教授治疗宫颈癌的经验方。方中熟地黄滋阴补肾，填精生髓；山茱萸补养肝肾，并能涩精，现代药理研究证实其具有增强免疫系统功能的作用；山药补脾益气而固精；泽泻泄肾利湿，并可防止熟地黄过于滋腻；牡丹皮能够清泻肝火，同时可以制约山茱萸的收敛作用；茯苓淡渗脾湿，帮助山药健运脾胃。若眼睛干涩，可配伍枸杞子、菊花、石斛、栀子以滋阴清肝明目。

养阴抑癌汤

【药物组成】西洋参 12g，黄芪 12g，紫丹参 10g，山慈菇 15g，猫爪草 15g，制鳖甲 15g，芡实 10g，白花蛇舌草 15g，半枝莲 15g，萆薢 10g，路路通 10g，甘草 5g。

【功能主治】益气活血，软坚散结。适用于宫颈癌。

【用量用法】水煎服，日一剂，早晚温服。

【出处】刘应科，孙光荣. 肿瘤病症辨治心悟[J]. 湖南中医药大学学报，2016，36（3）：1-4.

【方解】本方为国医大师孙光荣教授治疗宫颈癌的经验方。方中黄芪补脾益气，现代药理研究表明黄芪可以增强机体免疫功能，其中含有的黄芪总苷不仅在整体水平有抑瘤作用，而且对体外肿瘤细胞有直接抑制作用，并可能通过诱导癌细胞凋亡起到抑癌作用；西洋参、紫丹参益气活血为制君。制鳖甲滋阴清热，软坚散结，具有抗肝纤维化、抗癌等作用，并可增强实验动物免疫力；山慈菇清热解毒，消痈散结，《滇南本草》言其"消阴分之痰，止咳嗽，治喉痹，止咽喉痛。治毒疮，攻痈疽，敷诸疮肿毒，有脓者溃，无脓者消"；猫爪草、白花蛇舌草清热解毒，现代药理研究发现白花蛇舌草在体外对急性淋巴细胞型、粒细胞型、单核细胞型以及慢性粒细胞型肿瘤细胞有较强的抑制作用；半枝莲清热解毒散结，具有抗肿瘤作用；路路通清热解毒，软坚散结为臣。芡实、萆薢清热利湿和中为佐。甘草调和诸药为使。诸药合用，共奏益气活血，软坚散结之功效。若阴道渗血者，加小蓟、鱼腥草、白茅根以燥带止血；若白带绵绵者，以煅龙骨、煅牡蛎、薏苡仁燥湿止带；若白带腥臭者，加紫苏叶、蒲公英、鱼腥草清热燥湿止带；若腰膝冷痛者，加川杜仲、刀豆、熟附片以补肾祛寒。

治疗宫颈癌经验方 1

【药物组成】当归 10g，白芍 30g，醋柴胡 10g，白术 30g，茯苓 15g，法半夏 10g，陈皮 10g，枳实 30g，砂仁[后下] 10g，莱菔子 30g，蜈蚣 10g，山慈菇 30g，三棱 10g，莪术 10g，牵牛子 10g，甘草 6g，肉苁蓉 30g，女贞子 30g。

【功能主治】调和肝脾。适用于肝郁脾虚型宫颈癌。

【用量用法】水煎服，日一剂，早晚温服。

【出处】杨丽芳，王晞星. 王晞星治疗妇科肿瘤经验[J]. 中国民间疗法，2019，27（2）：13-16.

【方解】本方为国医大师王晞星教授治疗宫颈癌的经验方。方中当归补血和血；白芍柔肝和血止痛；醋柴胡疏肝解郁兼和血；白术益气健脾，药理研究证实其对小鼠艾氏腹水癌、淋巴肉瘤腹水型及食管癌都有显著的抑制作用；茯苓益气健脾；法半夏燥湿化痰，降逆止呕，消痞散结，其中含有的半夏多糖、半夏生物碱、胡芦巴碱、外源性凝聚素等对多种肿瘤细胞均有抑制作用；陈皮理气调中，燥湿化痰，有祛痰、平喘等作用；枳实合醋柴胡、陈皮梳理气机；砂仁、莱菔子行气和胃；山慈菇清热解毒，消痈散结，《滇南本草》言其"消阴分之痰，止咳嗽，治喉痹，止咽喉痛。治毒疮，攻痈疽，敷诸疮肿毒，有脓者溃，无脓者消"；三棱破血逐瘀；莪术破血逐瘀；蜈蚣通络散结；牵牛子消痰逐水；肉苁蓉补肾阳；女贞子滋肾阴；甘草调和诸药。

治疗宫颈癌经验方 2

【药物组成】三棱，白毛藤，莪术，山茶花，丹参，藤梨根，水蛭，土鳖虫。（原方无用量）

【功能主治】清热解毒，活血散瘀。适用于宫颈癌。

【用量用法】水煎服，日一剂，早晚温服。

【出处】张志远. 常见癌症与中药调治[J]. 辽宁中医杂志，1994（6）：248-250.

【方解】本方为国医大师张志远教授治疗宫颈癌的经验方。方中三棱活血化瘀；莪术破血逐瘀；白毛藤、藤梨根清热解毒祛湿；山茶花、丹参凉血止血散瘀；水蛭、土鳖虫破血逐瘀、通络散结。带下色赤恶臭加水杨梅、侧柏叶、贯众、墓头回；腹痛投马钱子、五灵脂、三七、血竭；肿块较大则增大黄、六月雪、瓦松、佛甲草。

四妙散合当归贝母苦参丸

【药物组成】苍术 15g，薏苡仁 30g，黄柏 10g，牛膝 15g，土茯苓 30g，百合 30g，龙葵 30g，车前子 30g，蜈蚣 10g，当归 10g，浙贝母 30g，知母 10g，山慈菇 30g，水蛭 6g，苦参 20g，白花蛇舌草 30g，半枝莲 30g，甘草 6g。

【功能主治】解毒利湿。适用于湿毒下注型宫颈癌。

【用量用法】水煎服，日一剂，早晚温服。

【出处】杨丽芳，王晞星. 王晞星治疗妇科肿瘤经验[J]. 中国民间疗法，2019，27（2）：13-16.

【方解】本方为国医大师王晞星教授治疗宫颈癌的经验方。方中当归贝母苦参丸出自《金匮要略·妇人妊娠病脉证并治》"妊娠小便难，饮食如故，当归贝母苦参丸主之"，具有行瘀散结之功，合四妙散清热化湿解毒。当归补血和血；苦参清热利湿通淋；浙贝母清热化痰止咳，解毒散结消痈，其中的生物碱有镇咳、解痉的作用；苍术、知母、黄柏清热燥湿；牛膝活血且引热下行；薏苡仁利湿解毒；土茯苓清热利湿，是下焦肿瘤常用抗癌药物，可清血内湿热之毒；龙葵清热，解毒，活血，消肿；百合、龙葵合用滋阴而不寒，补而不滞，共达阳之中而和阴之妙，治下焦腹痛有奇效；山慈菇清热解毒，消痈散结，《滇南本草》言其"消阴分之痰，止咳嗽，治喉痹，止咽喉痛。治毒疮，攻痈疽，敷诸疮肿毒，有脓者溃，无脓者消"；车前子利水消肿；半枝莲清热解毒散结，具有抗肿瘤作用；白花蛇舌草清热解毒抗癌、活血利尿，最早应用于泌尿系感染导致的小便不利，在此取其既抗癌又利尿消肿的功效，现代药理研究发现其在体外对急性淋巴细胞型、粒细胞型、单核细胞型以及慢性粒细胞型肿瘤细胞有较强的抑制作用；蜈蚣、水蛭活血祛瘀，通络散结；甘草调和诸药。

二妙散合止带汤合五味消毒饮

【药物组成】黄柏，苍术，茯苓，猪苓，泽泻，栀子，牡丹皮，赤芍，牛膝，金银花，黄芩，连翘。（原方无用量）

【功能主治】清热化湿。适用于宫颈癌湿热蕴结。

【用量用法】水煎服，日一剂，早晚温服。

【出处】郭秀伟，张培彤，孙桂芝. 孙桂芝诊疗宫颈癌经验浅析[J]. 辽宁中医杂志，2017，44（12）：2514-2516.

【方解】本方为全国老中医药专家学术经验继承工作指导老师孙桂芝教授治疗宫颈癌的经验方。方中猪苓、茯苓、泽泻利水渗湿止带；牡丹皮清热凉血，活血化瘀；赤芍清热凉血，祛瘀止痛，具有解热、抗炎等作用，其中的赤芍正丁醇提取物赤芍 D 有抗肿瘤作用；黄柏泻热解毒，燥湿止带；牛膝利水通淋，引诸药下行，使热清湿除带自止；苍术行气燥湿；金银花、连翘、栀子、黄芩清热解毒，燥湿止带。若伴有咳嗽痰多、色白易咳或恶心呕吐、胸膈痞满者应给予半夏、陈皮、枳壳；胃气不和者配合藿香、佩兰。

柴胡疏肝散

【药物组成】陈皮，柴胡，川芎，香附，枳壳，白芍，甘草。（原方无用量）

【功能主治】疏肝解郁。适用于宫颈癌肝气郁结。

【用量用法】水煎服，日一剂，早晚温服。

【出处】郭秀伟，张培彤，孙桂芝. 孙桂芝诊疗宫颈癌经验浅析[J]. 辽宁中医杂志，2017，44（12）：2514-2516.

【方解】本方为全国老中医药专家学术经验继承工作指导老师孙桂芝教授治疗宫颈癌的经验方。方中柴胡条达肝气而疏郁结；香附疏肝行气止痛，川芎行气活血止痛，有改善脑循环、抗肿瘤等作用，二药共助柴胡梳理肝气。陈皮理气调中，燥湿化痰，有祛痰、平喘等作用；枳壳行气开郁；白芍柔肝和血止痛；甘草调和诸药。诸药合用，共奏疏肝解郁，行气止痛，清热和胃之功。

归脾汤合八珍汤

【药物组成】人参，茯苓，玄参，丹参，桔梗，远志，当归，五味子，麦冬，天冬，柏子仁，酸枣仁，生地黄。（原方无用量）

【功能主治】益气养血。适用于宫颈癌气血亏虚。

【用量用法】水煎服，日一剂，早晚温服。

【出处】郭秀伟，张培彤，孙桂芝. 孙桂芝诊疗宫颈癌经验浅析[J]. 辽宁中医杂志，2017，44（12）：2514-2516.

【方解】本方为全国老中医药专家学术经验继承工作指导老师孙桂芝教授宫颈癌的经验方。方中人参大补元气，其中的天然皂苷能抑制癌细胞转移，诱导肿瘤细胞凋亡，为极具开发前景的抗肿瘤药物；当归补血和血；茯苓健脾安神；酸枣仁、柏子仁养肝血安心神；远志宁心安神；天冬滋阴清心；五味子滋肾生津；生地黄、玄参、麦冬清热滋阴，生津润燥；丹参活血且能清心火安心神；桔梗上行，在众多安神下行药中起到调节气机的作用。

双和汤合完带汤

【药物组成】熟地黄，枸杞子，山茱萸，杜仲，菟丝子，补骨脂，黄芪，肉桂，太子参，炒白术，苍术，陈皮，柴胡，山药。（原方无用量）

【功能主治】温补脾肾。适用于宫颈癌肝肾阴虚。

【用量用法】水煎服，日一剂，早晚温服。

【出处】郭秀伟，张培彤，孙桂芝. 孙桂芝诊疗宫颈癌经验浅析[J]. 辽宁中医杂志，2017，44（12）：2514-2516.

【方解】本方为全国老中医药专家学术经验继承工作指导老师孙桂芝教授治疗肝癌的经验方。方中熟地黄、山药、枸杞子培补肾阴，益火之源，以培肾之元阳；山茱萸补养肝肾，并能涩精，现代药理研究证实其具有增强免疫系统功能的作用；菟丝子、补骨脂、肉桂温补肾阳；黄芪补脾益气，现代药理研究表明黄芪可以增强机体免疫功能，其中含有的黄芪总苷不仅在整体水平有抑瘤作用，而且对体外肿瘤细胞有直接抑制作用，并可能通过诱导癌细胞凋亡起到抑癌作用；太子参、炒白术补中益气；杜仲补肝肾，强筋骨；苍术健脾燥湿；陈皮理气调中，燥湿化痰，有祛痰、平喘等作用；柴胡疏肝解郁，助气血调达之气。诸药配合则健脾温肾，燥湿止带。

四物汤

【药物组成】生地黄，熟地黄，赤芍，白芍，川芎，当归。（原方无用量）

【功能主治】补肝肾，养精血，调理冲任。适用于宫颈癌阴血不足的治疗。

【用量用法】水煎服，日一剂，早晚温服。

【出处】刘弘，李佩文. 李佩文辨治子宫颈癌临床经验撷英[J]. 中国中医药信息杂志，2015（12）：98-99.

【方解】本方为全国老中医药专家学术经验继承工作指导老师李佩文教授治疗宫颈癌的经验方。方以熟地黄滋阴补肾，填精益髓；生地黄清热凉血；当归补血和血；赤芍清热凉血，祛瘀止痛，具有解热、抗炎等作用，其中的赤芍正丁醇提取物赤芍 D 有抗肿瘤作用；白芍柔肝和血止痛；川芎行气活血止痛，有改善脑循环、抗肿瘤等作用。本方妙在赤芍、白芍及生地黄、熟地黄并用，补而不燥腻。

安老汤

【药物组成】党参，白术，炙甘草，山茱萸，地黄，郁金。（原方无用量）

【功能主治】补肾水，养肝血，疏肝气，益脾气。适用于宫颈癌气阴不足。

【用量用法】水煎服，日一剂，早晚温服。

【出处】刘弘，李佩文. 李佩文辨治子宫颈癌临床经验撷英[J]. 中国中医药信息杂志，2015（12）：98-99.

【方解】本方为全国老中医药专家学术经验继承工作指导老师李佩文教授治疗宫颈癌的经验方。本方由《傅青主女科》安老汤化裁而来，补益肝脾之气，气足自能生血，而摄血也。又妙大补肾水，水足而肝气自舒，肝舒而脾自得养，肝藏之而脾统之，方名安老者，安定精血，各守其乡之意也。方中党参、白术、炙甘草补益脾胃；山茱萸与地黄相配滋阴益肾，收敛固涩；易香附为郁金，恐香附辛燥伤阴；因无阴道出血症，故去黑芥穗、木耳炭止血之品。原方用于年老经水复行，结合七七天癸耗竭之后妇女生理特点处方用药，补肾水，养肝血，疏肝气，益脾气而安血室。宫颈癌术后或化疗后卵巢功能受损，也符合上述生理特点，更适宜安老汤化裁扶正抗癌，同时可预防类围绝经期综合征的出现。

温胆汤

【药物组成】姜竹茹 10g，陈枳壳 15g，陈皮 10g，茯苓 30g，茯神 30g，炒白术 15g，制附子[先煎 1h]15g，制川乌[先煎 1h]10g，黄药子 15g，山慈菇[先煎]30g，蜈蚣[先煎]15g，蜂房 8g，重楼 20g，肉桂[后下]15g，干姜 10g，吴茱萸[后下]15g，黄芪 50g，党参 50g，丹参 15g，乌药 15g，砂仁[后下]10g，小茴香[后下]15g，川芎 30g，麦芽 30g，建曲 30g，远志 10g，甘草 6g。

【功能主治】补脾固肾，温化痰湿，消癌散瘤。适用于宫颈癌睡眠障碍。

【用量用法】水煎服，日一剂，早晚温服。

【出处】王开兴，侯效峰，王成龙，等. 中医药治疗癌症睡眠障碍1例[J]. 世界睡眠医学杂志，2019，6（4）：518-519.

【方解】本方为国医大师徐景藩教授治疗宫颈癌睡眠障碍的经验方。方中姜竹茹清热化痰；陈枳壳、陈皮理气健脾以助化痰；炒白术益气健脾，药理研究证实其对小鼠艾氏腹水癌、淋巴肉瘤腹水型及食管癌都有显著的抑制作用；茯苓、茯神健脾利湿，茯神兼可安神定志助眠；制川乌、制附子温补肾阳，散寒止痛；黄药子软坚散结消瘤；山慈菇清热解毒，消痈散结，《滇南本草》言其"消阴分之痰，止咳嗽，治喉痹，止咽喉痛。治毒疮，攻痈疽，敷诸疮肿毒，有脓者溃，无脓者消"；重楼散结消瘤，清热解毒；蜈蚣、蜂房解毒散结，通经络活；吴茱萸、肉桂、干姜温中散寒；黄芪补脾益气，现代药理研究表明，黄芪可以增强机体免疫功能，其中含有的黄芪总苷不仅在整体水平有抑瘤作用，而且对体外肿瘤细胞有直接抑制作用，并可能通过诱导癌细胞凋亡起到抑癌作用；党参益气健脾，生津润燥，具有增加机体免疫力的作用；丹参活血通经；川芎行气活血止痛，有改善脑循环、抗肿瘤等作用；砂仁行气化湿和胃；乌药、小茴香行气温散下焦之寒；远志养心安神；建曲、麦芽消食和中；甘草调和诸药。

子宫内膜癌

补阳还五汤合防己茯苓汤

【药物组成】黄芪30g，当归6g，赤芍10g，川芎6g，桃仁10g，红花6g，地龙10g，川牛膝20g，汉防己6g，茯苓15g，五加皮10g，水蛭粉6g，泽兰10g，桂枝6g，甘草6g。

【功能主治】益气活血，通络逐瘀，利水消肿。适用于气虚血瘀，水湿内停型子宫内膜癌术后象皮腿。

【用量用法】水煎服，日一剂，早晚温服。

【出处】阳国彬，刘朝圣. 国医大师熊继柏辨治肿瘤并发症验案举隅[J]. 湖南中医药大学学报，2019，39（9）：1061-1063.

【方解】本方为国医大师熊继柏教授治疗子宫内膜癌术后象皮腿的经验方。方中重用黄芪补脾益气，现代药理研究表明黄芪可以增强机体免疫功能，其中含有的黄芪总苷不仅在整体水平有抑瘤作用，而且对体外肿瘤细胞有直接抑制作用，并可能通过诱导癌细胞凋亡起到抑癌作用；当归长于活血，且有化瘀而不伤血之妙；赤芍清热凉血，祛瘀止痛，具有解热、抗炎等作用，其中的赤芍正丁醇提取物赤芍 D 有抗肿瘤作用；川芎、桃仁、红花助当归活血祛瘀；地龙通经活络；水蛭粉活血祛瘀；川牛膝逐瘀通经，通利关节，利尿通淋；茯苓性味甘、淡，性平，入心、肺、脾、肾经，具有渗湿利水，健脾和胃，宁心安神的功效；汉防己利水消肿，祛风止痛，主治水肿脚气、小便不利、风湿痹痛；桂枝发汗解肌，温经通脉，助阳化气，散寒止痛；五加皮补益肝肾，强筋壮骨，利水消肿；泽兰活血调经，祛瘀消痈，利水消肿；甘草清热解毒，调和诸药药性。大量补气药与少量活血药相配，使气旺则血行，活血而不伤正，共奏补气活血通络之功。

子宫肌瘤

桂附消癥汤

【药物组成】制香附9g，川楝子9g，八月札9g，桂枝9g，丹参15g，藤梨根15g，鳖甲15g，夏枯草12g，桃仁12g。

【功能主治】行气活血，温经通脉，散结消癥，适用于子宫肌瘤及卵巢囊肿。

【用量用法】水煎服，日一剂，早晚温服。

【出处】金国梁，何若苹. 何任正教授治疗子宫肌瘤、卵巢囊肿的经验[J]. 新中医，1994（5）：8-9.

【方解】本方为国医大师何任教授治疗子宫肌瘤和卵巢囊肿的经验方。方中制香附疏肝解郁，理气宽中，调经止痛；川楝子行气止痛，疏肝泻热；八月札理气散结止痛；三药合用，气行则血自行，共奏行气活血之功。丹参味苦、性微温，祛瘀生新，行而不破；桃仁活血化瘀；鳖甲滋阴清热，软坚散结，具有抗肝纤维化、抗癌等作用，并可增强实验动物免疫力；桂枝温通经脉；夏枯草清热散结消肿，现代药理研究表明夏枯草具有较强的抗癌作用，其提取物熊果酸能够明显诱导重力细胞的脱氧核糖核酸分裂，从而抑制肿瘤细胞的复制，达到抗肿瘤作用；藤梨根散结消肿。若气虚加黄芪15g、党参15g；血虚加阿胶珠9g、干地黄18g；月经量多加蒲黄炭9g、血余炭9g、茜草根15g；腹痛加延胡索9g、五灵脂9g；白带多加白术15g、山药15g；腰酸加杜仲9g、续断9g；大便干燥加火麻仁15g；不孕加枳实9g、娑罗子9g。

当归芍药散

【药物组成】当归，白芍，茯苓，白术，泽泻，川芎，鸡血藤，牡丹皮，莪术，夏枯草，香附，益母草。（原方无用量）

【功能主治】养血和血。适用于寒凝血瘀日久化热型子宫肌瘤。

【用量用法】水煎服，日一剂，早晚温服。

【出处】卢慧玲. 班秀文治疗子宫肌瘤的经验[J]. 湖北中医杂志，1994，16（2）：4-5.

【方解】本方为国医大师班秀文教授治疗子宫肌瘤的经验方。方中当归补血和血；白芍、川芎和血，养血，活血，以补肝虚；白术益气健脾，药理研究证实其对小鼠艾氏腹水癌、淋巴肉瘤腹水型及食管癌都有显著的抑制作用；茯苓、泽泻燥湿，渗湿，利湿，以健脾气。方中当归甘辛温，川芎辛温，白术苦甘温，茯苓甘淡平，白芍苦酸微寒，泽泻甘淡寒，总体以温药阳药为主，符合温凉并用，以温为主的原则；再加鸡血藤、牡丹皮、益母草活血补血，调经止痛；莪术破血逐瘀；夏枯草清热散结消肿，现代药理研究表明夏枯草具有较强的抗癌作用，其提取物熊果酸能够明显诱导重力细胞的脱氧核糖核酸分裂，从而抑制肿瘤细胞的复制，达到抗肿瘤作用；香附行气止痛。

桃红四物汤

【药物组成】桃仁，红花，熟地黄，白芍，川芎，当归。（原方无用量）

【功能主治】养血和血，适用于瘀血内结型子宫肌瘤。

【用量用法】水煎服，日一剂，早晚温服。

【出处】卢慧玲. 班秀文治疗子宫肌瘤的经验[J]. 湖北中医杂志，1994，16（2）：4-5.

【方解】本方为国医大师班秀文教授治疗子宫肌瘤的经验方。本方以四物汤养血活血，用白芍加强祛瘀行滞之力，加桃仁、红花并入血分而逐瘀行血，为补化并用，以化为主的方剂。全方以祛瘀为核心，辅以养血、行气。方中以强劲的破血之品桃仁、红花为主，力主活血化瘀；以甘温之熟地黄、当归滋阴补肝，养血调经；白芍养血和营，以增补血之力；川芎活血行气，调畅气血，以助活血之功。全方配伍得当，使瘀血祛、新血生、气机畅。

桂枝茯苓丸

【药物组成】桂枝，茯苓，牡丹皮，赤芍，桃仁，莪术，刘寄奴，猫爪草，夏枯草，土茯苓，香附，黄芪。（原方无用量）

【功能主治】活血化瘀，养血和血。适用于瘀血内结型子宫肌瘤。

【用量用法】水煎服，日一剂，早晚温服。

【出处】卢慧玲. 班秀文治疗子宫肌瘤的经验[J]. 湖北中医杂志，1994，16（2）：4-5.

【方解】本方为国医大师班秀文教授治疗子宫肌瘤的经验方。桂枝茯苓丸最初用于治疗因包块引起的妊娠胎动不安。凡妇人经、胎、产之疾属瘀血阻滞胞宫者，皆可用该方祛瘀消癥。方中牡丹皮味辛性寒，善通血脉中热结；桂枝配牡丹皮，寒温相济，性较平和；赤芍清热凉血，祛瘀止痛，具有解热、抗炎等作用，其中的赤芍正丁醇提取物赤芍D有抗肿瘤作用；且桂枝配赤芍调理阴与阳，茯苓配牡丹皮调理气与血。桃仁尤能消散凝血，溶化血块，实验证明桃仁有阻止血液凝固的作用；莪术破血逐瘀；刘寄奴破血逐瘀；夏枯草清热散结消肿，现代药理研究表明夏枯草具有较强的抗癌作用，其提取物熊果酸能够明显诱导重力细胞的脱氧核糖核酸分裂，从而抑制肿瘤细胞的复制，达到抗肿瘤作用；猫爪草、土茯苓解毒散结；香附行气止痛；黄芪补脾益气，现代药理研究表明黄芪可以增强机体免疫功能，其中含有的黄芪总苷不仅在整体水平有抑瘤作用，而且对体外肿瘤细胞有直接抑制作用，并可能通过诱导癌细胞凋亡起到抑癌作用。诸药合用，标本兼治。

四妙散

【药物组成】苍术，黄柏，牛膝，薏苡仁，凌霄花，牡丹皮，马鞭草，土茯苓，夏枯草，海藻。（原方无用量）

【功能主治】清热燥湿，活血祛瘀，适用于湿热瘀结型子宫肌瘤。

【用量用法】水煎服，日一剂，早晚温服。

【出处】卢慧玲. 班秀文治疗子宫肌瘤的经验[J]. 湖北中医杂志，1994，16（2）：4-5.

【方解】本方为国医大师班秀文教授治疗子宫肌瘤的经验方。方中苍术、黄柏清热燥湿；牛膝活血且引热下行；薏苡仁利湿解毒；牡丹皮清热凉血，活血化瘀；凌霄花活血通经；夏枯草清热散结消肿，现代药理研究表明夏枯草具有较强的抗癌作用，其提取物熊果酸能够明显诱导重力细胞的脱氧核糖核酸分裂，从而抑制肿瘤细胞的复制，达到抗肿瘤作用；马鞭草、土茯苓、海藻解毒散结。诸药合用，湿热可去，瘀结可消。

当归补血汤

【药物组成】黄芪，当归，人参，海螵蛸，艾叶炭。（原方无用量）

【功能主治】养血和血，适用于气血两虚型子宫肌瘤。

【用量用法】水煎服，日一剂，早晚温服。

【出处】卢慧玲. 班秀文治疗子宫肌瘤的经验[J]. 湖北中医杂志，1994，16（2）：4-5.

【方解】本方为国医大师班秀文教授治疗子宫肌瘤的经验方。方中重用黄芪，用意有二：一是滋阴补血固里不及，阳气外亡，故重用黄芪补气而专固肌表；二是有形之血生于无形之气，故用黄芪大补脾肺之气，以资化源，使气旺血生。配以少量当归养血和营，则浮阳秘敛，阳生阴长，气旺血生，虚热自退；人参大补元气，其中存在的天然皂苷能抑制癌细胞转移，诱导肿瘤细胞凋亡，为极具开发前景的抗肿瘤药物；海螵蛸与艾叶炭皆收敛固涩，防止气虚血溢造成气血的进一步流失。

治疗子宫肌瘤经验方 1

【药物组成】浙贝母 20g，茯苓 20g，黄芪 20g，鳖甲 20g，橘核 15g，乌药 15g，山楂 15g，牡蛎 30g，莪术 10g，鸡内金 10g，白术 10g，甘草 6g。

【功能主治】消癥散结，益气健脾消食。适用于气虚血瘀型子宫肌瘤。

【用量用法】水煎服，日一剂，早晚温服。

【出处】王占利，关永格，凌静，等. 李坤寅教授辨治子宫肌瘤经验介绍[J]. 新中医，2012，44（2）：153-154.

【方解】本方为全国老中医药专家学术经验继承工作指导老师李坤寅教授治疗子宫肌瘤的经验方。方中浙贝母清热化痰止咳，解毒散结消痈，其中的生物碱有镇咳、解痉的作用；茯苓、白术、甘草益气健脾；白术益气健脾，药理研究证实其对小鼠艾氏腹水癌、淋巴肉瘤腹水型及食管癌都有显著的抑制作用；黄芪补脾益气，现代药理研究表明黄芪可以增强机体免疫功能，其中含有的黄芪总苷不仅在整体水平有抑瘤作用，而且对体外肿瘤细胞有直接抑制作用，并可能通过诱导癌细胞凋亡起到抑癌作用；鳖甲滋阴清热，软坚散结，具有抗肝纤维化、抗癌等作用，并可增强实验动物免疫力；乌药行气开郁，散寒止痛，具有抗炎镇痛、改善血液循环的作用；橘核行气散结；山楂、鸡内金消食和中；牡蛎软坚散结；莪术破血逐瘀。诸药合用，补气健脾，消癥散结，标本同治。

治疗子宫肌瘤经验方 2

【药物组成】莪术 15g，三七 6~15g，枯矾 1.5g。

【功能主治】活血去瘀生新，适用于子宫肌瘤的治疗。

【用量用法】水煎服，日一剂，早晚温服。

【出处】罗金丽，顾成娟，朴春丽. 莪术、三七、枯矾治疗子宫肌瘤经验——仝小林三味小方撷萃[J]. 吉林中医药，2020，40（9）：1140-1142.

【方解】本方为全国老中医药专家学术经验继承工作指导老师仝小林教授治疗子宫肌瘤的经验方。方中莪术味辛、苦，性温，归肝、脾经，《本草经疏》言其"茂气香烈，能调气通窍，窍利则邪无所容而散"；《景岳全书》记载其"在中焦攻饮食气滞不消，胃寒吐酸膨胀；在下焦攻奔豚疝瘕，冷气积聚，气肿水肿"；《医学衷中参西录》称其"以治男子疝癖，女子癥瘕，月闭不通，性非猛烈而建功甚速"。三七味甘、微苦，性温，归肝、胃经，有散瘀止血，消肿定痛之功，《玉楸药解》言其"和营止血，通脉行瘀，行瘀血而敛新血"；张锡纯认为三七能化瘀血而不伤新血，为理血妙品，《本草纲目拾遗》言"人参补气第一，三七补血第一，味同而功亦等，故称人参三七，为中药之最珍贵者"。莪术、三七相配，活血化瘀以消癥结，同时也起到未雨绸缪调"果"的作用，达到抑制肿块或结节的生长或恶变。枯矾为白矾煅制之品，性寒，味酸涩，有毒，入肺、脾、胃、大肠经，功善消痰燥湿，煅枯入药后其燥湿化痰之力尤甚；《本草纲目》认为其能"吐下痰涎饮澼，燥湿解毒，追涎，止血定痛，蚀恶肉，生好肉，治痈疽疔肿，恶疮，癫痫，疸疾，通大小便，口齿眼目诸病，虎犬蛇蝎百虫伤"；《医林纂要》言枯矾能生肌却水。

治疗子宫肌瘤经期气虚血瘀证经验方

【药物组成】黄芪 30~100g，当归 20~30g，三七粉^{分冲} 3~6g，桑叶 10~20g。

【功能主治】补气化瘀止血。适用于子宫肌瘤经期气虚血瘀证。

【用量用法】水煎服，日一剂，早晚温服。

【出处】许润三，胡秀荣. 中医妇科临床证治系列讲座第八讲子宫肌瘤证治[J]. 中级医刊，1993（4）：50-52.

【方解】本方为国医大师许润三教授治疗子宫肌瘤的经验方。方中黄芪补脾益气，现代药理研究表明黄芪可以增强机体免疫功能，其中含有的黄芪总苷不仅在整体水平有抑瘤作用，而且对体外肿瘤细胞有直接抑制作用，并可能通过诱导癌细胞凋亡起到抑癌作用；当归补血和血；三七止血化瘀；桑叶凉血止血。诸药温凉并用，有补有行，共奏补气化瘀止血之功。

治疗子宫肌瘤经期阴虚血热证经验方

【药物组成】女贞子 15g，墨旱莲 15g，金樱子 15g，沙参 15g，地骨皮 15g，何首乌

20g，生龙骨^{先煎}30g，生牡蛎^{先煎}30g，茜草 10g。

【功能主治】养阴清热止血。适用于子宫肌瘤经期阴虚血热证。

【用量用法】水煎服，日一剂，早晚温服。

【出处】许润三，胡秀荣. 中医妇科临床证治系列讲座第八讲子宫肌瘤证治[J]. 中级医刊，1993（4）：50-52.

【方解】本方为国医大师许润三教授治疗子宫肌瘤的经验方。方中女贞子、墨旱莲、沙参、何首乌益气养阴；地骨皮清虚热；茜草凉血止血，活血祛瘀；金樱子益气固本，收敛止血；生龙骨、生牡蛎软坚散结，固涩止血。全方共奏养阴清虚热止血之效。

安冲汤

【药物组成】续断 20g，黄芪 30g，焦白术 20g，生龙骨^{先煎}20g，生牡蛎^{先煎}20g，海螵蛸 20g，茜草 10g，生地黄 15g，白芍 15g。

【功能主治】健脾益气，固涩止血。适用于子宫肌瘤经期气血不固证。

【用量用法】水煎服，日一剂，早晚温服。

【出处】许润三，胡秀荣. 中医妇科临床证治系列讲座第八讲子宫肌瘤证治[J]. 中级医刊，1993（4）：50-52.

【方解】本方为国医大师许润三教授治疗子宫肌瘤的经验方。本方出自《医学衷中参西录》。方中续断补肝肾，止血；黄芪补脾益气，现代药理研究表明黄芪可以增强机体免疫功能，其中含有的黄芪总苷不仅在整体水平有抑瘤作用，而且对体外肿瘤细胞有直接抑制作用，并可能通过诱导癌细胞凋亡起到抑癌作用；焦白术益气健脾，药理研究证实其对小鼠艾氏腹水癌、淋巴肉瘤腹水瘤及食管癌都有显著的抑制作用；生龙骨、生牡蛎、海螵蛸固涩止血；茜草凉血止血，活血祛瘀；白芍柔肝和血止痛；生地黄滋阴养血，凉血止血。全方共奏健脾益气，固涩止血之效。

金匮桂枝茯苓丸

【药物组成】桂枝 10g，茯苓 15g，牡丹皮 15g，赤芍 10g，桃仁 10g。

【功能主治】行气活血化瘀。适用于子宫肌瘤非经期。

【用量用法】水煎服，日一剂，早晚温服。

【出处】许润三，胡秀荣. 中医妇科临床证治系列讲座第八讲子宫肌瘤证治[J]. 中级医刊，1993（4）：50-52.

【方解】本方为国医大师许润三教授治疗子宫肌瘤的经验方。方中牡丹皮苦、辛、微寒，善通血脉中热结，桂枝配牡丹皮，寒温相济，性较平和；赤芍清热凉血，祛瘀止痛，具有解热、抗炎等作用，其中的赤芍正丁醇提取物赤芍 D 有抗肿瘤作用；且桂枝配芍药调理阴与阳，茯苓配牡丹皮调理气与血；桃仁活血化瘀。

消瘤方

【药物组成】桂枝 10g，茯苓 15g，牡丹皮 15g，赤芍 10g，桃仁 10g，三棱 10g，莪术 10g，血竭^{冲服}2g，水蛭 10g，昆布 10g，海藻 10g，鳖甲^{先煎}10g，鸡内金 10g，橘核 10g。

【功能主治】行气活血化瘀，软坚散结消癥。适用于子宫肌瘤非经期。

【用量用法】水煎服，日一剂，早晚温服。

【出处】许润三，胡秀荣. 中医妇科临床证治系列讲座第八讲子宫肌瘤证治[J]. 中级医刊，1993（4）：50-52.

【方解】本方为国医大师许润三教授治疗子宫肌瘤的经验方。方中牡丹皮苦、辛，微寒，善通血脉中热结，桂枝配牡丹皮，寒温相济，性较平和；赤芍清热凉血，祛瘀止痛，具有解热、抗炎等作用，其中的赤芍正丁醇提取物赤芍 D 有抗肿瘤作用；桂枝配赤芍调理阴与阳，茯苓配牡丹皮调理气与血；桃仁活血化瘀；莪术破血逐瘀；三棱、血竭、水蛭可破瘀消癥；昆布消痰软坚散结；海藻散结消痰，可抑制肌瘤发展；鳖甲滋阴清热，软坚散结，具有抗肝纤维化、抗癌等作用，并可增强实验动物免疫力；鸡内金、橘核软坚散结。

紫草消瘤断经汤

【药物组成】紫草 30g，白花蛇舌草 30g，夏枯草 30g，墨旱莲 30g，生牡蛎 30g，女贞子 12g，大蓟 12g，小蓟 12g，石见穿 15g。

【功能主治】清热凉血止血。适用于围绝经期子宫肌瘤。

【用量用法】水煎服，日一剂，早晚温服。

【出处】吴文菊. 紫草消瘤断经汤治疗围绝经期子宫肌瘤 52 例[J]. 浙江临床医学，2003（9）：687.

【方解】本方为国医大师朱南孙教授治疗围绝经期子宫肌瘤的经验方。方中紫草清热凉血活血，解毒消肿，现代药理研究结果表明其提取物有很强的拮抗雌激素作用，既可以抑制肿瘤，还有抗生育、止血的作用；白花蛇舌草清热解毒，现代药理研究发现其在体外对急性淋巴细胞型、粒细胞型、单核细胞型以及慢性粒细胞型肿瘤细胞有较强的抑制作用；女贞子与墨旱莲合用为二至丸，滋补肝肾、凉血止血；夏枯草清热散结消肿，现代药理研究表明夏枯草具有较强的抗癌作用，其提取物熊果酸能够明显诱导重力细胞的脱氧核糖核酸分裂，从而抑制肿瘤细胞的复制，达到抗肿瘤作用；石见穿清热解毒，活血通经，消癥止痛；生牡蛎平肝潜阳，软坚散结；大蓟、小蓟凉血止血，散瘀解毒消痈。实验研究表明，紫草蛇消瘤断经汤可以调整卵巢的内分泌功能，降低血清雌二醇（E2）、孕酮（P）含量，减少干扰素-α（INF-α）的含量，减轻炎症反应、修复子宫肌细胞，同时使 PTEN 蛋白的表达上调，从而抑制子宫肌瘤的生长。月经量偏多者加茜草 30g、仙鹤草 30g、桑螵蛸 12g、海螵蛸 12g、芡实 12g、莲子 12g；热者加地榆 12g、侧柏叶 12g、椿根皮 12g；瘀者加大黄炭 4.5、炮姜炭 4.5、三七粉 3g；子宫肌瘤压迫肠道、腹泻者加白头翁 12g；刺激膀胱、尿频涩痛者加金钱草 15g、车前草 15g；腹痛者加蒲公英 30g、大血藤 15g。

卵巢癌

归桃理冲汤

【药物组成】黄芪 30g，党参 20g，当归 20g，炒白术 15g，鸡内金 15g，怀山药 15个，白芥子 10g，三棱 10g，莪术 10g，桃仁（连皮尖）18g，刘寄奴 18g，水蛭 1~2g（分3 次吞）。

【功能主治】补中益气，清退虚热，活血化瘀，消除癥积。适用于卵巢肿瘤。

【用量用法】水煎服，日一剂，早晚温服。

【出处】邱志济，朱建平，马璇卿. 朱良春治疗妇科肿瘤的经验和特色选析——著名老中医学家朱良春教授临床经验（30）[J]. 辽宁中医杂志，2002（6）：315-316.

【方解】本方为国医大师朱良春教授治疗卵巢肿瘤的经验方。本方由张锡纯理冲汤和理冲丸的合方而来，去掉寒凉药知母、天花粉，加入辛温走窜，通经达络，专入皮里膜外，涤痰利气，消肿散结之白芥子、刘寄奴。方中黄芪补脾益气，现代药理研究表明黄芪可以增强机体免疫功能，其中含有的黄芪总苷不仅在整体水平有抑瘤作用，而且对体外肿瘤细胞有直接抑制作用，并可能通过诱导癌细胞凋亡起到抑癌作用；桃仁活血化瘀；三棱、莪术破血逐瘀以消瘀血；党参益气健脾，生津润燥，具增加机体免疫力的作用；当归益气养血，使瘀血去而气血不致伤损，且党参、黄芪能补气，得三棱、莪术之力，则补而不滞，而元气愈旺，元气既旺，愈能鼓舞三棱、莪术之力，以消癥瘕；水蛭活血祛瘀；鸡内金运脾消食，怀山药、炒白术健脾补中。诸药相合，攻补兼施。

外治妇瘤散

【药物组成】阿魏，天南星，三七，海藻，当归，王不留行，炒小茴香。（原方无用量）

【功能主治】补中益气，清退虚热，活血化瘀，消除癥积。适用于卵巢肿瘤及子宫肌瘤。

【用量用法】上药共碾粗末，装入长 15cm、宽 10cm 细白布袋内，干敷神阙穴及小腹，外用绷带固定，3 天换药。

【出处】邱志济，朱建平，马璇卿. 朱良春治疗妇科肿瘤的经验和特色选析——著名老中医学家朱良春教授临床经验（30）[J]. 辽宁中医杂志，2002（6）：315-316.

【方解】本方为国医大师朱良春教授治疗卵巢肿瘤和子宫肌瘤的经验方。方中阿魏消积，化痰，散痞，且辛烈、臭秽、穿透之力极强，外敷可更好地透达病所；天南星外用可散结消肿；三七具有显著的活血化瘀，消肿定痛功效，有"金不换""南国神草"

之美誉；海藻化痰软坚，消瘿消结；当归能活血祛瘀，治疗经闭不通及瘀血积滞肿痛的病症；王不留行活血通经，下乳消肿，利尿通淋；炒小茴香暖肾散寒止痛。神阙穴与全身经络相通，与脏腑相连，神阙穴敷药即可激发经气。由于外敷辛烈、臭秽、穿透之药的向内辐射、渗透、穴位刺激等作用，药物分子从俞穴循经络入血脉，直达病所；干敷对皮肤过敏者较为适应，无副作用，且均能接受。

卵巢癌方

【药物组成】生晒参，黄芪，白术，茯苓，香附，枸杞子，女贞子，菟丝子，益母草，重楼，半枝莲，白花蛇舌草，全蝎，甘草。（原方无用量）

【功能主治】扶正抑瘤。适用于卵巢癌。

【用量用法】水煎服，日一剂，早晚温服。

【出处】杜小艳. 潘敏求主任医师治疗卵巢癌经验[J]. 湖南中医杂志，2011，27（3）：54-55.

【方解】本方为国医大师潘敏求教授治疗卵巢癌的经验方。方中生晒参大补元气，其中存在的天然皂苷能抑制癌细胞转移，诱导肿瘤细胞凋亡，为极具开发前景的抗肿瘤药物；黄芪补脾益气，现代药理研究表明，黄芪可以增强机体免疫功能，其中含有的黄芪总苷不仅在整体水平有抑瘤作用，而且对体外肿瘤细胞有直接抑制作用，并可能通过诱导癌细胞凋亡起到抑癌作用；白术益气健脾，药理研究证实其对小鼠艾氏腹水癌、淋巴肉瘤腹水型及食管癌都有显著的抑制作用；茯苓益气健脾；枸杞子滋补肝肾，益精养血，枸杞子多糖具有促进免疫、延缓衰老、抗肿瘤、清除自由基、抗疲劳、抗辐射、保肝、保护和改善生殖功能等作用；女贞子滋补肝肾，益精养血；菟丝子补肾助阳；全蝎活络散结；重楼清热解毒；半枝莲清热解毒散结，具有抗肿瘤作用；白花蛇舌草清热解毒，现代药理研究发现其在体外对急性淋巴细胞型、粒细胞型、单核细胞型以及慢性粒细胞型肿瘤细胞有较强的抑制作用；香附行气止痛；益母草活血调经；甘草调和诸药。气滞血瘀明显者加桃仁、红花、当归、川芎、赤芍、莪术、山慈菇、枳实等；湿热瘀毒偏盛者则改茯苓为土茯苓，加败酱草、金钱草、车前草、苦参、夏枯草等；痰湿偏盛者加陈皮、半夏、土贝母、生牡蛎等；肝肾阴虚明显者则加生地黄、山茱萸、当归、沙参、鸡血藤、墨旱莲等。

益气活血解毒方

【药物组成】黄芪，山药，枸杞子，女贞子，莪术，三棱，青皮，海藻，青蒿，白花蛇舌草，全蝎。（原方无用量）

【功能主治】补气活血。适用于气虚血瘀型卵巢癌。

【用量用法】水煎服，日一剂，早晚温服。

【出处】翁洁琼，卢雯平. 卢雯平基于朴炳奎学术思想治疗卵巢癌的思路探讨[J]. 国际中医中药杂志，2020（1）：70-73.

【方解】本方是全国老中医药专家学术经验继承工作指导老师朴炳奎教授治疗卵巢癌的经验方。方中黄芪补脾益气，现代药理研究表明黄芪可以增强机体免疫功能，其中含有的黄芪总苷不仅在整体水平有抑瘤作用，而且对体外肿瘤细胞有直接抑制作用，并可能通过诱导癌细胞凋亡起到抑癌作用；山药益气健脾；枸杞子滋补肝肾，益精养血，枸杞子多糖具有促进免疫、延缓衰老、抗肿瘤、清除自由基、抗疲劳、抗辐射、保肝、保护和改善生殖功能等作用；女贞子滋补肝肾，益精养血；莪术破血逐瘀；三棱破血逐瘀；青皮理气解郁；海藻软坚散结；全蝎活血通络散结；白花蛇舌草清热解毒，现代药理研究发现其在体外对急性淋巴细胞型、粒细胞型、单核细胞型以及慢性粒细胞型肿瘤细胞有较强的抑制作用；青蒿退热透毒。临床研究显示本方可延长晚期卵巢癌患者的生存期。

逍遥散合补中益气汤

【药物组成】柴胡10g，白芍12g，枳壳10g，黄芪30g，太子参15g，白术15g，当归10g，女贞子15g，枸杞子15g，紫草15g，土茯苓15g，薏苡仁15g，白英15g，僵蚕15g，莪术9g，陈皮10g，炒三仙各10g，甘草6g。

【功能主治】疏肝健脾，解毒抗癌。适用于肝郁脾虚，癌毒内聚型卵巢癌。

【用量用法】水煎服，日一剂，早晚温服。

【出处】乔红丽，侯炜，李站，等. 朴炳奎治疗卵巢癌辨证思路及用药规律总结[J]. 北京中医药，2014，33（10）：735-738.

【方解】本方是全国老中医药专家学术经验继承工作指导老师朴炳奎教授治疗卵巢癌的经验方。方中柴胡疏肝解郁，条达肝气；枳壳、陈皮助柴胡理气解郁；当归补血和血；白芍养血敛阴，柔肝缓急；四药共用，补肝体而助肝用，使血和则肝和，血充则肝柔；黄芪补脾益气，现代药理研究表明黄芪可以增强机体免疫功能，其中含有的黄芪总苷不仅在整体水平有抑瘤作用，而且对体外肿瘤细胞有直接抑制作用，并可能通过诱导癌细胞凋亡起到抑癌作用；太子参、白术、甘草健脾益气，实脾土以御木侮，使营血生化有源；女贞子、枸杞子以补益肝肾，扶正培元，且能促进造血增强机体免疫功能；紫草、白英、土茯苓清热解毒；薏苡仁健脾利湿；僵蚕祛风止痛，化痰散结；莪术活血化瘀；炒三仙消食和中。如患者情志抑郁，眠差，则加香附、郁金、徐长卿、八月札等疏肝理气；伴胸胁胀痛，情绪不佳而心胸闷痛者，加威灵仙、延胡索、紫苏梗等理气宽胸；伴食欲差，恶心呕吐，苔厚腻者，加法半夏、猪苓、茯苓、木香、白豆蔻等健脾行气，化痰利湿；伴体虚汗出，感冒频发，加防风以顾护肌表，加煅牡蛎、五味子等敛阴止汗；伴神志不安，失眠重，属心脾两虚者，加木香、龙眼肉、酸枣仁、柏子仁、百合等养心安神；伴头痛，头重，口腔溃疡者，加升麻，"清升浊降"则症消；伴术后化疗后骨髓抑制者，加三七粉、鸡血藤等养血活血；伴口渴甚，舌苔干燥见裂纹者，加北沙参、麦冬、地黄、玉竹、芦根等滋养肺胃之阴；伴腰膝酸软，四肢不温，脉沉迟者，加淫羊藿、肉苁蓉、菟丝子、补骨脂、肉桂等温补肾阳。

护巢抑癌汤

【药物组成】西洋参12g，黄芪12g，紫丹参10g，山慈菇10g，三棱10g，制鳖甲15g，土茯苓20g，白花蛇舌草15g，半枝莲15g，夏枯草10g，漏芦10g，甘草5g。

【功能主治】益气活血，软坚散结。适用于卵巢癌。

【用量用法】水煎服，日一剂，早晚温服。

【出处】刘应科，孙光荣. 肿瘤病症辨治心悟[J]. 湖南中医药大学学报，2016，36（3）：1-4.

【方解】本方为国医大师孙光荣教授治疗卵巢癌的经验方。方中黄芪补脾益气，现代药理研究表明黄芪可以增强机体免疫功能，其中含有的黄芪总苷不仅在整体水平有抑瘤作用，而且对体外肿瘤细胞有直接抑制作用，并可能通过诱导癌细胞凋亡达到抑癌作用；西洋参、紫丹参益气活血为君。山慈菇清热解毒，消痈散结，《滇南本草》言其"消阴分之痰，止咳嗽，治喉痹，止咽喉痛。治毒疮，攻痈疽，敷诸疮肿毒，有脓者溃，无脓者消"；白花蛇舌草清热解毒，现代药理研究发现其在体外对急性淋巴细胞型、粒细胞型、单核细胞型以及慢性粒细胞型肿瘤细胞有较强的抑制作用；半枝莲清热解毒散结，具有抗肿瘤作用；土茯苓、漏芦清热败毒为臣。三棱活血化瘀；夏枯草清热功结；制鳖甲软坚散结为佐。甘草调和诸药为使。诸药合用，共奏益气活血，软坚散结之攻效。若阴道渗血者，加小蓟草、鱼腥草、白茅根以凉血止血；若白带绵绵者，加煅龙骨、煅牡蛎、薏苡仁以燥湿止带；若白带腥臭者，加紫苏叶、蒲公英、鱼腥草以清热燥湿止带；若少腹胀痛者，加花槟榔、大腹皮、制香附以理气止痛。

治疗卵巢癌经验方 1

【药物组成】黄芪30g，仙鹤草20g，白术15g，茯神20g，绿梅花20g，姜竹茹10g，淮小麦50g，炒山楂10g，炒黄连5g，老鹳草15g，炒槐米30g，谷精草25g。

【功能主治】扶正固本，调和中州。适用于卵巢癌术后化疗期气阴两伤，脾失健运。

【用量用法】水煎服，日一剂，早晚温服。

【出处】宣跃廷，程红. 国医大师徐经世从肝论治卵巢癌术后化疗期[J]. 中医药临床杂志，2020，32（1）：38-41.

【方解】本方为国医大师徐经世教授治疗卵巢癌术后化疗期的经验方。方中以黄芪、白术为君。黄芪专于气分，通里达表，补元阳，充腠理，治术后虚劳，现代药理研究表明黄芪可以增强机体免疫功能，其中含有的黄芪总苷不仅在整体水平有抑瘤作用，而且对体外肿瘤细胞有直接抑制作用，并可能通过诱导癌细胞凋亡起到抑癌作用；白术扶植后天脾胃，散湿和中，除中焦湿浊，相互配伍既可益气固表，又健脾利水，祛湿邪阴毒，调和气血，标本兼治。炒槐米、淮小麦、炒山楂健脾和中，濡养脏腑，补益脾胃后天之气，以后天而补先天也。姜竹茹、绿梅花等养阴清中，泻肝胃邪热。老鹳草、谷精草清热散结，疏肝祛风；炒黄连清热燥湿，具有抗炎、解热作用，其中小檗碱还能通过抑制癌细胞呼吸，阻碍癌细胞嘌呤和核酸的合成，干扰癌细胞代谢等途径产生抗癌作用；仙鹤草收敛止血；茯神交通心肾，安神定志，使水火既济。

治疗卵巢癌经验方 2

【药物组成】党参 15g，黄芪 30g，山茱萸 10g，菟丝子 10g，补骨脂 10g，黄柏 10g，牡丹皮炭 10g，大黄炭 3g。

【功能主治】补益止血，适用于卵巢癌。

【用量用法】温开水冲服，日一剂，早晚温服。

【出处】孙玉信. 张磊治疗癌症五法[J]. 河南中医，2017，37（2）：215-216.

【方解】本方为国医大师张磊教授治疗卵巢癌的经验方。方中黄芪补脾益气，现代药理研究表明黄芪可以增强机体免疫功能，其中含有的黄芪总苷不仅在整体水平有抑瘤作用，而且对体外肿瘤细胞有直接抑制作用，并可能通过诱导癌细胞凋亡起到抑瘤作用；党参益气健脾，生津润燥，具有增加机体免疫力的作用；山茱萸补养肝肾，并能涩精，现代药理研究证实其具有增强免疫系统功能的作用；菟丝子、补骨脂温补肾阳；黄柏清热燥湿以坚阴；牡丹皮炭、大黄炭收敛止血止痛。

滋水调肝汤

【药物组成】知母 10g，黄柏 10g，熟地黄 15g，山茱萸 15g，当归 10g，白芍 15g，土茯苓 30g，百合 30g，龙葵 30g，菝葜 30g，石见穿 30g。

【功能主治】滋水调肝，清热利湿，解毒散结。适用于肝肾两虚，湿毒下注型卵巢癌。

【用量用法】水煎服，日一剂，早晚温服。

【出处】杨丽芳，王晞星. 王晞星治疗妇科肿瘤经验[J]. 中国民间疗法，2019，27（2）：13-16.

【方解】本方为国医大师王晞星教授治疗卵巢癌的经验方。方中熟地黄、当归补肾精，养气血；白芍柔肝和血止痛；山茱萸补养肝肾，并能涩精，现代药理研究证实其具有增强免疫系统功能的作用；土茯苓清热利湿，是下焦肿瘤常用抗癌药物，可清血内湿热之毒；知母、黄柏清下焦湿热；百合滋阴；菝葜解毒利湿；龙葵清热，解毒，活血，消肿，具有抗炎、镇静、提高机体免疫力的作用；石见穿解毒散结。

逍遥散

【药物组成】当归，白芍，白术，茯苓，甘草，柴胡，干姜，薄荷。（原方无用量）

【功能主治】疏肝健脾。适用于肝郁脾虚型卵巢癌。

【用量用法】水煎服，日一剂，早晚温服。

【出处】宁博彪，卫桐，郝淑兰，等. 王晞星治疗卵巢癌临证经验举隅[J]. 山西中医，2019，35（7）：4-6.

【方解】本方为国医大师王晞星教授治疗卵巢癌的经验方。方中当归补血和血；白芍柔肝和血止痛；白术益气健脾，药理研究证实其对小鼠艾氏腹水癌、淋巴肉瘤腹水型及食管癌都有显著的抑制作用；茯苓健脾补气；柴胡合白芍柔肝解郁；干姜和中温胃；薄荷合柴胡顺遂肝木调达之性，解肝郁、散肝热；甘草调和诸药。

柴胡疏肝散

【药物组成】柴胡，郁金，赤芍，白芍，厚朴，枳壳，川楝子，绿萼梅，夏枯草，牡蛎，香附，栀子，牡丹皮，玫瑰花，青皮，陈皮，枸杞子，桑椹，女贞子，何首乌。（原方无用量）

【功能主治】疏肝理气。适用于卵巢癌肝气郁结。

【用量用法】水煎服，日一剂，早晚温服。

【出处】闫洪飞. 孙桂芝教授治疗卵巢癌经验[J]. 中国中医药信息杂志，2004（4）：353-354.

【方解】本方为全国老中医药专家学术经验继承工作指导老师孙桂芝教授治疗卵巢癌的经验方。方中柴胡条达肝气而疏郁结；香附、郁金、川楝子疏肝行气止痛，共助柴胡梳理肝气；陈皮理气调中，燥湿化痰，有祛痰、平喘等作用；青皮、枳壳理气行滞而和胃；绿萼梅、玫瑰花行气止痛；白芍柔肝和血止痛；厚朴燥湿消痰，下气除满，药理研究表明其具有调整胃肠运动功能、促进消化液分泌等作用；夏枯草清热散结消肿，现代药理研究表明夏枯草具有较强的抗癌作用，其提取物熊果酸能够明显诱导重力细胞的脱氧核糖核酸分裂，从而抑制肿瘤细胞的复制，达到抗肿瘤作用；牡蛎软坚散结；牡丹皮清热凉血，活血化瘀；栀子清热泻火；枸杞子滋补肝肾，益精养血，枸杞子多糖具有促进免疫、延缓衰老、抗肿瘤、清除自由基、抗疲劳、抗辐射、保肝、保护和改善生殖功能等作用；桑椹、女贞子、何首乌滋补肝肾之阴，使泻热药不伤阴津。

四君子汤

【药物组成】太子参，白术，土茯苓，远志，黄芪，炒酸枣仁，合欢皮，珍珠母，菊花，枸杞子，桑寄生，牛膝，僵蚕，生麦芽，浙贝母，鸡内金，何首乌，甘草。（原方无用量）

【功能主治】健脾化痰，解毒散结。适用于卵巢癌脾气虚。

【用量用法】水煎服，日一剂，早晚温服。

【出处】闫洪飞. 孙桂芝教授治疗卵巢癌经验[J]. 中国中医药信息杂志，2004（4）：353-354.

【方解】本方为全国老中医药专家学术经验继承工作指导老师孙桂芝教授治疗卵巢癌的经验方。方中太子参健脾益气生津；白术益气健脾，药理研究证实其对小鼠艾氏腹水癌、淋巴肉瘤腹水型及食管癌都有显著的抑制作用；土茯苓利湿解毒补虚；远志、合欢皮安神宁心；黄芪补脾益气，现代药理研究表明黄芪可以增强机体免疫功能，其中含有的黄芪总苷不仅在整体水平有抑瘤作用，而且对体外肿瘤细胞有直接抑制作用，并可能通过诱导癌细胞凋亡起到抑癌作用；炒酸枣仁养心安神；珍珠母重镇安神；菊花清肝火；枸杞子、桑寄生、何首乌、牛膝滋补肝肾；僵蚕通络散结；生麦芽消食和中，行血散滞；浙贝母清热化痰止咳，解毒散结消痈，其中的生物碱有镇咳、解痉的作用；鸡内金助脾健运消食；甘草调和诸药。

杞菊地黄汤

【药物组成】枸杞子，菊花，熟地黄，酒山茱萸肉，牡丹皮，山药，茯苓，泽泻。（原方无用量）

【功能主治】养阴清热，滋补肝肾。适用于卵巢癌肝肾阴虚。

【用量用法】水煎服，日一剂，早晚温服。

【出处】闫洪飞. 孙桂芝教授治疗卵巢癌经验[J]. 中国中医药信息杂志，2004（4）：353-354.

【方解】本方为全国老中医药专家学术经验继承工作指导老师孙桂芝教授治疗卵巢癌的经验方。方中熟地黄，滋阴补肾，填精益髓；酒山茱萸肉补养肝肾，并能涩精，现代药理研究证实其具有增强免疫系统功能的作用；山药补益脾阴，亦能固精；三药相配，滋养肝脾肾，称为"三补"。配伍泽泻利湿泄浊，并防熟地黄之滋腻恋邪；牡丹皮清泄相火，并制酒山茱萸肉之温涩；茯苓淡渗脾湿，并助山药之健运；三药为"三泻"，渗湿浊，清虚热，平其偏胜以治标。枸杞子滋补肝肾，益精养血，枸杞子多糖具有促进免疫、延缓衰老、抗肿瘤、清除自由基、抗疲劳、抗辐射、保肝、保护和改善生殖功能等作用；菊花味甘、苦，性微寒，散风清热，明目平肝，尤其善清利头目。诸药合用，肝肾同补，上清头窍。

沙参麦冬汤

【药物组成】沙参，天花粉，葛根，山药，百合，玄参，麦冬，五味子，九香虫，鸡内金，炒白术，茯苓，合欢皮，蒲黄，金荞麦，生麦芽。（原方无用量）

【功能主治】养阴清热，生津润燥。适用于卵巢癌阴虚。

【用量用法】水煎服，日一剂，早晚温服。

【出处】闫洪飞. 孙桂芝教授治疗卵巢癌经验[J]. 中国中医药信息杂志，2004（4）：353-354.

【方解】本方为全国老中医药专家学术经验继承工作指导老师孙桂芝教授治疗卵巢癌的经验方。方中沙参、百合滋养肺胃之阴；麦冬养阴润肺，益胃生津，清心除烦，有抗疲劳、清除自由基、提高细胞免疫功能、镇静、催眠等作用；天花粉生津解渴；葛根、玄参升津；山药、炒白术、茯苓益气健脾；五味子益气生津；九香虫行气止痛；鸡内金、生麦芽消食和中；合欢皮宁心安神；蒲黄活血祛瘀；金荞麦清热解毒。

治疗卵巢癌经验方

【药物组成】黄芪，白术，柴胡，白芍，天冬，麦冬，红景天，鸡血藤，黄精，补骨脂，枸杞子，莪术，土茯苓，蒲公英，龙葵，半夏，浙贝母。（原方无用量）

【功能主治】健脾益气，补益肝肾，调理冲任，兼疏肝理气，化痰散结，活血化瘀。适用于卵巢癌的治疗。

【用量用法】水煎服，日一剂，早晚温服。

【出处】陈卫建，吴文君. 林洪生治疗卵巢恶性肿瘤经验探要[J]. 浙江中医杂志，2017，52（10）：706-707.

【方解】本方为全国老中医药专家学术经验继承工作指导老师林洪生教授治疗卵巢癌的经验方。方中黄芪补脾益气，现代药理研究表明黄芪可以增强机体免疫功能，其中含有的黄芪总苷不仅在整体水平有抑瘤作用，而且对体外肿瘤细胞有直接抑制作用，并可能通过诱导癌细胞凋亡起到抑癌作用；白术益气健脾，药理研究证实其对小鼠艾氏腹水癌、淋巴肉瘤腹水型及食管癌都有显著的抑制作用；柴胡配白芍，一散一敛，能增加疏肝和血止痛功效；天冬、麦冬养阴益气；红景天、鸡血藤活血化瘀；黄精与枸杞子相配有补益肝肾功效；补骨脂则温肾助阳；龙葵与蒲公英相配能够增加清热解毒，软坚消肿之效；莪术与土茯苓相配能增加清热解毒，破血散瘀，消肿散结功效；半夏燥湿化痰，降逆止呕，消痞散结，其中含有的半夏多糖、半夏生物碱、胡芦巴碱、外源性凝聚素等对多种肿瘤细胞均有抑制作用；浙贝母清热化痰止咳，解毒散结消痈，其中的生物碱有镇咳、解痉的作用。气虚明显，加党参、茯苓、山药；血虚明显，加熟地黄、当归、制何首乌；瘀久化热，加牡丹皮、栀子、大血藤、败酱草；气滞腹胀明显，加香附、枳壳、大腹皮；肿块疼痛，加荔枝核、橘核、桃仁、八月札、延胡索、姜黄；出现腹水，加茯苓、猪苓、泽泻、白茅根。

男性生殖系统肿瘤篇

前列腺癌

当归贝母苦参丸

【药物组成】当归，白芍，浙贝母，苦参，熟地黄，山茱萸，木瓜，延胡索，百合，龙葵。（原方无用量）

【功能主治】和血利湿。适用于血虚湿热型前列腺癌。

【用量用法】水煎服，日一剂，早晚温服。

【出处】殷杰，王晞星. 王晞星教授中医治疗前列腺癌经验[J]. 中国民族民间医药，2018，27（18）：72-73.

【方解】本方为国医大师王晞星教授治疗前列腺癌的经验方。方中当归补血和血；白芍柔肝和血止痛；苦参清热利湿通淋；浙贝母清热化痰止咳，解毒散结消痈，其中的生物碱有镇咳、解痉的作用；熟地黄补肾养阴；山茱萸补养肝肾，并能涩精，现代药理研究证实其具有增强免疫系统功能的作用；木瓜、延胡索行气活血通络；龙葵清热，解毒，活血，消肿，具有抗炎、镇静、提高机体免疫力的作用；百合、龙葵合用滋阴而不寒，补而不滞，共达阳之中而和阴之妙，治下焦腹痛有奇效。全方共奏补肾养阴，活血通络，利湿散结之效。

知柏地黄丸

【药物组成】熟地黄，山茱萸，茯苓，知母，黄柏，苍术，土茯苓，薏苡仁，三棱，莪术，猫爪草，壁虎。（原方无用量）

【功能主治】滋阴清热。适用于阴虚内热型前列腺癌。

【用量用法】水煎服，日一剂，早晚温服。

【出处】殷杰，王晞星. 王晞星教授中医治疗前列腺癌经验[J]. 中国民族民间医药，2018，27（18）：72-73.

【方解】本方为国医大师王晞星教授治疗前列腺癌的经验方。方中知母、黄柏滋阴清热；熟地黄补肾养阴；山茱萸补养肝肾，并能涩精，现代药理研究证实其具有增强免疫系统功能的作用；苍术、土茯苓、薏苡仁清热利湿通淋；三棱行气破血消积；莪术破血逐瘀；茯苓益气健脾；猫爪草、壁虎解毒散结。全方共奏滋阴清热，利湿通淋，行气散结之效。

滋水清肝饮

【药物组成】熟地黄，山茱萸，当归，白芍，苍术，土茯苓，骨碎补，补骨脂，郁金，片姜黄，延胡索，土鳖虫，蜈蚣，全蝎。（原方无用量）

【功能主治】滋阴清热。适用于肝肾两虚型前列腺癌。

【用量用法】水煎服，日一剂，早晚温服。

【出处】殷杰，王晞星. 王晞星教授中医治疗前列腺癌经验[J]. 中国民族民间医药，2018，27（18）：72-73.

【方解】本方为国医大师王晞星教授治疗前列腺癌的经验方。方中当归补血和血；白芍柔肝和血止痛；熟地黄滋补肝肾阴血；山茱萸补养肝肾，并能涩精，现代药理研究证实其具有增强免疫系统功能的作用；苍术、土茯苓利湿通淋；骨碎补、补骨脂补肾壮骨；延胡索行气活血，止痛散结，药理研究表明其中含有的延胡索乙素有明显的镇痛作用，而其中的左旋四氢帕马丁则具有镇静作用，延胡索总碱还能扩张外周血管；郁金、片姜黄行气止痛；土鳖虫、蜈蚣、全蝎攻毒散结，通络止痛。全方共奏滋补肝肾，补髓壮骨，行气通络止痛之效。

右归丸合四君子汤

【药物组成】熟地黄，枸杞子，山药，山茱萸，五味子，党参，茯苓，白术，附子，肉桂。（原方无用量）

【功能主治】养阴清热，生津润燥。适用于前列腺癌脾肾亏虚。

【用量用法】水煎服，日一剂，早晚温服。

【出处】王辉，孙桂芝. 孙桂芝教授治疗前列腺癌经验简介[J]. 新中医，2011，43（10）：148-149.

【方解】本方为全国老中医药专家学术经验继承工作指导老师孙桂芝教授治疗前列腺癌的经验方。方中熟地黄滋补肾阴，阴中求阳；枸杞子滋补肝肾，益精养血，枸杞子多糖具有促进免疫、延缓衰老、抗肿瘤、清除自由基、抗疲劳、抗辐射、保肝、保护和改善生殖功能等作用；山药、五味子补益肝脾，收涩固精；山茱萸补养肝肾，并能涩精，现代药理研究证实其具有增强免疫系统功能的作用；党参益气健脾，生津润燥，具有增加机体免疫力的作用；茯苓益气健脾；白术益气健脾，药理研究证实其对小鼠艾氏腹水癌、淋巴肉瘤腹水型及食管癌都有显著的抑制作用；附子、肉桂温补肾阳，化气行水兼暖脾阳。若见气虚不统血之血尿，予黄芪补气，血余炭、蒲黄炭止血。

八正散合小蓟饮子

【药物组成】瞿麦，萹蓄，栀子，通草，灯心草，薏苡仁，车前子，滑石，甘草梢，小蓟，蒲黄，白茅根，蒲公英。（原方无用量）

【功能主治】清利湿热。适用于前列腺癌湿热蕴结。

【用量用法】水煎服，日一剂，早晚温服。

【出处】王辉，孙桂芝. 孙桂芝教授治疗前列腺癌经验简介[J]. 新中医，2011，43（10）：148-149.

【方解】本方为全国老中医药专家学术经验继承工作指导老师孙桂芝教授治疗前列腺癌的经验方。方以瞿麦、萹蓄通利下焦湿热；栀子清三焦之湿热，使湿热从小便出；通草、灯心草通窍利水；薏苡仁、车前子、滑石利水清热祛湿，滑利尿道；甘草梢缓急止痛；小蓟、蒲黄、白茅根凉血止血；蒲公英清热利湿，解毒抗癌。

四物汤

【药物组成】当归，赤芍，川芎，桃仁，红花，黄芪，党参，生地黄，蒲公英，白花蛇舌草。

【功能主治】益气活血，解毒抗癌。适用于前列腺癌瘀毒互结。

【用量用法】水煎服，日一剂，早晚温服。

【出处】王辉，孙桂芝. 孙桂芝教授治疗前列腺癌经验简介[J]. 新中医，2011，43（10）：148-149.

【方解】本方为全国老中医药专家学术经验继承工作指导老师孙桂芝教授治疗前列腺癌的经验方。方中当归补血和血；桃仁活血化瘀；赤芍清热凉血，祛瘀止痛，具有解热、抗炎等作用，其中的赤芍正丁醇提取物赤芍D有抗肿瘤作用；川芎、红花活血化瘀，祛瘀散结；黄芪补脾益气，现代药理研究表明黄芪可以增强机体免疫功能，其中含有的黄芪总苷不仅在整体水平有抑瘤作用，而且对体外肿瘤细胞有直接抑制作用，并可能通过诱导癌细胞凋亡起到抑癌作用；党参益气健脾，生津润燥，具有增加机体免疫力的作用；生地黄益气扶正；蒲公英、白花蛇舌草清热解毒，现代药理研究发现白花蛇舌草在体外对急性淋巴细胞型、粒细胞型、单核细胞型以及慢性粒细胞型肿瘤细胞有较强的抑制作用。

生脉饮合八珍汤

【药物组成】太子参，麦冬，五味子，当归，川芎，白芍，熟地黄，茯苓，白术，甘草，何首乌，枸杞子，龟甲，鳖甲。

【功能主治】益气养血，解毒抗癌。适用于前列腺癌气血双亏。

【用量用法】水煎服，日一剂，早晚温服。

【出处】王辉，孙桂芝. 孙桂芝教授治疗前列腺癌经验简介[J]. 新中医，2011，43（10）：148-149.

【方解】本方为全国老中医药专家学术经验继承工作指导老师孙桂芝教授治疗前列腺癌的经验方。方中太子参、麦冬、五味子滋阴敛津；麦冬养阴润肺，益胃生津，清心除烦，有抗疲劳、清除自由基、提高细胞免疫功能、镇静、催眠等作用；熟地黄滋阴补肾；白术益气健脾，药理研究证实其对小鼠艾氏腹水癌、淋巴肉瘤腹水型及食管癌都有显著的抑制作用；茯苓健脾渗湿；当归补血和血；白芍柔肝和血止痛，川芎活血行气，使熟地黄、当归、白芍补而不滞；枸杞子滋补肝肾，益精养血，枸杞子多糖具有促进免疫、延缓衰老、抗肿瘤、清除自由基、抗疲劳、抗辐射、保肝、保护和改善生殖功能等作用；何首乌补益肾精；龟甲、鳖甲滋阴益肾，软坚散癥；甘草益气和中，调和诸药。

治疗前列腺癌经验方

【药物组成】生地黄15g，熟地黄15g，山茱萸12g，女贞子12g，黄精10g，菟丝子12g，枸杞子12g，地骨皮10g，茯苓15g，白芍15g，浮小麦30g，泽泻10g，甘草3g。

【功能主治】补益肝肾，调和阴阳。适用于前列腺癌。

【用量用法】水煎服，日一剂，早晚温服。

【出处】张剑. 李辅仁治疗前列腺癌睾丸摘除术后诸症的经验[J]. 中医杂志，1998（2）：83.

【方解】本方为国医大师李辅仁教授治疗前列腺癌的经验方。方中生地黄清热凉血，养阴，生津；熟地黄补血养阴，填精益髓；山茱萸补养肝肾，并能涩精，现代药理研究证实其具有增强免疫系统功能的作用；枸杞子滋补肝肾，益精养血，枸杞子多糖具有促进免疫、延缓衰老、抗肿瘤、清除自由基、抗疲劳、抗辐射、保肝、保护和改善生殖功能等作用；女贞子滋补肝肾，益精养血；黄精补气养阴；菟丝子滋补肝肾，固精缩尿；茯苓健脾渗湿；以上诸药共用，补益肝肾，调和气血。地骨皮凉血除蒸，清肺降火；白芍平肝止痛，养血调经，敛阴止汗；浮小麦益气，除热，止汗；泽泻利水渗湿，泄热；甘草益气且调和诸药。全方药性平和，以补为主，正虚兼顾。肝肾阴虚型加知母、黄柏；若口干者加玄参、麦冬；便结者加瓜蒌、火麻仁；潮热盗汗甚者加白薇；夜眠难安者加酸枣仁；双目干涩者加菊花、决明子；烦躁易怒者加龙胆、石菖蒲；头晕耳鸣者加天麻、珍珠母。脾肾阳虚型去地骨皮，加黄芪、白术；腰酸腿软者加牛膝、川续断；下肢浮肿者茯苓改茯苓皮，加猪苓、薏苡仁；心悸气短者加党参、五味子；头晕眼花者加川芎、天麻；纳少便溏者去生地黄，加炒薏苡仁、焦神曲；脘腹胀满者加陈皮、香附；大便不畅者加肉苁蓉。若兼见胸闷胸痛，舌质紫暗，或有瘀斑、瘀点等心血瘀阻者，基本方加丹参、川芎、紫苏梗；若兼见咳嗽痰多，呕恶食少，舌苔厚腻，脉滑等痰浊困阻者，加半夏、橘红、陈皮；若兼见两胁胀满，郁闷不舒，脉弦等肝郁气滞者，加醋柴胡、佛手、香附、郁金。

睾丸癌

知柏地黄丸

【药物组成】熟地黄，山茱萸，山药，泽泻，牡丹皮，茯苓，知母，黄柏，橘核，荔枝核，小茴香。（原方无用量）

【功能主治】补益肝肾，软坚散结。适用于睾丸癌肝肾亏虚证。

【用量用法】水煎服，日一剂，早晚温服。

【出处】王辉，孙桂芝. 孙桂芝教授治疗睾丸癌经验[J]. 辽宁中医药大学学报，2011，13（12）：131-132.

【方解】本方为全国老中医药专家学术经验继承工作指导老师孙桂芝教授治疗睾丸癌的经验方。方中熟地黄甘温滋腻；山茱萸补养肝肾，并能涩精，现代药理研究证实其具有增强免疫系统功能的作用；山药性涩益脾。佐以泽泻配熟地黄宣泄肾浊，防其滋腻；牡丹皮配山茱萸凉肝火；茯苓配山药淡渗脾湿；用知母、黄柏清下焦之火，更防毒火内生；另加橘核、荔枝核、小茴香破积行气，驱寒止痛。下焦得通，补益肝肾之力得固。

龙胆泻肝汤

【药物组成】龙胆，栀子，黄芩，泽泻，通草，车前草，柴胡，当归，生地黄。（原方无用量）

【功能主治】清泄肝胆湿热。适用于睾丸癌肝郁湿滞证。

【用量用法】水煎服，日一剂，早晚温服。

【出处】王辉，孙桂芝. 孙桂芝教授治疗睾丸癌经验[J]. 辽宁中医药大学学报，2011，13（12）：131-132.

【方解】本方为全国老中医药专家学术经验继承工作指导老师孙桂芝教授治疗睾丸癌的经验方。方中苦寒专入肝胆之龙胆清泻实火，除湿热；黄芩清热燥湿，栀子苦寒降泄，共泻三焦实火，利尿除湿；泽泻、通草、车前草清热利湿，使毒邪随小便出；当归补血和血；柴胡、生地黄疏肝养血，滋阴生津。

八正散

【药物组成】萹蓄，瞿麦，车前子，通草，灯心草，滑石。（原方无用量）

【功能主治】清热利湿，降火解毒。适用于睾丸癌热毒湿结证。

【用量用法】水煎服，日一剂，早晚温服。

【出处】王辉，孙桂芝. 孙桂芝教授治疗睾丸癌经验[J]. 辽宁中医药大学学报，2011，

13（12）：131-132.

【方解】本方为全国老中医药专家学术经验继承工作指导老师孙桂芝教授治疗睾丸癌的经验方。方中萹蓄、瞿麦清利湿热，降火除毒；车前子通调上下，清利下焦与肺；通草、灯心草清心火，利小便；滑石清热利尿。

八珍汤

【药物组成】太子参，炒白术，熟地黄，当归，白芍，川芎。（原方无剂量）

【功能主治】清热利湿，降火解毒。适用于睾丸癌气血亏虚证。

【用量用法】水煎服，日一剂，早晚温服。

【出处】王辉，孙桂芝. 孙桂芝教授治疗睾丸癌经验[J]. 辽宁中医药大学学报，2011，13（12）：131-132.

【方解】本方为全国老中医药专家学术经验继承工作指导老师孙桂芝教授治疗睾丸癌的经验方。方中太子参益气生津，润肺补脾；炒白术益胃和中，健脾燥湿，若大便偏干，则改生白术润下健脾；熟地黄滋补肝肾之阴，兼以填补人之精髓；当归补血和血；白芍补血和营，养肝敛阴；川芎活血行气，开郁止痛，补而不腻。若有气血亏虚，虚寒证明显，则酌情加黄芪、肉桂等，成十全大补汤之意。手术后，常因雄激素水平改变，导致阳虚不温，自觉畏寒无力，酌情予仙茅、淫羊藿调补体内阳精，配以墨旱莲、女贞子滋养阴精，共奏和阴调阳之功。发生转移者，当对转移的脏腑予以照顾，肺转移者予百合、浙贝母、桔梗、僵蚕平肺解毒抗癌；肝转移者，予鳖甲、龟甲、八月札、凌霄花，软坚散结，疏郁通滞；骨转移者，予川续断、补骨脂、骨碎补，强肾壮骨；淋巴结转移者，予夏枯草、鳖甲，解毒软坚散结。伴有前列腺肥大，小便不畅、小便滴沥者，则予灵芝、桃仁、白果，益气活络缩尿。睡眠欠佳者，予合欢皮、酸枣仁安神；若睡眠不实者，加珍珠母、灵磁石重镇助眠。头晕者，予半夏白术天麻汤或天麻钩藤汤加减。

血液肿瘤篇

淋巴瘤

外敷消瘤止痛方

【药物组成】丹参 30g，蟾蜍 30g，白矾 30g，青黛 30g，大黄 30g，马钱子 30g，全蝎 30g，蜈蚣 30g，牵牛子 50g，甘遂 50g，乳香 50g，没药 50g，水蛭 20g。

【功能主治】活血化瘀，消除癥积。适用于恶性淋巴瘤。

【用量用法】研细粉，醋调适量外敷肿大淋巴结。

【出处】何峰，舒鹏，朱婉华. 朱良春辨治恶性淋巴瘤学术经验管窥[J]. 中医杂志，2018（20）：1726-1729.

【方解】本方为国医大师朱良春教授治疗恶性淋巴瘤的经验方。方中蟾蜍破癥结，行水湿，化毒，定痛，《医林纂要》言其"能散，能行，能渗，能软，而锐于攻毒"，有增高清溶菌酶浓度等作用，蟾蜍对免疫系统及循环系统等功能也有调节作用；白矾性寒味酸涩，解毒，止血，清热，消痰；青黛清热解毒，凉血消斑，泻火定惊；大黄泄热毒，破积滞，行瘀血，外用消肿散结；马钱子散结消肿，通络止痛；全蝎、蜈蚣通络止痛，攻毒散结；水蛭破血通经，逐瘀消癥；乳香、没药活血行气止痛，消肿生肌；甘遂泻水逐肿，消肿散结；牵牛子消痰涤饮；丹参活血祛瘀，通经止痛。诸药外用，透过皮肤直达病所，消痰散结，活血化瘀，能有效减轻疼痛，并可使肿物缩小。

治疗淋巴瘤经验方

【药物组成】全蝎 30g，蜈蚣 30g，水蛭 30g，枯矾 30g，血竭 30g，乳香 60g，没药 60g，天花粉 60g，白硇砂 15g，苏合香油 15g，硼砂 15g，白及 15g，轻粉 2g。

【功能主治】活血化瘀，消除癥积。适用于恶性淋巴瘤。

【用量用法】共研细末，水泛为绿豆大小药丸，每次服 2～10 丸，每日 3 次。

【出处】何峰，舒鹏，朱婉华. 朱良春辨治恶性淋巴瘤学术经验管窥[J]. 中医杂志，2018（20）：1726-1729.

【方解】本方为国医大师朱良春教授治疗恶性淋巴瘤的经验方。方中全蝎、蜈蚣通络止痛，攻毒散结；水蛭破血通经，逐瘀消癥；血竭活血定痛，化瘀止血，生肌敛疮；

乳香、没药活血行气止痛，消肿生肌；枯矾消痰，燥湿，止血，解毒；白硇砂软坚散结，消积破瘀，可治多种肿瘤；硼砂清热消痰；轻粉祛痰消积；诸石类药消瘀散结之功显著，但有毒性，临床需谨慎配伍使用。天花粉清热泻火，生津止渴，排脓消肿；白及收敛止血，消肿生肌；苏合香油芳香开窍，辟秽，祛痰。诸药合用，化瘀力强，但需注意用量。

复脉汤

【药物组成】西洋参[另包]6g，麦冬10g，五味子10g，黄芪30g，当归10g，川芎10g，前胡10g，百部10g，桔梗10g，浙贝母20g，白花蛇舌草30g，半枝莲30g，壁虎10g，龙葵15g，白英20g，丹参30g，红景天20g。

【功能主治】益气复脉，养阴润肺止咳，扶正抗癌。适用于气阴两虚型淋巴瘤。

【用量用法】水煎服，日一剂，早晚温服。

【出处】王文龙，阳国彬，刘松林，等. 梅国强教授运用经方辨治肿瘤验案[J]. 福建中医药，2018，49（2）：72-74.

【方解】本方为国医大师梅国强教授治疗淋巴瘤的经验方。方中西洋参、麦冬、五味子等药有"生脉散"之意，功能益气养阴复脉，生津润燥。然考其本源，历代医家公认本方源自《伤寒杂病论》中复脉汤（即炙甘草汤）。黄芪补脾益气，现代药理研究表明黄芪可以增强机体免疫功能，其中含有的黄芪总苷不仅在整体水平有抑瘤作用，而且对体外肿瘤细胞有直接抑制作用，并可能通过诱导癌细胞凋亡起到抑癌作用；浙贝母清热化痰止咳，解毒散结消痈，其中的生物碱有镇咳、解痉的作用；桔梗、百部、前胡等化痰止咳；龙葵清热，解毒，活血，消肿；白英、半枝莲、白花蛇舌草清热解毒，现代药理研究发现白花蛇舌草在体外对急性淋巴细胞型、粒细胞型、单核细胞型以及慢性粒细胞型肿瘤细胞有较强的抑制作用；壁虎等抗癌解毒，清热散结；红景天补气清肺；当归补血和血；川芎行气活血止痛，有改善脑循环、抗肿瘤等作用；丹参活血养血。全方配伍严谨，共奏益气复脉，养阴润肺止咳，扶正抗癌之功。

知柏地黄丸

【药物组成】知母，黄柏，熟地黄，山药，山茱萸，泽泻，牡丹皮，蜂房，土鳖虫。（原方无用量）

【功能主治】滋阴降火，消癥散结。适用于恶性淋巴瘤阴虚痰热。

【用量用法】水煎服，日一剂，早晚温服。

【出处】于阳，孙桂芝，冯兴中. 孙桂芝治疗恶性淋巴瘤经验[J]. 中华中医药杂志，2017，32（3）：1095-1097.

【方解】本方为全国老中医药专家学术经验继承工作指导老师孙桂芝教授治疗淋巴瘤的经验方。方中熟地黄滋阴补肾，生精填髓，壮水之主；山茱萸补养肝肾，并能涩精，现代药理研究证实其具有增强免疫系统功能的作用；山药益肺健脾而补脾阴；泽泻宣泄肾浊，防熟地黄滋肾过腻；牡丹皮泄肝之火，防山茱萸温肝敛阴之滞；知母、黄柏清泄下焦之毒火；蜂房、土鳖虫活血化瘀。

济生肾气丸

【药物组成】牛膝，桑寄生，肉桂，熟地黄，山药，山茱萸，泽泻，牡丹皮，防风，土茯苓，炒白术，当归，远志，龙眼肉，鹿角霜。（原方无用量）

【功能主治】温补肾阳，化痰散结。适用于恶性淋巴瘤阳虚水停。

【用量用法】水煎服，日一剂，早晚温服。

【出处】于阳，孙桂芝，冯兴中. 孙桂芝治疗恶性淋巴瘤经验[J]. 中华中医药杂志，2017，32（3）：1095-1097.

【方解】本方为全国老中医药专家学术经验继承工作指导老师孙桂芝教授治疗淋巴瘤的经验方。方中熟地黄滋补肾阴，少加肉桂助命门之火以温阳化气，乃"阴中求阳"之意；山茱萸补养肝肾，并能涩精，现代药理研究证实其具有增强免疫系统功能的作用；山药补肝益脾，化生精血；牛膝滋阴益肾；泽泻利水渗湿，并可防熟地黄之滋腻；牡丹皮清热凉血，活血化瘀；当归补血和血；桑寄生、鹿角霜补肝肾；防风升阳益胃；土茯苓利湿解毒；炒白术益气健脾，药理研究证实其对小鼠艾氏腹水癌、淋巴肉瘤腹水型及食管癌都有显著的抑制作用；远志、龙眼肉宁心安神。诸药共奏温肾化气，利水消肿之功。

二黄鸡枸汤

【药物组成】黄精，黄芪，鸡血藤，枸杞子，菟丝子，女贞子，阿胶珠，甘草，鳖甲，生牡蛎，生龙骨，夏枯草，半枝莲，浙贝母，白花蛇舌草。（原方无用量）

【功能主治】滋阴养血，化痰散结。适用于恶性淋巴瘤血瘀痰阻。

【用量用法】水煎服，日一剂，早晚温服。

【出处】于阳，孙桂芝，冯兴中. 孙桂芝治疗恶性淋巴瘤经验[J]. 中华中医药杂志，2017，32（3）：1095-1097.

【方解】本方为全国老中医药专家学术经验继承工作指导老师孙桂芝教授治疗淋巴瘤的经验方。方中黄芪补脾益气，现代药理研究表明黄芪可以增强机体免疫功能，其中含有的黄芪总苷不仅在整体水平有抑瘤作用，而且对体外肿瘤细胞有直接抑制作用，并可能通过诱导癌细胞凋亡起到抑癌作用；黄精补气养阴；鸡血藤活血补血，调经止痛，舒筋活络；枸杞子滋补肝肾，益精养血，枸杞子多糖具有促进免疫、延缓衰老、抗肿瘤、清除自由基、抗疲劳、抗辐射、保肝、保护和改善生殖功能等作用；女贞子滋补肝肾，益精养血；菟丝子补肾温阳；阿胶珠滋阴养血；鳖甲滋阴清热，软坚散结，具有补血、抗肝纤维化、抗癌作用，并可增强实验动物免疫力；生龙骨、生牡蛎软坚散结；夏枯草清热散结消肿，现代药理研究表明夏枯草具有较强的抗癌作用，其提取物熊果酸能够明显诱导重力细胞的脱氧核糖核酸分裂，从而抑制肿瘤细胞的复制，达到抗肿瘤作用；半枝莲清热解毒散结，具有明显的抗肿瘤作用；白花蛇舌草清热解毒，现代药理研究发现其在体外对急性淋巴细胞型、粒细胞型、单核细胞型以及慢性粒细胞型肿瘤细胞有较强的抑制作用；浙贝母清热化痰止咳，解毒散结消痈，其中的生物碱有镇咳、解痉的作用；甘草调和诸药。

十全大补汤

【药物组成】黄芪，何首乌，当归，太子参，土茯苓，白术，熟地黄，白芍，肉桂，浙贝母，甘草，半枝莲，鳖甲，生牡蛎，生龙骨。（原方无用量）

【功能主治】益气生血，扶正散结。适用于恶性淋巴瘤气血双亏。

【用量用法】水煎服，日一剂，早晚温服。

【出处】于阳，孙桂芝，冯兴中. 孙桂芝治疗恶性淋巴瘤经验[J]. 中华中医药杂志，2017，32（3）：1095-1097.

【方解】本方为全国老中医药专家学术经验继承工作指导老师孙桂芝教授治疗淋巴瘤的经验方。方中黄芪补脾益气，现代药理研究表明黄芪可以增强机体免疫功能，其中含有的黄芪总苷不仅在整体水平有抑瘤作用，而且对体外肿瘤细胞有直接抑制作用，并可能通过诱导癌细胞凋亡起到抑瘤作用；太子参与熟地黄相配，益气养血；白术益气健脾，药理研究证实其对小鼠艾氏腹水癌、淋巴肉瘤腹水型及食管癌都有显著的抑制作用；土茯苓解毒利湿；当归补血和血；白芍柔肝和血止痛；何首乌滋补肝肾；肉桂温阳补肾；浙贝母清热化痰止咳，解毒散结消痈，其中的生物碱有镇咳、解痉的作用；鳖甲滋阴清热，软坚散结，具有抗肝纤维化、抗癌等作用，并可增强实验动物免疫力；生龙骨、生牡蛎软坚散结；半枝莲清热解毒散结，具有抗肿瘤作用；甘草调和诸药。

宣痹汤

【药物组成】汉防己6g，苦杏仁10g，法半夏10g，栀子10g，海桐皮10g，青蒿10g，滑石20g，薏苡仁20g，片姜黄15g，蚕沙15g，赤小豆15g，地骨皮15g，连翘15g。

【功能主治】清热利湿，除痹止痛。适用于湿注经络，热郁关节型淋巴瘤发热。

【用量用法】水煎服，日一剂，早晚温服。

【出处】周天梅. 国医大师熊继柏运用宣痹汤治疗疑难病症举隅[J]. 湖南中医药大学学报，2019，39（7）：801-804.

【方解】本方为国医大师熊继柏教授治疗淋巴瘤发热的经验方。方中汉防己清热利湿，通络止痛；蚕沙、薏苡仁除湿行痹，通利关节，协助防己以通络止痛；合用片姜黄、海桐皮宣络止痛，加强除痹之功；连翘、栀子、滑石、赤小豆清热利湿，以增强汉防己清热去湿的作用；法半夏燥湿化痰，降逆止呕，消痞散结，其中含有的半夏多糖、半夏生物碱、胡芦巴碱、外源性凝聚素等对多种肿瘤细胞均有抑制作用；苦杏仁宣肺，润肠，通便，行血脉，利气机，化水湿，消食化积，药理研究发现杏仁液能降低气管对氨水刺激的敏感性，对抗组胺、乙酰胆碱、氯化钡对气管平滑肌和肠平滑肌的兴奋作用，并有加快大肠蠕动作用；青蒿、地骨皮清虚热。诸药合用，有清热利湿，宣痹止痛的功效。

普济消毒饮

【药物组成】黄芩 10g，陈皮 10g，桔梗 10g，板蓝根 10g，牛蒡子 10g，玄参 10g，夏枯草 10g，地骨皮 10g，黄连 3g，柴胡 15g，连翘 15g，马勃 6g，甘草 6g，浙贝母 30g。

【功能主治】清热解毒，疏风散邪。适用于热毒壅滞，弥漫关节型淋巴瘤发热。

【用量用法】水煎服，日一剂，早晚温服。

【出处】周天梅. 国医大师熊继柏运用宣痹汤治疗疑难病症举隅[J]. 湖南中医药大学学报，2019，39（7）：801-804.

【方解】本方为国医大师熊继柏教授治疗淋巴瘤发热的经验方。方中黄连清热燥湿，具有抗炎、解热作用，其中小檗碱还能通过抑制癌细胞呼吸，阻碍癌细胞嘌呤和核酸的合成，干扰癌细胞代谢等途径产生抗癌作用；黄芩清热泻火，祛上焦头面热毒；牛蒡子、连翘辛凉疏散头面；玄参、马勃、板蓝根加强清热解毒；夏枯草清热散结消肿，现代药理研究表明夏枯草具有较强的抗癌作用，其提取物熊果酸能够明显诱导重力细胞的脱氧核糖核酸分裂，从而抑制肿瘤细胞的复制，达到抗肿瘤作用；浙贝母清热化痰止咳，解毒散结消痈，其中的生物碱有镇咳、解痉的作用；地骨皮清虚热；甘草、桔梗清利咽喉；陈皮理气调中，燥湿化痰，有祛痰、平喘等作用；柴胡疏散风热，引药上行。

白血病

清骨散

【药物组成】银柴胡，胡黄连，秦艽，鳖甲，地骨皮，青蒿，知母，甘草。（原方无用量）

【功能主治】清虚热，退骨蒸。适用于白血病阴虚证。

【用量用法】水煎服，日一剂，早晚温服。

【出处】颜德馨. 中医对白血病的辨证论治[J]. 天津医药（输血及血液学附刊），1963（11）：26-29.

【方解】本方为国医大师颜德馨教授治疗白血病的经验方。方中银柴胡清虚热，退骨蒸；地骨皮、胡黄连、知母内清阴分之热；青蒿、秦艽除肝胆之热；鳖甲滋阴清热，软坚散结，具有抗肝纤维化、抗癌等作用，并可增强实验动物免疫力；甘草调和诸药。全方共奏补肾而滋阴，使骨蒸潮热得以清退。

鳖甲饮

【**药物组成**】鳖甲，黄芪，龟甲，当归，太子参，大枣，丹参，牡蛎，栀子，银柴胡，赤芍。（原方无用量）

【**功能主治**】滋阴清热。适用于白血病阴虚证。

【**用量用法**】水煎服，日一剂，早晚温服。

【**出处**】颜德馨. 中医对白血病的辨证论治[J]. 天津医药（输血及血液学附刊），1963（11）：26-29.

【**方解**】本方为国医大师颜德馨教授治疗白血病的经验方。方中鳖甲滋阴清热，软坚散结，具有抗肝纤维化、抗癌等作用，并可增强实验动物免疫力；龟甲滋阴清热，退骨蒸；牡蛎软坚散结；银柴胡清虚热，退骨蒸；黄芪补脾益气，现代药理研究表明黄芪可以增强机体免疫功能，其中含有的黄芪总苷不仅在整体水平有抑瘤作用，而且对体外肿瘤细胞有直接抑制作用，并可能通过诱导癌细胞凋亡起到抑癌作用；太子参滋阴益气；赤芍清热凉血，祛瘀止痛，具有解热、抗炎等作用，其中的赤芍正丁醇提取物赤芍D有抗肿瘤作用；大枣健脾益气；当归补血和血；丹参清热凉血活血；栀子清热凉血解毒。

滋阴固本汤

【**药物组成**】生地黄，何首乌，白芍，阿胶，地骨皮，黄芪，甘草，大枣，当归。（原方无用量）

【**功能主治**】滋阴固本。适用于白血病阴虚证。

【**用量用法**】水煎服，日一剂，早晚温服。

【**出处**】颜德馨. 中医对白血病的辨证论治[J]. 天津医药（输血及血液学附刊），1963（11）：26-29.

【**方解**】本方为国医大师颜德馨教授治疗白血病的经验方。方中生地黄滋阴清热；何首乌滋阴补肾；白芍柔肝和血止痛；阿胶滋阴补血；地骨皮清虚热，除骨蒸；黄芪补脾益气，现代药理研究表明黄芪可以增强机体免疫功能，其中含有的黄芪总苷不仅在整体水平有抑瘤作用，而且对体外肿瘤细胞有直接抑制作用，并可能通过诱导癌细胞凋亡起到抑癌作用；大枣健脾益气；当归补血和血；甘草益气健脾，调和诸药。

附子理中汤

【药物组成】附子，人参，干姜，炙甘草，白术。（原方无用量）

【功能主治】补虚回阳，温中散寒。适用于白血病阳虚证。

【用量用法】水煎服，日一剂，早晚温服。

【出处】颜德馨. 中医对白血病的辨证论治[J]. 天津医药（输血及血液学附刊），1963（11）：26-29.

【方解】本方为国医大师颜德馨教授治疗白血病的经验方。方中以附子温补脾肾；人参大补元气，其中存在的天然皂苷能抑制癌细胞转移，诱导肿瘤细胞凋亡，为极具开发前景的抗肿瘤药物；白术健脾燥湿；炙甘草和中补土；干姜温胃散寒。郑钦安在《医理真传》中云"非附子不能挽救欲绝之真阳，非姜术不能培中宫之土气"，人参微寒有刚柔相济之意，甘草调和上下最能缓中。五味药配合得当，治疗中下焦虚寒，火不生土诸证。方中附子温补先天真阳，白术健脾燥湿，补中宫之土，干姜温胃散寒，人参补气益阴，炙甘草补后天脾土，调和诸药。

参仙八味饮

【药物组成】人参叶，党参，黄芪，仙茅，白术，巴戟天，甘草，补骨脂。（原方无用量）

【功能主治】补气助阳。适用于白血病阳虚证。

【用量用法】水煎服，日一剂，早晚温服。

【出处】颜德馨. 中医对白血病的辨证论治[J]. 天津医药（输血及血液学附刊），1963（11）：26-29.

【方解】本方为国医大师颜德馨教授治疗白血病的经验方。方中人参叶补气，益肺，祛暑，生津；党参益气健脾，生津润燥，具有增加机体免疫力的作用；黄芪补脾益气，现代药理研究表明黄芪可以增强机体免疫功能，其中含有的黄芪总苷不仅在整体水平有抑瘤作用，而且对体外肿瘤细胞有直接抑制作用，并可能通过诱导癌细胞凋亡起到抑癌作用；仙茅补肾助阳，益精血，强筋骨，行血消肿；巴戟天补肾阳，强筋骨；补骨脂补肾壮阳，补脾健胃；白术益气健脾，药理研究证实其对小鼠艾氏腹水癌、淋巴肉瘤腹水型及食管癌都有显著的抑制作用；甘草益气健脾。

气血双补饮

【药物组成】何首乌，生地黄，仙茅，人参叶，太子参，黄芪，党参，当归，白芍，龙眼肉，甘草。（原方无用量）

【功能主治】补气养血。适用于白血病阴阳两虚证。

【用量用法】水煎服，日一剂，早晚温服。

【出处】颜德馨. 中医对白血病的辨证论治[J]. 天津医药（输血及血液学附刊），1963（11）：26-29.

【方解】本方为国医大师颜德馨教授治疗白血病的经验方。方中何首乌滋阴补肾；生地黄滋阴清热；仙茅补肾助阳，益精血，强筋骨，行血消肿；人参叶补气，益肺，祛暑，生津；党参益气健脾，生津润燥，具有增加机体免疫力的作用；太子参益气生津；黄芪补脾益气，现代药理研究表明黄芪可以增强机体免疫功能，其中含有的黄芪总苷不仅在整体水平有抑瘤作用，而且对体外肿瘤细胞有直接抑制作用，并可能通过诱导癌细胞凋亡起到抑癌作用；白芍柔肝和血止痛；当归补血和血；龙眼肉补益心脾，养血安神；甘草益气健脾，调和诸药。

人参养荣汤

【药物组成】人参，白术，茯苓，甘草，陈皮，黄芪，当归，白芍，熟地黄，五味子，肉桂，远志。（原方无用量）

【功能主治】益气补血，养心安神。适用于白血病阴阳两虚证。

【用量用法】水煎服，日一剂，早晚温服。

【出处】颜德馨. 中医对白血病的辨证论治[J]. 天津医药（输血及血液学附刊），1963（11）：26-29.

【方解】本方为国医大师颜德馨教授治疗白血病的经验方。方中黄芪补脾益气，现代药理研究表明黄芪可以增强机体免疫功能，其中含有的黄芪总苷不仅在整体水平有抑瘤作用，而且对体外肿瘤细胞有直接抑制作用，并可能通过诱导癌细胞凋亡起到抑癌作用；人参大补元气，其中存在的天然皂苷能抑制癌细胞转移，诱导肿瘤细胞凋亡，为极具开发前景的抗肿瘤药物；白术、茯苓、甘草健脾补气；五味子酸温，既可敛肺滋肾，又可宁心安神；陈皮理气调中，燥湿化痰，有祛痰、平喘等作用；肉桂温补阳气，鼓舞气血生长；当归补血和血；白芍柔肝和血止痛；熟地黄滋补心肝；远志安神定志，可导肾气上达于心。诸药合用有益气补血，宁心安神之效。

十全大补汤

【药物组成】人参，茯苓，白术，炙甘草，川芎，当归，白芍，熟地黄，黄芪，肉桂。（原方无用量）

【功能主治】温补气血，助阳固卫。适用于白血病阴阳两虚证。

【用量用法】水煎服，日一剂，早晚温服。

【出处】颜德馨. 中医对白血病的辨证论治[J]. 天津医药（输血及血液学附刊），1963（11）：26-29.

【方解】本方为国医大师颜德馨教授治疗白血病的经验方。方中人参与熟地黄相配，益气养血；白术益气健脾，药理研究证实其对小鼠艾氏腹水癌、淋巴肉瘤腹水型及食管癌都有显著的抑制作用；茯苓健脾渗湿，助人参益气补脾；当归、白芍养血和营，助熟地黄滋养心肝；川芎活血行气，使熟地黄、当归、白芍补而不滞。炙甘草益气和中，调和诸药；黄芪补脾益气，现代药理研究表明黄芪可以增强机体免疫功能，其中含有的黄芪总苷不仅在整体水平有抑瘤作用，而且对体外肿瘤细胞有直接抑制作用，并可能通过诱导癌细胞凋亡起到抑癌作用；肉桂温里助阳，通行气血，加强补益之力。

八珍汤

【药物组成】人参，茯苓，白术，炙甘草，川芎，当归，白芍，熟地黄。（原方无用量）

【功能主治】益气补血。适用于白血病阴阳两虚证。

【用量用法】水煎服，日一剂，早晚温服。

【出处】颜德馨. 中医对白血病的辨证论治[J]. 天津医药（输血及血液学附刊），1963（11）：26-29.

【方解】本方为国医大师颜德馨教授治疗白血病的经验方。方中人参大补元气，其中存在的天然皂苷能抑制癌细胞转移，诱导肿瘤细胞凋亡，为极具开发前景的抗肿瘤药物；熟地黄滋阴养血；白术、茯苓健脾渗湿，助人参益气补脾；当归补血和血；白芍柔肝和血止痛；川芎活血行气，使熟地黄、当归、白芍补而不滞。炙甘草益气和中，调和诸药。

归脾汤

【药物组成】白术，人参，黄芪，当归，甘草，茯苓，远志，酸枣仁，木香，龙眼肉，生姜，大枣。（原方无用量）

【功能主治】益气补血，健脾养心。适用于白血病阴阳两虚证。

【用量用法】水煎服，日一剂，早晚温服。

【出处】颜德馨. 中医对白血病的辨证论治[J]. 天津医药（输血及血液学附刊），1963（11）：26-29.

【方解】本方为国医大师颜德馨教授治疗白血病的经验方。方中黄芪补脾益气，现代药理研究表明黄芪可以增强机体免疫功能，其中含有的黄芪总苷不仅在整体水平有抑瘤作用，而且对体外肿瘤细胞有直接抑制作用，并可能通过诱导癌细胞凋亡起到抑癌作用；白术益气健脾，药理研究证实其对小鼠艾氏腹水癌、淋巴肉瘤腹水型及食管癌都有显著的抑制作用；人参大补元气，其中存在的天然皂苷能抑制癌细胞转移，诱导肿瘤细胞凋亡，为极具开发前景的抗肿瘤药物；甘草补脾益气以生血，使气旺而血生；当归补血和血；龙眼肉甘温补血养心；茯苓（多用茯神）、酸枣仁、远志宁心安神；木香辛香而散，理气醒脾，与大量益气健脾药配伍，复中焦运化之功，又能防大量益气补血药滋腻碍胃，使补而不滞，滋而不腻；用生姜、大枣调和脾胃，以资化源。

桃仁承气汤

【药物组成】桃仁，大黄，芒硝，炙甘草。（原方无用量）

【功能主治】破血下瘀。适用于白血病瘀血证。

【用量用法】水煎服，日一剂，早晚温服。

【出处】颜德馨. 中医对白血病的辨证论治[J]. 天津医药（输血及血液学附刊），1963（11）：26-29.

【方解】本方为国医大师颜德馨教授治疗白血病的经验方。方中桃仁活血化瘀；大黄破瘀泄热；两者相合，瘀热并治。芒硝泄热软坚，助大黄泄热逐瘀；炙甘草甘温，护胃安中，缓和诸药峻烈之性。诸药相合，共奏破血下瘀之功。

阿魏丸

【药物组成】连翘，山楂，黄连，阿魏。（原方无用量）

【功能主治】清热活血消积。适用于白血病瘀血证。

【用量用法】水煎服，日一剂，早晚温服。

【出处】颜德馨. 中医对白血病的辨证论治[J]. 天津医药（输血及血液学附刊），1963（11）：26-29.

【方解】本方为国医大师颜德馨教授治疗白血病的经验方。方中阿魏善消肉积；连翘清解蕴热；山楂化瘀滞以磨积；黄连清热燥湿，具有抗炎、解热作用，其中小檗碱还能通过抑制癌细胞呼吸，阻碍癌细胞嘌呤和核酸的合成，干扰癌细胞代谢等途径产生抗癌作用。

人参鳖甲煎丸

【药物组成】人参，鳖甲，大黄，土鳖虫，桃仁，鼠妇，蛴螂，凌霄花，牡丹皮，银硝，蜂房，柴胡，厚朴。（原方无用量）

【功能主治】活血化瘀，软坚散结。适用于白血病瘀血证。

【用量用法】水煎服，日一剂，早晚温服。

【出处】颜德馨. 中医对白血病的辨证论治[J]. 天津医药（输血及血液学附刊），1963

（11）：26-29.

【方解】本方为国医大师颜德馨教授治疗白血病的经验方。方中人参大补元气，其中存在的天然皂苷能抑制癌细胞转移，诱导肿瘤细胞凋亡，为极具开发前景的抗肿瘤药物；鳖甲软坚以散结消癥，《神农本草经》谓其"主心腹癥瘕坚积，寒热"；大黄、银硝、凌霄花、土鳖虫、蛴螬、鼠妇、蜂房以破血攻瘀，行其血分之瘀结；桃仁活血化瘀；牡丹皮清热凉血，活血化瘀；再佐以厚朴燥湿消痰，下气除满，药理研究表明其具有调整胃肠运动功能、促进消化液分泌等作用；柴胡通达营卫，行瘀散结。全方寒热并用，攻补兼施，祛痰祛湿，理气理血。

龟板化瘀饮

【药物组成】黄芪，太子参，仙茅，牡蛎，鳖甲，龟甲，白术，丹参，莪术，赤芍，红花，三棱，砂仁，熟地黄。（原方无用量）

【功能主治】清热肃肺，豁痰止咳。适用于白血病瘀血证。

【用量用法】水煎服，日一剂，早晚温服。

【出处】颜德馨. 中医对白血病的辨证论治[J]. 天津医药（输血及血液学附刊），1963（11）：26-29.

【方解】本方为国医大师颜德馨教授治疗白血病的经验方。方中黄芪补脾益气，现代药理研究表明黄芪可以增强机体免疫功能，其中含有的黄芪总苷不仅在整体水平有抑瘤作用，而且对体外肿瘤细胞有直接抑制作用，并可能通过诱导癌细胞凋亡起到抑癌作用；太子参益气生津；仙茅补肾助阳，益精血，强筋骨，行血消肿；牡蛎软坚散结；鳖甲滋阴清热，软坚散结，具有抗肝纤维化、抗癌等作用，并可增强实验动物免疫力；龟甲清热滋阴，软坚散结；熟地黄滋阴补肾；丹参活血调经；莪术破血逐瘀；三棱破血逐瘀；赤芍清热凉血，祛瘀止痛，具有解热、抗炎等作用，其中的赤芍正丁醇提取物赤芍D有抗肿瘤作用；红花活血化瘀；砂仁行气和胃；白术益气健脾，药理研究证实其对小鼠艾氏腹水癌、淋巴肉瘤腹水型及食管癌都有显著的抑制作用。

夏枯草膏

【药物组成】夏枯草。（原方无用量）

【功能主治】清火，散结，消肿。适用于白血病痰热型。

【用量用法】水冲服，日一剂，早晚温服。

【出处】颜德馨. 中医对白血病的辨证论治[J]. 天津医药（输血及血液学附刊），1963（11）：26-29.

【方解】本方为国医大师颜德馨教授治疗白血病的经验方。方中夏枯草辛、苦，寒，归肝、胆经，具有清热泻火，明目，散结消肿之功，现代药理研究表明夏枯草具有较强的抗癌作用，其提取物熊果酸能够明显诱导重力细胞的脱氧核糖核酸分裂，从而抑制肿瘤细胞的复制，达到抗肿瘤作用。

橄榄膏

【药物组成】鲜青果，胖大海，锦灯笼，山豆根，天花粉，麦冬，诃子。（原方无用量）

【功能主治】清咽，止渴，化痰。适用于白血病痰热型。

【用量用法】水煎服，日一剂，早晚温服。

【出处】颜德馨. 中医对白血病的辨证论治[J]. 天津医药（输血及血液学附刊），1963（11）：26-29.

【方解】本方为国医大师颜德馨教授治疗白血病的经验方。方中鲜青果、胖大海、锦灯笼、山豆根清热解毒，利咽，生津；天花粉清热泻火，生津止渴，排脓消肿；麦冬养阴润肺，益胃生津，清心除烦，有抗疲劳、清除自由基、提高细胞免疫功能、镇静、催眠等作用；诃子涩肠止泻，敛肺止咳，降火利咽。

清热化痰饮

【药物组成】当归，贝母，青果，赤芍，板蓝根，竹沥，半夏，海藻，丹参，生地黄，牡蛎，海蛤壳，太子参，昆布。（原方无用量）

【功能主治】清热肃肺，豁痰止咳。适用于白血病痰热型。

【用量用法】水煎服，日一剂，早晚温服。

【出处】颜德馨. 中医对白血病的辨证论治[J]. 天津医药（输血及血液学附刊），1963（11）：26-29.

【方解】本方为国医大师颜德馨教授治疗白血病的经验方。方中青果、板蓝根清热解毒，利咽，生津；当归补血和血；丹参活血调经；半夏燥湿化痰，降逆止呕，消痞散结，其中含有的半夏多糖、半夏生物碱、胡芦巴碱、外源性凝聚素等对多种肿瘤细胞均有抑制作用；贝母、竹沥清热化痰散结；赤芍清热凉血，祛瘀止痛，具有解热、抗炎等作用，其中的赤芍正丁醇提取物赤芍 D 有抗肿瘤作用；生地黄凉血活血散瘀；昆布消痰软坚散结；海藻、牡蛎、海蛤壳软坚散结；太子参益气生津。

犀角地黄汤

【药物组成】水牛角，生地黄，赤芍，牡丹皮。（原方无用量）

【功能主治】清热解毒，凉血散瘀，适用于白血病湿热证。

【用量用法】水煎服，日一剂，早晚温服。

【出处】颜德馨. 中医对白血病的辨证论治[J]. 天津医药（输血及血液学附刊），1963（11）：26-29.

【方解】本方为国医大师颜德馨教授治疗白血病的经验方。方中苦寒之水牛角，凉血清心解毒；甘寒之生地黄，凉血滋阴生津，一助水牛角清热凉血止血，一恢复已失之阴血；牡丹皮清热凉血，活血化瘀；赤芍清热凉血，祛瘀止痛，具有解热、抗炎等作用，其中的赤芍正丁醇提取物赤芍 D 有抗肿瘤作用。全方凉血与活血散瘀并用，热清宁血而无耗血动血，凉血止血而不留瘀。

人参白虎汤

【药物组成】知母，石膏，甘草，粳米，人参。（原方无用量）

【功能主治】清热，益气，生津。适用于白血病湿热型。

【用量用法】水煎服，日一剂，早晚温服。

【出处】颜德馨. 中医对白血病的辨证论治[J]. 天津医药（输血及血液学附刊），1963（11）：26-29.

【方解】本方为国医大师颜德馨教授治疗白血病的经验方。方中石膏苦、辛，大寒，善清透气热；知母苦寒滑润，善泻火滋阴；二药合用，既清且透，滋液润燥，为治阳明无形热邪之要药。甘草、粳米益气和中，使泻火而不伤脾胃。人参大补元气，其中存在的天然皂苷能抑制癌细胞转移，诱导肿瘤细胞凋亡，为极具开发前景的抗肿瘤药物。

桂附八味汤合龟鹿二仙胶

【药物组成】附子，肉桂，熟地黄，山药，山茱萸，泽泻，茯苓，牡丹皮，鹿角胶，龟甲胶，人参，枸杞子。（原方无用量）

【功能主治】滋阴填精，益气壮阳。适用于白血病阴阳两虚证。

【用量用法】水煎服，日一剂，早晚温服。

【出处】颜德馨. 中医对白血病的辨证论治[J]. 天津医药（输血及血液学附刊），1963（11）：26-29.

【方解】本方为国医大师颜德馨教授治疗白血病的经验方。方中熟地黄补益肾阴而摄精气；山茱萸补养肝肾，并能涩精，现代药理研究证实其具有增强免疫系统功能的作用；山药、茯苓健脾渗湿；泽泻泄肾中水邪；牡丹皮清热凉血，活血化瘀；肉桂、附子温补命门真火。鹿角胶甘咸微温，温肾壮阳，益精养血；龟甲胶咸甘而凉，填精补髓，滋阴养血，二味俱为血肉有情之品，能补肾益髓以生阴阳精血。人参大补元气，与鹿角胶、龟甲二胶相伍，既可补气生精以助滋阴壮阳之功，又能补后天脾胃以资气血生化之源；枸杞子滋补肝肾，益精养血，枸杞子多糖具有促进免疫、延缓衰老、抗肿瘤、清除自由基、抗疲劳、抗辐射、保肝、保护和改善生殖功能等作用。

小陷胸汤合桑贝止嗽散方

【药物组成】桑白皮15g，浙贝母30g，苦杏仁10g，桔梗10g，炙紫菀10g，百部10g，白前10g，陈皮10g，荆芥10g，黄连3g，瓜蒌6g，法半夏10g，矮地茶10g，炒甘草6g。

【功能主治】清热肃肺，豁痰止咳。适用于痰热壅肺，肺失肃降型白血病。

【用量用法】水煎服，日一剂，早晚温服。

【出处】郭麒，喻嵘，肖碧跃，等. 国医大师熊继柏运用小陷胸汤合方治疗恶性肿瘤经验[J]. 湖南中医药大学学报，2020，40（3）：271-273.

【方解】本方为国医大师熊继柏教授治疗白血病的经验方。方中桔梗苦辛平，能宣通肺气，泻火散寒，治痰壅喘促，鼻塞咽痛；炙紫菀辛温润肺，苦温下气，补虚调中，消痰止渴，治寒热结气，咳逆上气；百部甘苦微温，能润肺，治肺热咳呛；白前辛甘微温，长于下痰止嗽，治肺气壅实之咳嗽；陈皮理气调中，燥湿化痰，有祛痰、平喘等作用；荆芥解表散风；甘草炒用气温，补三焦元气而散表寒；瓜蒌甘微寒而寒，清热涤痰，宽胸散结，用时先煮，意在"以缓治上"，而通胸膈之痹；黄连清热燥湿，具有抗炎、解热作用，其中小檗碱还能通过抑制癌细胞呼吸，阻碍癌细胞嘌呤和核酸的合成，干扰癌细胞代谢等途径产生抗癌作用；法半夏温肺化痰；浙贝母清热化痰止咳，解毒散结消痈，其中的生物碱有镇咳、解痉的作用；苦杏仁宣肺，润肠，通便，行血脉，利气机，化水湿，消食化积，药理研究发现杏仁液能降低气管对氨水刺激的敏感性，对抗组胺、乙酰胆碱、氯化钡对气管平滑肌和肠平滑肌的兴奋作用，并有加快大肠蠕动作用；桑白皮、矮地茶化痰止咳，利湿，活血，常用于咳嗽、痰中带血。

治疗白血病急性期经验方

【药物组成】土茯苓，白花蛇舌草，虎杖，半枝莲，牡丹皮，茜草，仙鹤草，金银花，蒲公英。（原方无用量）

【功能主治】清热解毒，化瘀止血。适用于白血病急性期。

【用量用法】水煎服，日一剂，早晚温服。

【出处】张瑜，冶尕西，陈卫川，等. 陈卫川主任治疗老年急性白血病经验举隅[J]. 内蒙古中医药，2018，37（5）：20-21.

【方解】本方是全国老中医药专家学术经验继承工作指导老师陈卫川教授治疗白血病的经验方。急性发作期患者毒热较盛，以金银花、蒲公英、土茯苓、白花蛇舌草清热解毒，现代药理研究发现白花蛇舌草在体外对急性淋巴细胞型、粒细胞型、单核细胞型以及慢性粒细胞型肿瘤细胞有较强的抑制作用；半枝莲清热解毒散结，具有抗肿瘤作用；

虎杖清热解毒，散结消瘀；牡丹皮清热凉血；茜草凉血止血，活血祛瘀；仙鹤草收敛止血，与虎杖、茜草合用，凉血止血，活血不留瘀。具体临证治疗中，根据患者证候变化，注意辨证论治，随症加减。化疗期间出现恶心呕吐、纳差者，常用藿香、半夏、竹茹和胃降逆止呕，木香、砂仁、党参、白术行气开胃。自汗盗汗明显者，常用黄芪、白术、浮小麦益气固表，敛阴止汗；山茱萸补养肝肾，并能涩精，现代药理研究证实其具有增强免疫系统功能的作用。口干口渴、咽干者，常用生地黄、麦冬、芦根生津止渴。大便干结难解者，用玄参、生地黄、麦冬以增水行舟。

治疗白血病缓解期经验方

【药物组成】黄芪，当归，鸡血藤，白芍，桂枝，黄精，玉竹，女贞子，墨旱莲，狗脊，淫羊藿，白花蛇舌草，半枝莲。（原方无用量）

【功能主治】益气养血，滋补脾肾。适用于白血病缓解期。

【用量用法】水煎服，日一剂，早晚温服。

【出处】张瑜，冶尕西，陈卫川，等. 陈卫川主任治疗老年急性白血病经验举隅[J]. 内蒙古中医药，2018，37（5）：20-21.

【方解】本方是国医大师陈卫川教授治疗白血病的经验方。陈卫川教授认为正气虚是导致该病发生的根本原因。"正气"乃人之"元气"，也为人之"阳气"。《黄帝内经》云"阳气者，若天与日，失其所则折寿而不彰""邪之所凑，其气必虚"。在正虚的基础上，外邪方可内侵，导致疾病的发生。陈卫川教授认为治疗本病的原则应为补其不足，损其有余，即扶正祛邪。方中黄芪补脾益气，现代药理研究表明黄芪可以增强机体免疫功能，其中含有的黄芪总苷不仅在整体水平有抑瘤作用，而且对体外肿瘤细胞有直接抑制作用，并可能通过诱导癌细胞凋亡起到抑癌作用；配伍当归，所谓"有形之血不能速生，无形之气所当急固"，使有形之血生于无形之气；鸡血藤合当归以补血活血；桂枝补气温阳；白芍、女贞子、墨旱莲补益精血；黄精、玉竹调理脾肾，现代药理研究显示黄精多糖类提取物能增强免疫功能，玉竹醇提取物能增强免疫，其注射液有抗肿瘤作用；狗脊、淫羊藿补益肾阳，取之"善补阴者，必于阳中求阴，则阴得阳升而泉源不竭"之理；白花蛇舌草清热解毒，现代药理研究发现其在体外对急性淋巴细胞型、粒细胞型、单核细胞型以及慢性粒细胞型肿瘤细胞有较强的抑制作用；半枝莲清热解毒散结，具有抗肿瘤作用。有出血倾向者加牡丹皮、茜草、仙鹤草；发热明显者加虎杖、金银花、蒲公英以清热解毒；积聚者以土茯苓以解毒散结；呕吐者加半夏、竹茹以和胃降逆；睡眠欠佳者加酸枣仁、石菖蒲、合欢皮、首乌藤。

治疗白血病经验方

【药物组成】青黛，芦荟，长春花，苦参，狗舌草，铁扁担，山茱萸，黄精，生地

黄，石斛，乌梅，阿胶，生何首乌，玄参，牡蛎。（原方无用量）

【功能主治】清热解毒，活血散瘀。适用于白血病。

【用量用法】水煎服，日一剂，早晚温服。

【出处】张志远. 常见癌症与中药调治[J]. 辽宁中医杂志，1994（6）：248-250.

【方解】本方为国医大师张志远教授治疗白血病的经验方。方中青黛清热解毒，凉血消瘀；芦荟清热泻火通便；苦参清热燥湿；长春花解毒抗癌，清热平肝，主治多种癌肿、高血压、痈肿疮毒；狗舌草清热解毒，利水杀虫；铁扁担解毒，泻下通便；山茱萸补养肝肾，并能涩精，现代药理研究证实其具有增强免疫系统功能的作用；石斛益胃生津，对肺癌、卵巢癌和早幼粒细胞性白血病等恶性肿瘤的某些细胞有杀灭作用，具有较强的抗肿瘤活性；黄精补气养阴；生地黄、乌梅益气养阴；阿胶补血益气；生何首乌滋补肝肾，强筋骨；玄参清热滋阴；牡蛎软坚散结。气虚倦怠加黄芪、菌灵芝；身热用板蓝根、银柴胡、牛黄、地骨皮；出血则加水牛角、墨旱莲、小蓟、茜草。

神经系统肿瘤篇

胶质瘤

寒痉汤

【药物组成】麻黄9g，炙甘草10g，制川乌15g，桂枝12g，生姜10g，全蝎12g，细辛8g，附子15g，蜈蚣12g。

【功能主治】温阳散寒。适用于阳虚寒凝型胶质瘤。

【用量用法】水煎服，日一剂，早晚温服。

【出处】扈有芹，李玉昌. 国医大师李士懋平脉辨证治疗一例间质性胶质瘤案经验探讨[J]. 环球中医药，2016，9（6）：696-698.

【方解】本方是国医大师李士懋教授治疗胶质瘤的经验方。本方由桂枝汤去芍药、麻黄附子细辛汤、止痉散三方相合而成，其主要功效为温阳散寒解痉，常用于寒凝证。方中麻黄辛、微苦，温，发汗解表，合桂枝则驱寒发汗之力强；附子辛热，温肾助阳；制川乌辛、苦，热，合附子温阳散寒；麻黄、桂枝行表以开泄皮毛，逐邪于外；附子、制川乌温里以振奋阳气，鼓邪达外。四药配合，相辅相成，为助阳解表的常用组合。细辛归心、肺、肾经，芳香气浓，性善走窜，通彻表里，既能祛风散寒，助麻黄解表，又可鼓动肾中真阳之气，协附子温里；生姜温中和胃而不燥；蜈蚣辛温有毒，性善走窜，截风定搐，为祛风止痉之要药，与全蝎配伍则止痉之效更显；炙甘草补脾和胃，调和诸药。

四逆汤合补中益气汤

【药物组成】柴胡9g，炙甘草7g，党参12g，升麻6g，枳实9g，茯苓15g，黄芪12g，清半夏10g，白芍12g，白术10g，当归12g，桃仁12g。

【功能主治】疏肝解郁。适用于肝郁气滞型胶质瘤。

【用量用法】水煎服，日一剂，早晚温服。

【出处】扈有芹，李玉昌. 国医大师李士懋平脉辨证治疗一例间质性胶质瘤案经验探讨[J]. 环球中医药，2016，9（6）：696-698.

【方解】本方是国医大师李士懋教授治疗胶质瘤的经验方。方中黄芪补脾益气，现代药理研究表明黄芪可以增强机体免疫功能，其中含有的黄芪总苷不仅在整体水平有抑瘤作用，而且对体外肿瘤细胞有直接抑制作用，并可能通过诱导癌细胞凋亡起到抑癌作用；白芍柔肝和血止痛；党参益气健脾，生津润燥，具有增加机体免疫力的作用；炙甘草补气健脾；白术益气健脾，药理研究证实其对小鼠艾氏腹水癌、淋巴肉瘤腹水型及食管癌都有显著的抑制作用；当归补血和血；桃仁活血化瘀；清半夏燥湿化痰，降逆止呕，消痞散结，其中含有的半夏多糖、半夏生物碱、胡芦巴碱、外源性凝聚素等对多种肿瘤细胞均有抑制作用；升麻、柴胡升阳举陷；茯苓健脾利湿；枳实理气且为反佐，防止气机上升太过。

治疗火郁夹湿型胶质瘤经验方

【药物组成】地龙 15g，滑石 15g，海风藤 18g，全蝎 10g，秦艽 12g，苍耳子 10g，黄连 10g，蜈蚣 10 条，威灵仙 12g，丝瓜络 10g，栀子 10g，僵蚕 12g。

【功能主治】清热祛湿。适用于火郁夹湿型胶质瘤。

【用量用法】水煎服，日一剂，早晚温服。

【出处】扈有芹，李玉昌. 国医大师李士懋平脉辨证治疗一例间质性胶质瘤案经验探讨[J]. 环球中医药，2016，9（6）：696-698.

【方解】本方是国医大师李士懋教授治疗胶质瘤的经验方。方中滑石、海风藤、秦艽、丝瓜络、苍耳子清热祛风湿；威灵仙祛风除湿，通络止痛，消骨鲠，祛痰水；黄连清热燥湿，具有抗炎、抗菌、解热作用，其中小檗碱还能通过抑制癌细胞呼吸，阻碍癌细胞嘌呤和核酸的合成，干扰癌细胞代谢等途径产生抗癌作用；栀子清热利小便；蜈蚣辛温有毒，性善走窜，截风定搐，为祛风止痉之要药，与全蝎、地龙配伍则止痉之效更显；僵蚕化痰散结，通络止痛。

治疗肝阴不足型胶质瘤经验方

【药物组成】龟甲 30g，鳖甲 30g，龙骨 30g，牡蛎 30g，生地黄 15g，栀子 9g，蜈蚣 10g，血竭 2g，赤芍 15g，白芍 15g，桃仁 12g，红花 12g，牡丹皮 12g，全蝎 10g，土鳖虫 12g，三七粉^{冲服} 2g。

【功能主治】滋阴，平肝。适用于肝阴不足型胶质瘤。

【用量用法】水煎服，日一剂，早晚温服。

【出处】扈有芹，李玉昌. 国医大师李士懋平脉辨证治疗一例间质性胶质瘤案经验探讨[J]. 环球中医药，2016，9（6）：696-698.

【方解】本方是国医大师李士懋教授治疗胶质瘤的经验方。方中龟甲滋阴潜阳；鳖甲滋阴清热，软坚散结，具有抗肝纤维化、抗癌等作用，并可增强实验动物免疫力；牡丹皮清热凉血，活血化瘀；生地黄清热凉血滋阴；赤芍清热凉血，祛瘀止痛，具有解热、抗炎等作用，其中的赤芍正丁醇提取物赤芍 D 有抗肿瘤作用；白芍柔肝和血止痛；龙骨、牡蛎重镇安神；栀子清热利小便；桃仁活血化瘀；土鳖虫、血竭、红花、三七粉活血化瘀；蜈蚣辛温有毒，性善走窜，截风定搐，为祛风止痉之要药，与全蝎配伍则止痉之效更显。

脑瘤

正天抑瘤汤

【药物组成】生晒参 10g，黄芪 15g，紫丹参 10g，天葵子 15g，白花蛇舌草 15g，半枝莲 15g，制何首乌 12g，明天麻 10g，薏苡仁 15g，珍珠母 12g，制鳖甲 12g，山慈菇 12g，紫浮萍 10g，蔓荆子 10g，甘草 5g。

【功能主治】益气养肝，清热解毒，凉血化瘀止血。适用于脑瘤。

【用量用法】水煎服，日一剂，早晚温服。

【出处】刘应科，孙光荣. 肿瘤病症辨治心悟[J]. 湖南中医药大学学报，2016，36（3）：1-4.

【方解】本方为国医大师孙光荣教授治疗脑瘤的经验方。方中黄芪补脾益气，现代药理研究表明黄芪可以增强机体免疫功能，其中含有的黄芪总苷不仅在整体水平有抑瘤作用，而且对体外肿瘤细胞有直接抑制作用，并可能通过诱导癌细胞凋亡起到抑瘤作用；生晒参、紫丹参益气活血；天葵子、白花蛇舌草清热解毒，现代药理研究发现白花蛇舌草在体外对急性淋巴细胞型、粒细胞型、单核细胞型以及慢性粒细胞型肿瘤细胞有较强的抑制作用；半枝莲清热解毒散结，具有抗肿瘤作用；山慈菇清热解毒，消痈散结，《滇南本草》言其"消阴分之痰，止咳嗽，治喉痹，止咽喉痛。治毒疮，攻痈疽，敷诸疮肿毒，有脓者溃，无脓者消"；制何首乌补肾强筋骨；明天麻舒筋通络；薏苡仁解毒利湿；珍珠母、制鳖甲软坚散结；紫浮萍、蔓荆子上行引药至头窍；甘草调和诸药。诸药合用，共奏益气活血，清热解毒之功。若血压升高者，加石决明、川杜仲、川牛膝以平肝潜阳；若视物不明加夏枯草、木贼、青葙子以清肝明目；若半身不遂者，加老钩藤、全蝎、酥地龙以活血通络；若头痛呕吐者，加制天南星、姜半夏、广陈皮以化痰止呕。

治疗脑瘤经验方

【药物组成】竹茹 10g，半夏 10g，陈皮 10g，枳实 15g，茯苓 30g，浙贝母 30g，山慈菇 30g，夏枯草 30g，蛇六谷 30g，白花蛇舌草 30g，龙葵 30g，车前子 30g，蜈蚣 6g，僵蚕 20g，石菖蒲 20g，全蝎 6g，甘草 6g。

【功能主治】息风化痰，解毒散结。适用于痰毒阻络型脑瘤治疗。

【用量用法】水煎服，日一剂，早晚温服。

【出处】郝淑兰，宁博彪，张晓文. 王晞星治疗脑肿瘤角药经验撷菁[J]. 中国民间疗法，2020，28（11）：37-40.

【方解】本方为国医大师王晞星教授治疗脑瘤的经验方。方中竹茹清热化痰；半夏燥湿化痰，降逆止呕，消痞散结，其中含有的半夏多糖、半夏生物碱、胡芦巴碱、外源性凝聚素等对多种肿瘤细胞均有抑制作用；陈皮理气调中，燥湿化痰，有祛痰、平喘等作用；枳实理气助化痰；浙贝母清热化痰止咳，解毒散结消痈，其中的生物碱有镇咳、解痉的作用；山慈菇清热解毒，消痈散结，《滇南本草》言其"消阴分之痰，止咳嗽，治喉痹，止咽喉痛。治毒疮，攻痈疽，敷诸疮肿毒，有脓者溃，无脓者消"；夏枯草清热散结消肿，现代药理研究表明夏枯草具有较强的抗癌作用，其提取物熊果酸能够明显诱导重力细胞的脱氧核糖核酸分裂，从而抑制肿瘤细胞的复制，达到抗肿瘤作用；蛇六谷、白花蛇舌草清热解毒，现代药理研究发现白花蛇舌草在体外对急性淋巴细胞型、粒细胞型、单核细胞型以及慢性粒细胞型肿瘤细胞有较强的抑制作用；龙葵清热，解毒，活血，消肿；蜈蚣、僵蚕、全蝎息风止痉，解毒通络；茯苓健脾利水；石菖蒲通窍；车前子利水；甘草调和诸药。

治疗颅内肿瘤经验方

【药物组成】蜈蚣，全蝎，苍耳子，葛根，天麻，蛇六谷。（原方无用量）

【功能主治】清热解毒，活血散瘀。适用于颅内肿瘤。

【用量用法】水煎服，日一剂，早晚温服。

【出处】张志远. 常见癌症与中药调治[J]. 辽宁中医杂志，1994（6）：248-250.

【方解】本方为国医大师张志远教授治疗颅内肿瘤的经验方。方中蜈蚣、全蝎通络散结，活血祛瘀；苍耳子祛风通窍；葛根升清阳上至头窍；天麻息风止痉，平抑肝阳，祛风通络；蛇六谷清热解毒散结。头痛用白芷、川白芍、白附子、蔓荆子；火毒炽盛加大青叶、薏苡仁；耳鸣甚者可投蝉蜕、龙胆草、芦荟；并发癫痫则须辛凉芳香开窍，应口服麝香、牛黄。

脑膜瘤

小柴胡汤

【药物组成】柴胡10g，黄芩10g，法半夏10g，陈皮10g，茯苓30g，枳实20g，当归10g，川芎10g，苏木10g，延胡索15g，全蝎10g，蜈蚣10g，壁虎10g，半枝莲30g，白花蛇舌草30g，石上柏20g，黄药子10g。

【功能主治】和解少阳，化痰祛瘀。适用于脑膜瘤痰气瘀互结，上犯脑窍。

【用量用法】水煎服，日一剂，早晚温服。

【出处】王文龙，阳国彬，刘松林，等. 梅国强教授运用经方辨治肿瘤验案[J]. 福建中医药，2018，49（2）：72-74.

【方解】本方为国医大师梅国强教授治疗脑膜瘤的经验方。方中柴胡、黄芩和解少阳；法半夏燥湿化痰，降逆止呕，消痞散结，其中含有的半夏多糖、半夏生物碱、胡芦巴碱、外源性凝聚素等对多种肿瘤细胞均有抑制作用；陈皮理气调中，燥湿化痰，有祛痰、平喘等作用；枳实理气解郁；当归补血和血；川芎行气活血止痛，有改善脑循环、抗肿瘤等作用；延胡索行气活血，止痛散结，药理研究表明其中含有的延胡索乙素有明显的镇痛作用，而其中的左旋四氢帕马丁则具有镇静作用，延胡索总碱还能扩张外周血管；全蝎、蜈蚣、壁虎解毒祛瘀，通络散结；苏木行血祛瘀，消痛止痛，具有促进血液循环、降低血液黏度及抗肿瘤的作用；半枝莲清热解毒散结，具有抗肿瘤作用；白花蛇舌草清热解毒，现代药理研究发现其在体外对急性淋巴细胞型、粒细胞型、单核细胞型以及慢性粒细胞型肿瘤细胞有较强的抑制作用；石上柏、黄药子解毒散结。

脑星形细胞瘤

黄芪虫藤饮合解语丹

【药物组成】黄芪 30g，鸡血藤 20g，海风藤 15g，钩藤 15g，僵蚕 20g，地龙 15g，全蝎 6g，蜈蚣 3g，石菖蒲 15g，远志 10g，胆南星 6g，法半夏 10g，羌活 10g，木香 5g，甘草 6g，红花 3g，竹沥水[兑服] 15g。

【功能主治】疏风化痰通络。适用于脑星形细胞瘤。

【用量用法】水煎服，日一剂，早晚温服。

【出处】徐永昌. 星形细胞瘤术后治验[J]. 甘肃中医，1997（6）：31.

【方解】本方为贵州省名中医徐永昌教授治疗脑星形细胞瘤的经验方。黄芪虫藤饮乃熊继柏教授创立治疗肢体瘫痪的方剂，取虫与藤之性，疏风活血通络，祛风湿，调理人之筋脉阻滞。方中黄芪补脾益气，现代药理研究表明黄芪可以增强机体免疫功能，其中含有的黄芪总苷不仅在整体水平有抑瘤作用，而且对体外肿瘤细胞有直接抑制作用，并可能通过诱导癌细胞凋亡达到抑癌作用；鸡血藤活血补血，调经止痛，舒筋活络；海风藤祛风湿，通经络，止痹痛；钩藤息风定惊，清热平肝，常用于治疗肝风内动，惊痫抽搐，高热惊厥，头痛眩晕；僵蚕味辛苦，气薄，喜燥恶湿，得天地清化之气，轻浮而升阳中之阳，故能胜风除湿，清热解郁，从治膀胱相火，引清气上朝于口，散逆浊结滞之痰也；地龙、全蝎、蜈蚣活络散结；石菖蒲、远志醒神益智解郁；胆南星清热化痰，药理实验表明其具有祛痰、抗惊厥及抑制癌细胞分裂的作用；法半夏燥湿化痰，降逆止呕，消痞散结，其中含有的半夏多糖、半夏生物碱、胡芦巴碱、外源性凝聚素等对多种肿瘤细胞均有抑制作用；竹沥水清肺化痰；羌活祛风止痛；木香行气止痛；红花活血化瘀；甘草调和诸药。

头颈部肿瘤篇

鼻咽癌

甘露饮

【药物组成】西洋参 8g，麦冬 20g，天冬 10g，天花粉 15g，黄芩 10g，石斛 10g，生地黄 10g，熟地黄 10g，白花蛇舌草 15g，炙枇杷叶 10g，甘草 6g。

【功能主治】滋阴清热，解毒利湿。适用于鼻咽癌放疗后口咽干燥症。

【用量用法】水煎服，日一剂，早晚温服。

【出处】阳国彬，刘朝圣. 国医大师熊继柏辨治肿瘤并发症验案举隅[J]. 湖南中医药大学学报，2019，39（9）：1061-1063.

【方解】本方为国医大师熊继柏教授治疗鼻咽癌放疗后口咽干燥症的经验方。方中生地黄、熟地黄同用，滋补肝肾之阴；麦冬养阴润肺，益胃生津，清心除烦，有抗疲劳、清除自由基、提高细胞免疫功能、镇静、催眠等作用；石斛益胃生津，对肺癌、卵巢癌和早幼粒细胞性白血病等恶性肿瘤的某些细胞有杀灭作用，具有较强的抗肿瘤活性；天冬滋阴清润；天花粉清热润燥生津；黄芩、炙枇杷叶清泻胃中之热；西洋参补气滋阴；白花蛇舌草清热解毒，现代药理研究发现其在体外对急性淋巴细胞型、粒细胞型、单核细胞型以及慢性粒细胞型肿瘤细胞有较强的抑制作用；甘草益气且调和诸药。

五味消毒饮

【药物组成】金银花，野菊花，蒲公英，紫花地丁，紫背天葵子。（原方无用量）

【功能主治】清热解毒，祛风散邪。适用于鼻咽癌风热火毒。

【用量用法】水煎服，日一剂，早晚温服。

【出处】王靖思，孙桂芝，吴洁. 孙桂芝诊治鼻咽癌经验介绍[J]. 辽宁中医杂志，2015，42（2）：262-264.

【方解】本方为全国老中医药专家学术经验继承工作指导老师孙桂芝教授治疗鼻咽癌的经验方。方中金银花入肺胃，可解中上焦之热毒，清热解毒，消散痈肿；野菊花入肝经，专清肝胆之火，二药相配，善清气分热结。紫花地丁清热解毒；蒲公英利水通淋，善入血分，凉血消肿散结；紫背天葵子能入三焦，善除三焦之火。全方共奏解毒散结之功。临床可酌加用连翘、紫草等药物，连翘入肺、心、小肠经，味苦，性微寒，轻清上浮，善清上焦诸热，消肿解毒散结之力强；紫草性寒，味甘、咸，善入血分而凉血解毒。药理研究证实该方有抗病原微生物作用。体外抑菌试验表明，本方对大肠埃希菌、铜绿假单胞菌、变形杆菌、金黄色葡萄球菌、枯草杆菌等有很强的抑制作用；亦有试验证明，本方对白色葡萄球菌也有很强的抑制作用，而对金黄色葡萄球菌、甲乙型链球菌、伤寒杆菌、变形杆菌、粪产碱杆菌有一定程度的抑制作用；体内抑菌观察，小鼠腹腔注射金黄色葡萄球菌液，24h 内小鼠死亡率为 60%，对照组为 90%，说明本方有体内抗金黄色葡萄球菌作用；临床痰液培养结果表明，患者服用本方后，痰中金黄色葡萄球菌、白色葡萄球菌和肺炎球菌由阳性转为阴性。方中单味药皆有抗炎、解热、增强免疫功能、解毒等作用。

清燥救肺汤

【药物组成】桑叶，石膏，甘草，胡麻仁，阿胶，枇杷叶，人参，麦冬，苦杏仁。（原方无用量）

【功能主治】泻热润燥。适用于鼻咽癌燥热伤阴。

【用量用法】水煎服，日一剂，早晚温服。

【出处】王靖思，孙桂芝，吴洁. 孙桂芝诊治鼻咽癌经验介绍[J]. 辽宁中医杂志，2015，42（2）：262-264.

【方解】本方为全国老中医药专家学术思想指导老师孙桂芝教授治疗鼻咽癌的常用方。方中桑叶、枇杷叶、苦杏仁宣降肺气，轻疏肺燥（桑叶可显著提高巨噬细胞的吞噬功能，使血清碳粒廓清速率明显加快，并提高血中 IgM 水平；苦杏仁所含苦杏仁苷分解后产生微量氢氰酸，对呼吸中枢有镇静作用，从而发挥镇咳止喘效应，同时苦杏仁苷对呼吸窘迫综合征动物可促进其肺表面活性物质的合成，枇杷叶也含苦杏仁苷，与苦杏仁发挥同样作用，而其有效成分总三萜酸和熊果酸具有良好的止咳效果）；石膏清泄肺胃之热，能提高巨噬细胞吞噬功能，促进吞噬细胞成熟；麦冬养阴润肺，益胃生津，清心除烦，有抗疲劳、清除自由基、提高细胞免疫功能、镇静、催眠等作用；阿胶、胡麻仁润肺养胃；人参大补元气，其中存在的天然皂苷能抑制癌细胞转移，诱导肿瘤细胞凋亡，为极具开发前景的抗肿瘤药物；甘草益气生津，培土生金，能促进咽喉及支气管的分泌，使痰液容易咳出，呈现镇咳祛痰作用。诸药合用，共奏清肺润燥、滋养肺胃之功。

沙参麦冬汤

【药物组成】沙参，玉竹，甘草，桑叶，麦冬，生白扁豆，天花粉。（原方无用量）

【功能主治】清肺润燥。适用于鼻咽癌肺阴虚损。

【用量用法】水煎服，日一剂，早晚温服。

【出处】王靖思，孙桂芝，吴洁. 孙桂芝诊治鼻咽癌经验介绍[J]. 辽宁中医杂志，2015，42（2）：262-264.

【方解】本方为全国老中医药专家学术经验继承工作指导老师孙桂芝教授治疗鼻咽癌的经验方。方中沙参滋养肺胃之阴；麦冬养阴润肺，益胃生津，清心除烦，有抗疲劳、清除自由基、提高细胞免疫功能、镇静、催眠等作用；玉竹、天花粉生津解渴；生白扁豆、甘草益气培中，甘缓和胃；桑叶质轻性寒，轻宣肺燥，透邪外出。诸药合用，具有清养肺胃，生津润燥之功。

杞菊地黄丸

【药物组成】枸杞子，菊花，熟地黄，山茱萸，牡丹皮，山药，茯苓，泽泻。（原方无用量）

【功能主治】滋阴润燥。适用于鼻咽癌肝肾阴虚。

【用量用法】水煎服，日一剂，早晚温服。

【出处】王靖思，孙桂芝，吴洁. 孙桂芝诊治鼻咽癌经验介绍[J]. 辽宁中医杂志，2015，42（2）：262-264.

【方解】本方为全国老中医药专家学术经验继承工作指导老师孙桂芝教授治疗鼻咽癌的经验方。方中熟地黄滋阴补肾，填精益髓；山茱萸补养肝肾，并能涩精，现代药理研究证实其具有增强免疫系统功能的作用；山药补益脾阴，亦能固精；三药相配，滋养肝脾肾，称为"三补"。配伍泽泻利湿泄浊，并防熟地黄之滋腻恋邪；牡丹皮清泄相火，并制山茱萸之温涩；茯苓淡渗脾湿，并助山药之健运；三药为"三泻"，渗湿浊，清虚热，平其偏胜以治标。枸杞子滋补肝肾，益精养血，枸杞子多糖具有促进免疫、延缓衰老、抗肿瘤、清除自由基、抗疲劳、抗辐射、保肝、保护和改善生殖功能等作用；菊花甘苦微寒，散风清热，明目平肝，尤其善清利头目。诸药合用，肝肾同补，上清头窍。动物实验表明，杞菊地黄丸能促进胆汁分泌，降低胆汁内胆固醇含量，促使结石溶解；增强胆囊收缩力，松弛胆道括约肌，利于结石排出；有明显的溶石排石作用及利胆、抗炎作用。

治疗鼻咽癌经验方

【药物组成】土贝母，山慈菇，无花果，野百合，蒲葵子，土牛膝，蜂房，半枝莲，野荞麦，两面针。（原方无用量）

【功能主治】清热解毒，活血散瘀。适用于鼻咽癌。

【用量用法】水煎服，日一剂，早晚温服。

【出处】张志远. 常见癌症与中药调治[J]. 辽宁中医杂志，1994（6）：248-250.

【方解】本方为国医大师张志远教授治疗鼻咽癌的经验方。方中土贝母性味苦、微寒，具有散痛毒，化脓，行滞，解疮，除风湿，利痰等功效；半枝莲清热解毒散结，具有抗肿瘤作用；山慈菇清热解毒，消痈散结，《滇南本草》言其"消阴分之痰，止咳嗽，治喉痹，止咽喉痛。治毒疮，攻痈疽，敷诸疮肿毒，有脓者溃，无脓者消"；野荞麦清热解毒散结；无花果清咽润肺；野百合清热利湿解毒；蒲葵子清热解毒；土牛膝性味甘寒、微毒，可泄热化痰，破血解毒，祛湿利尿；蜂房解毒散结；两面针善消咽喉肿痛。头痛加苍耳子、辛夷、蔓荆子；淋巴结肿大用黄药子、蛇莓、蜈蚣、白毛藤；鼻内流血则投仙鹤草、紫参、青黛、连翘。

潘氏治疗鼻咽癌经验方

【药物组成】参须，麦冬，生地黄，山药，茯苓，灵芝，女贞子，墨旱莲，生牡蛎，夏枯草，紫花地丁，蒲公英，莪术，全蝎，重楼，半枝莲，白花蛇舌草，甘草。（原方无用量）

【功能主治】益气养阴，清热解毒，破瘀散结，适用鼻咽癌放疗后放射性口腔黏膜炎。

【用量用法】水煎服，日一剂，早晚温服。

【出处】迟芳兵，潘敏求，潘博，等. 潘敏求治疗鼻咽癌放疗后放射性口腔黏膜炎经验[J]. 湖南中医杂志，2019，35（4）：36-37.

【方解】本方为国医大师潘敏求教授治疗鼻咽癌的经验方。方中重用参须、麦冬、生地黄等滋阴润肺；麦冬养阴润肺，益胃生津，清心除烦，有抗疲劳、清除自由基、提高细胞免疫功能、镇静、催眠等作用；生地黄既善清营凉血又能养阴生津，为清热凉血之要药；佐以参须补气生津，益气养阴。茯苓、山药益气健脾；灵芝补益五脏之气，具扶正固本之效，现代药理研究表明灵芝含有丰富的营养物质，能滋补人体器官，并能双向调节各器官的生理功能，使之恢复正常，且有较强的镇静、镇痛、止咳平喘、祛痰、抗肿瘤、减轻抗放射性损伤的作用；女贞子、墨旱莲滋阴益气；生牡蛎、夏枯草等软坚散结；紫花地丁、蒲公英、重楼清热解毒；半枝莲清热解毒散结，具有抗肿瘤作用；白花蛇舌草清热解毒，现代药理研究发现其在体外对急性淋巴细胞型、粒细胞型、单核细胞型以及慢性粒细胞型肿瘤细胞有较强的抑制作用；莪术破血逐瘀；全蝎通络散结；甘草调和诸药。

喉癌

升降散合桑白皮汤

【药物组成】僵蚕 6g，蝉蜕 6g，姜黄 10g，桑白皮 15g，地骨皮 10g，桑叶 10g，连翘 10g，桔梗 6g，枳壳 10g，牛蒡子 15g，胆南星 6g，山豆根 12g，板蓝根 15g，白花蛇舌草 15g。

【功能主治】疏风清热宣肺，利咽解毒。适用于风火郁肺型喉癌。

【用量用法】水煎服，日一剂，早晚温服。

【出处】王兵，侯炜，赵彪，等. 朴炳奎教授治疗喉癌经验探析[J]. 世界中西医结合杂志，2013，8（8）：768-771.

【方解】本方是全国老中医药专家学术经验继承工作指导老师朴炳奎教授治疗喉癌的经验方。方中僵蚕味咸辛，喜燥恶湿，得天地清化之气，轻浮而升阳中之阳，故能胜风除湿，清热解郁，从治膀胱相火，引清气上朝于口，散逆浊结滞之痰也；蝉蜕味甘性寒无毒，为清虚之品，能祛风而胜湿，涤热而解毒；姜黄味辛、苦，性温，无毒，祛邪伐恶，行气散郁，能入脾、肝二经，建功辟疫；僵蚕、蝉蜕升阳中之清阳，姜黄降阴中之浊阴，一升一降，内外通和，而杂气之流毒顿消矣；桑白皮宣肺化痰，利气平端；地骨皮泻肺火，除骨蒸；桑叶、连翘、牛蒡子舒风清热利咽；桔梗、枳壳一升一降调理一身气机；胆南星清肺化痰；山豆根解毒利咽；板蓝根、白花蛇舌草清热解毒，现代药理研究发现白花蛇舌草在体外对急性淋巴细胞型、粒细胞型、单核细胞型以及慢性粒细胞型肿瘤细胞有较强的抑制作用。

黄芩温胆汤合清咽利膈汤

【药物组成】陈皮 10g，半夏 8g，茯苓 15g，白术 10g，黄芩 10g，连翘 10g，桔梗 12g，枳壳 8g，川贝母 6g，板蓝根 15g，锦灯笼 10g，半枝莲 15g，山慈菇 15g。

【功能主治】健脾化痰祛湿，清热利咽。适用于痰湿化火型喉癌。

【用量用法】水煎服，日一剂，早晚温服。

【出处】王兵，侯炜，赵彪，等. 朴炳奎教授治疗喉癌经验探析[J]. 世界中西医结合杂志，2013，8（8）：768-771.

【方解】本方是全国老中医药专家学术经验继承工作指导老师朴炳奎教授治疗喉癌的经验方。方中陈皮理气调中，燥湿化痰，有祛痰、平喘等作用；川贝母清热润肺，化痰止咳，散结消肿，其中含有的生物碱有明显的祛痰镇咳作用；半夏燥湿化痰，降逆止呕，消痞散结，其中含有的半夏多糖、半夏生物碱、胡芦巴碱、外源性凝聚素等对多种肿瘤细胞均有抑制作用；茯苓、白术益中州之脾气；白术益气健脾，药理研究证实其对小鼠艾氏腹水癌、淋巴肉瘤腹水型及食管癌都有显著的抑制作用；半枝莲清热解毒散结，具有抗肿瘤作用；黄芩清上焦之热且燥湿；山慈菇清热解毒，消痈散结，《滇南本草》言其"消阴分之痰，止咳嗽，治喉痹，止咽喉痛。治毒疮，攻痈疽，敷诸疮肿毒，有脓者溃，无脓者消"；连翘、板蓝根、锦灯笼清热解毒；桔梗、枳壳一升一降调理一身气机。全方共奏清热化痰，解毒利咽之功。

丹栀逍遥散合栀子豉汤

【药物组成】柴胡10g，赤芍15g，白芍10g，炒白术10g，茯苓10g，黄芩8g，枳壳12g，炒栀子12g，淡豆豉6g，郁金8g，牡丹皮8g，薄荷5g，蜂房3g，山豆根12g，龙葵15g。

【功能主治】疏肝解郁泻火，解毒散结。适用于肝郁火盛型喉癌。

【用量用法】水煎服，日一剂，早晚温服。

【出处】王兵，侯炜，赵彪，等. 朴炳奎教授治疗喉癌经验探析[J]. 世界中西医结合杂志，2013，8（8）：768-771.

【方解】本方是全国老中医药专家学术经验继承工作指导老师朴炳奎教授治疗喉癌的经验方。方中柴胡辛苦微寒，疏肝解郁，条达肝气；郁金行气解郁；枳壳理气宽中；白芍酸苦微寒，柔肝缓急，与柴胡共用补肝体助肝用，使肝血和则肝气舒；赤芍清热凉血，祛瘀止痛，具有解热、抗炎等作用，其中的赤芍正丁醇提取物赤芍 D 有抗肿瘤作用；牡丹皮清热凉血，活血化瘀；茯苓健脾益气，防止肝病传脾；炒白术益气健脾，药理研究证实其对小鼠艾氏腹水癌、淋巴肉瘤腹水型及食管癌都有显著的抑制作用；薄荷疏肝郁，透肝热；黄芩配柴胡清热，疏解少阳；炒栀子、淡豆豉清热除烦泻火；蜂房解毒散结；山豆根清热利咽；龙葵清热，解毒，活血，消肿，具有抗炎、镇静、提高机体免疫力的作用。诸药合用，疏肝清热，解郁散结。

二陈汤合桃红四物汤

【药物组成】半夏10g，陈皮6g，茯苓10g，桔梗8g，桃仁8g，红花6g，丹参10g，苏木6g，赤芍12g，马勃8g，莪术10g，龙葵15g，甘草6g。

【功能主治】化痰祛瘀活血，散结利咽。适用于痰瘀互结型喉癌。

【用量用法】水煎服，日一剂，早晚温服。

【出处】王兵，侯炜，赵彪，等. 朴炳奎教授治疗喉癌经验探析[J]. 世界中西医结合杂志，2013，8（8）：768-771.

【方解】本方是全国老中医药专家学术经验继承工作指导老师朴炳奎教授治疗喉癌的经验方。方中半夏燥湿化痰，降逆止呕，消痞散结，其中含有的半夏多糖、半夏生物碱、胡芦巴碱、外源性凝聚素等对多种肿瘤细胞均有抑制作用；陈皮理气调中，燥湿化痰，有祛痰、平喘等作用。二者相配，寓意有二：一为相辅相成，增强燥湿化痰之力，而且体现治痰先理气，气顺则痰消之意；二为半夏、陈皮皆以陈久者良，而无过燥之弊。桔梗开肺气助化痰；茯苓健脾渗湿，渗湿以助化痰之力，健脾以杜生痰之源；桃仁活血化瘀；苏木行血祛瘀，消肿止痛，具有促进血液循环、降低血液黏度及抗肿瘤的作用；红花活血化瘀；莪术破血逐瘀；赤芍清热凉血，祛瘀止痛，具有解热、抗炎等作用，其中的赤芍正丁醇提取物赤芍 D 有抗肿瘤作用；丹参养血和营，配伍活血药可使瘀血去而新血生；龙葵清热，解毒，活血，消肿，具有抗炎、镇静、提高机体免疫力的作用；马勃清热解毒利咽；甘草健脾和中，调和诸药。

百合固金汤合栀子金花汤

【药物组成】百合 30g，生地黄 15g，熟地黄 10g，天冬 10g，麦冬 6g，栀子 8g，金银花 12g，黄芩 6g，黄柏 6g，肉桂 3g，黄精 12g，石斛 8g，山豆根 10g，白花蛇舌草 15g。

【功能主治】润肺滋肾除热，养阴解毒。适用于阴虚毒热型喉癌。

【用量用法】水煎服，日一剂，早晚温服。

【出处】王兵，侯炜，赵彪，等. 朴炳奎教授治疗喉癌经验探析[J]. 世界中西医结合杂志，2013，8（8）：768-771.

【方解】本方是全国老中医药专家学术经验继承工作指导老师朴炳奎教授治疗喉癌的经验方。方中百合甘寒，滋阴清热，润肺止咳；生地黄、熟地黄并用，滋肾壮水，其中生地黄兼能凉血止血；三药相伍，为润肺滋肾，金水并补的常用组合。麦冬养阴润肺，益胃生津，清心除烦，有抗疲劳、清除自由基、提高细胞免疫功能、镇静、催眠等作用；天冬甘苦而寒，协百合以滋阴清热，润肺止咳；栀子泻三焦之火，导热下行，引邪热从小便而出；黄芩泻上焦之火；黄柏泻下焦之火；金银花、白花蛇舌草清热解毒，现代药理研究发现白花蛇舌草在体外对急性淋巴细胞型、粒细胞型、单核细胞型以及慢性粒细胞型肿瘤细胞有较强的抑制作用；黄精补气养阴；石斛益胃生津，对肺癌、卵巢癌和早幼粒细胞性白血病等恶性肿瘤的某些细胞有杀灭作用，具有较强的抗肿瘤活性；山豆根解毒利咽；少量肉桂为反佐，一方面防止大量清热药过于寒凉损伤正气，另一方面温化下焦阳气，使阴得阳而生化有源。

舌癌

导赤散和泻黄散

【药物组成】生地黄 15g，黄连 6g，木通 10g，竹叶 12g，生石膏 20g，炒栀子 6g，赤芍 10g，牡丹皮 12g，三七粉^{冲服}3g，茯神 10g，知母 12g，防风 6g，莪术 10g，白花蛇舌草 15g，甘草 10g。

【功能主治】清心泻火，化瘀解毒散结。适用于心脾火毒型舌癌。

【用量用法】水煎服，日一剂，早晚温服。

【出处】王兵，侯炜，赵彪，等. 朴炳奎教授治疗舌癌临床经验探析[J]. 世界中医药，2013，8（9）：1076-1078.

【方解】本方是全国老中医药专家学术经验继承工作指导老师朴炳奎教授治疗舌癌的经验方。方中生地黄清心凉血，下滋肾水为主；赤芍清热凉血，祛瘀止痛，具有解热、抗炎等作用，其中的赤芍正丁醇提取物赤芍 D 有抗肿瘤作用；牡丹皮清热凉血，活血化瘀；黄连清热燥湿，具有抗炎、解热作用，其中小檗碱还能通过抑制癌细胞呼吸，阻碍癌细胞嘌呤和核酸的合成，干扰癌细胞代谢等途径产生抗癌作用；竹叶清心除烦，引热从小便而出；木通上清心火，下利小肠；生石膏、炒栀子、知母泻脾胃积热；防风疏散脾经伏火；白花蛇舌草清热解毒，现代药理研究发现其在体外对急性淋巴细胞型、粒细胞型、单核细胞型以及慢性粒细胞型肿瘤细胞有较强的抑制作用；三七活血止血；茯神利湿安神；莪术破血逐瘀；甘草清热解毒，并可调和诸药。

清胃散和黄连解毒汤

【药物组成】石膏 20g，升麻 8g，川黄连 6g，当归 10g，生地黄 15g，牡丹皮 10g，黄芩 8g，栀子 10g，连翘 8g，石斛 15g，玄参 10g，半枝莲 15g，蒲公英 15g。

【功能主治】清胃泻火，凉血解毒散结。适用于胃火上攻型舌癌。

【用量用法】水煎服，日一剂，早晚温服。

【出处】王兵，侯炜，赵彪，等. 朴炳奎教授治疗舌癌临床经验探析[J]. 世界中医药，2013，8（9）：1076-1078.

【方解】本方是全国老中医药专家学术经验继承工作指导老师朴炳奎教授治疗舌癌的经验方。方中川黄连清热燥湿，具有抗炎、解热作用，其中小檗碱还能通过抑制癌细胞呼吸，阻碍癌细胞嘌呤和核酸的合成，干扰癌细胞代谢等途径产生抗癌作用；生地黄凉血滋阴；牡丹皮清热凉血，活血化瘀；当归补血和血；升麻散火解毒，与黄连相伍，使上炎之火得散，内郁之热得降，并为阳明引经药；石膏清热泻火；黄芩泻上焦之火；栀子泻三焦之火，导热下行，引邪热从小便而出；半枝莲清热解毒散结，具有抗肿瘤作用；连翘、蒲公英清热解毒；石斛益胃生津，对肺癌、卵巢癌和早幼粒细胞性白血病等恶性肿瘤的某些细胞有杀灭作用，具有较强的抗肿瘤活性；玄参启肾水上行，清热利咽。

龙胆泻肝汤合茵陈蒿汤

【药物组成】柴胡 10g，赤芍 12g，牡丹皮 10g，栀子 8g，黄芩 10g，茵陈 6g，酒龙胆 5g，生地黄 10g，车前子[包]10g，薏苡仁 20g，合欢皮 10g，陈皮 10g，土茯苓 20g，白英 15g。

【功能主治】清肝利胆，泻热祛湿解毒。适用于肝胆湿热型舌癌。

【用量用法】水煎服，日一剂，早晚温服。

【出处】王兵，侯炜，赵彪，等. 朴炳奎教授治疗舌癌临床经验探析[J]. 世界中医药，2013，8（9）：1076-1078.

【方解】本方是全国老中医药专家学术经验继承工作指导老师朴炳奎教授治疗舌癌的经验方。方中酒龙胆大苦大寒，既能清利肝胆实火，又能清利肝经湿热；黄芩苦寒泻火，燥湿清热；栀子清热降火，通利三焦，助茵陈引湿热从小便而去；车前子渗湿泄热，导热下行；薏苡仁健脾利湿；生地黄养血滋阴，邪去而不伤阴血；柴胡舒畅肝经之气，引诸药归肝经；赤芍清热凉血，祛瘀止痛，具有解热、抗炎等作用，其中的赤芍正丁醇提取物赤芍 D 有抗肿瘤作用；陈皮理气调中，燥湿化痰，有祛痰、平喘等作用；茵陈清利湿热，具有利胆、保肝等药理作用；牡丹皮清热凉血，活血化瘀；合欢皮补益安神；土茯苓、白英清热解毒。

知柏地黄汤合封髓丹

【药物组成】熟地黄 15g，山药 15g，山茱萸 10g，茯苓 10g，泽泻 10g，牡丹皮 10g，知母 15g，黄柏 6g，砂仁 6g，石斛 10g，茯神 10g，灯心草 6g，龙葵 15g，甘草 6g。

【功能主治】滋阴降火，清热解毒散。适用于阴虚火炎型舌癌。

【用量用法】水煎服，日一剂，早晚温服。

【出处】王兵，侯炜，赵彪，等. 朴炳奎教授治疗舌癌临床经验探析[J]. 世界中医药，2013，8（9）：1076-1078.

【方解】本方是全国老中医药专家学术经验继承工作指导老师朴炳奎教授治疗舌癌的经验方。方中熟地黄滋阴补肾，填精益髓；山茱萸补养肝肾，并能涩精，现代药理研究证实其具有增强免疫系统功能的作用，山药补益脾阴，亦能固精；三药相配，滋养肝脾肾。泽泻利湿泄浊，并防熟地黄之滋腻恋邪；牡丹皮清泄相火，并制山茱萸之温涩；茯苓淡渗脾湿，并助山药之健运；三药相配，渗湿浊，清虚热，平其偏胜以治标。知母清热泻火；黄柏苦寒，坚肾清火；砂仁辛温，温健脾运，引五脏六腑之气归藏于肾；石斛益胃生津，对肺癌、卵巢癌和早幼粒细胞性白血病等恶性肿瘤的某些细胞有杀灭作用，具有较强的抗肿瘤活性；茯神安神，健脾利湿；灯心草清热利湿；龙葵清热，解毒，活血，消肿，具有抗炎、镇静、提高机体免疫力的作用；甘草甘温，健脾益气，并调和诸药。

八珍汤

【药物组成】党参 15g，炒白术 10g，茯苓 15g，生地黄 10g，女贞子 15g，当归 12g，白芍 10g，重楼 15g，炒酸枣仁 15g，太子参 8g，远志 10g，川贝母 6g，山慈菇 15g，炒三仙各 10g，炙甘草 6g。

【功能主治】补气养血，扶正解毒散结。适用于气血亏虚型舌癌。

【用量用法】水煎服，日一剂，早晚温服。

【出处】王兵，侯炜，赵彪，等. 朴炳奎教授治疗舌癌临床经验探析[J]. 世界中医药，2013，8（9）：1076-1078.

【方解】本方是全国老中医药专家学术经验继承工作指导老师朴炳奎教授治疗舌癌的经验方。方中党参、太子参、炒白术、茯苓益气健脾；当归养血和血；白芍柔肝和血止痛，生地黄、女贞子滋阴益气；重楼清热解毒；炒酸枣仁、远志安神定志；川贝母清热润肺，化痰止咳，散结消肿，其中含有的生物碱有明显的祛痰镇咳作用；山慈菇清热解毒，消痈散结，《滇南本草》言其"消阴分之痰，止咳嗽，治喉痹，止咽喉痛。治毒疮，攻痈疽，敷诸疮肿毒，有脓者溃，无脓者消"；炒三仙消食和中；炙甘草调和诸药。

治疗舌癌经验方

【药物组成】蒲黄，儿茶，蜈蚣，无花果。（原方无用量）

【功能主治】清热解毒，活血散瘀。适用于舌癌。

【用量用法】外敷于患处。

【出处】张志远. 常见癌症与中药调治[J]. 辽宁中医杂志，1994（6）：248-250.

【方解】本方为国医大师张志远教授治疗舌癌的经验方。方中蒲黄止血，化瘀，善治各种瘀血肿痛；儿茶入心经，活血止痛，止血生肌，收湿敛疮，心为舌之苗，故善治舌病；蜈蚣通络止痛，攻毒散结；无花果清热解毒消肿，现代药理研究证实其有明显的抗肿瘤作用。

口腔癌

路氏治疗湿热型口腔癌经验方

【药物组成】鲜藿香 8g，佩兰[后下] 8g，枇杷叶 15g，炒苦杏仁 10g，姜半夏 9g，瓜蒌皮 10g，黄连 4g，炒薏苡仁 20g，芦根 20g，六一散[布包] 15g，炒枳壳 10g，竹叶 6g，西瓜翠衣 80g。

【功能主治】清利湿热。适用于湿热内阻型口腔癌。

【用量用法】水煎服，日一剂，早晚温服。

【出处】冯磊，宋军. 路志正教授治疗恶性肿瘤经验撷菁[J]. 世界中西医结合杂志，2007（4）：193-195.

【方解】本方为国医大师路志正教授治疗口腔癌的经验方。方中鲜藿香、佩兰祛暑化湿以醒脾；西瓜翠衣祛暑利湿，均为祛除暑湿之邪的要药；肺为水之上源，主宣发肃降，通调水道，故用枇杷叶、炒苦杏仁、炒薏苡仁、瓜蒌皮轻宣上焦，以利水之上源；脾主运化，更主水液之运化，故用姜半夏、黄连清中焦之湿热，姜半夏燥湿化痰，降逆止呕，消痞散结，其中含有的半夏多糖、半夏生物碱、胡芦巴碱、外源性凝聚素等对多种肿瘤细胞均有抑制作用；黄连清热燥湿，具有抗炎、解热作用，其中小檗碱还能通过抑制癌细胞呼吸，阻碍癌细胞嘌呤和核酸的合成，干扰癌细胞代谢等途径产生抗癌作用；同时配以炒枳壳调中理气，气顺则水液敷布正常，而湿邪自去；肾主水液，膀胱为州都之官，故用芦根、六一散、竹叶利水渗湿，使湿有去路。全方合用，融芳香化湿、肃肺、疏肝、畅中、清暑祛湿于一体，共奏清热利湿之功。

路氏治疗口腔癌经验方

【药物组成】太子参 10g，南沙参 15g，麦冬 10g，绿萼梅 10g，生石膏^{先煎}20g，枇杷叶 12g，石斛 10g，茵陈 12g，生谷芽 20g，生麦芽 20g，紫苏梗 10g，荷梗^{后下}10g，八月札 10g，川楝子^打10g，玫瑰花 12g，生姜 6g。

【功能主治】健脾养阴，疏肝解郁。适用于脾胃阴伤，肝郁气滞型口腔癌。

【用量用法】水煎服，日一剂，早晚温服。

【出处】冯磊，宋军. 路志正教授治疗恶性肿瘤经验撷菁[J]. 世界中西医结合杂志，2007（4）：193-195.

【方解】本方为国医大师路志正教授治疗口腔癌的经验方。方中太子参气阴两补，为平补之剂，益气而不助热，养阴而不滋腻；麦冬养阴润肺，益胃生津，清心除烦，有抗疲劳、清除自由基、提高细胞免疫功能、镇静、催眠等作用；石斛益胃生津，对肺癌、卵巢癌和早幼粒细胞性白血病等恶性肿瘤的某些细胞有杀灭作用，具有较强的抗肿瘤活性；南沙参益胃养阴；四药合用，共奏益气养阴之功，津液充足则虚热自除。生石膏清热泻火，除烦止渴以祛胃中热邪；茵陈清利湿热，药理研究发现，具有利胆、保肝等药理作用；绿萼梅、生谷芽、生麦芽、八月札、川楝子、玫瑰花疏肝解郁，以达"抑木扶土"之效；脾主升，胃主降，二者均居中焦，为气机升降之枢纽，故用紫苏梗、荷梗，一升一降，调理脾胃气机；枇杷叶清热肃肺，肺属金，为脾土之子，同时为肝木之所不胜，故肺气得清，不但可以"子实母壮"，亦可"佐金平木"；生姜行水温胃。全方合用，共奏健脾养阴，疏肝解郁之功。

治疗口腔癌经验方

【药物组成】生晒参^{另煎冲服}6g，黄芪 30g，白术 15g，茯苓 12g，薏苡仁 30g，生牡蛎^{先煎}30g，枸杞子 15g，白花蛇舌草 30g，夏枯草 15g，熟地黄 30g，锁阳 12g，巴戟天 15g，肉苁蓉 15g，陈海藻 30g，猫爪草 24g。

【功能主治】培补脾肾，化痰软坚。适用于脾肾虚衰，痰瘀热毒型口腔癌。

【用量用法】水煎服，日一剂，早晚温服。

【出处】王庆其，李孝刚，邹纯朴，等. 国医大师裘沛然治案（四）——治疗癌症案四则[J]. 中医药通报，2015（6）：22-24.

【方解】本方是国医大师裘沛然教授治疗口腔癌的经验方。方中生晒参大补元气，其中存在的天然皂苷能抑制癌细胞转移，诱导肿瘤细胞凋亡，为极具开发前景的抗肿瘤药物；黄芪补脾益气，现代药理研究表明黄芪可以增强机体免疫功能，其中含有的黄芪总苷不仅在整体水平有抑瘤作用，而且对体外肿瘤细胞有直接抑制作用，并可能通过诱导癌细胞凋亡起到抑癌作用；白术益气健脾，药理研究证实其对小鼠艾氏腹水癌、淋巴肉瘤腹水型及食管癌都有显著的抑制作用；薏苡仁、茯苓益气健脾；枸杞子滋补肝肾，益精养血，枸杞子多糖具有促进免疫、延缓衰老、抗肿瘤、清除自由基、抗疲劳、抗辐射、保肝、保护和改善生殖功能等作用；熟地黄滋补肾阴；锁阳、巴戟天、肉苁蓉温肾助阳；生牡蛎、陈海藻软坚散结；猫爪草、夏枯草、白花蛇舌草清热解毒，现代药理研究发现白花蛇舌草在体外对急性淋巴细胞型、粒细胞型、单核细胞型以及慢性粒细胞型肿瘤细胞有较强的抑制作用。诸药合用，共奏益气养阴，清热解毒，散结抗癌之效。

腮腺癌

小柴胡汤合四土汤

【药物组成】法半夏10g，陈皮10g，柴胡10g，黄芩10g，土茯苓30g，土大黄20g，土贝母10g，土牛膝10g，半枝莲30g，白花蛇舌草30g，白英20g，龙葵15g，壁虎10g，全蝎10g，蜈蚣10g，丹参30g，金刚藤30g，忍冬藤30g。

【功能主治】清热利湿解毒，和解少阳，化痰祛瘀通络。适用于腮腺癌风热湿毒流注面颊部，痰瘀互结。

【用量用法】水煎服，日一剂，早晚温服。

【出处】王文龙，阳国彬，刘松林，等. 梅国强教授运用经方辨治肿瘤验案[J]. 福建中医药，2018，49（2）：72-74.

【方解】本方为国医大师梅国强教授治疗腮腺癌的经验方。方中柴胡、黄芩和解少阳；法半夏燥湿化痰，降逆止呕，消痞散结，其中含有的半夏多糖、半夏生物碱、胡芦巴碱、外源性凝聚素等对多种肿瘤细胞均有抑制作用；陈皮理气调中，燥湿化痰，有祛痰、平喘等作用；土贝母味苦，性微寒，具有散痈毒，化脓，行滞，解疮，除风湿，利痰等功效；土牛膝性味甘寒、微毒，可泄热化痰，破血解毒，祛湿利尿；土大黄味苦、辛，性凉，破癖生新，清热杀虫解毒；土茯苓味甘淡，性平，祛湿热，补脾胃，治筋骨拘挛、疮毒；半枝莲清热解毒散结，具有明显的抗肿瘤作用；白花蛇舌草清热解毒，现代药理研究发现其在体外对急性淋巴细胞型、粒细胞型、单核细胞型以及慢性粒细胞型肿瘤细胞有较强的抑制作用；龙葵清热，解毒，活血，消肿，具有抗炎、镇静、提高机体免疫力的作用；白英清热解毒；壁虎、全蝎、蜈蚣解毒祛瘀，通络散结；丹参清热凉血；金刚藤、忍冬藤祛风通络，活血解毒。诸药合用，清热解毒利湿，祛瘀化痰通络。

颈静脉球体瘤

治疗颈静脉球体瘤经验方

【药物组成】北沙参12g，黄芪30g，天冬9g，麦冬9g，枸杞子12g，制黄精12g，茯苓9g，潞党参12g，白术12g，当归15g，白花蛇舌草30g，淡黄芩30g，生牡蛎[先煎]30g，薏苡仁30g，生地黄24g，佛手4.5g。

【功能主治】益气养阴，补肾化痰。适用于气阴两虚，肾精亏损，痰湿阻络型颈静脉球体瘤。

【用量用法】水煎服，日一剂，早晚温服。

【出处】王庆其，李孝刚，邹纯朴，等. 国医大师裘沛然治案（四）——治疗癌症案四则[J]. 中医药通报，2015（6）：22-24.

【方解】本方是国医大师裘沛然教授治疗颈静脉球体瘤的经验方。方中黄芪补脾益气，现代药理研究表明黄芪可以增强机体免疫功能，其中含有的黄芪总苷不仅在整体水平有抑瘤作用，而且对体外肿瘤细胞有直接抑制作用，并可能通过诱导癌细胞凋亡起到抑癌作用；潞党参益气健脾，生津润燥，具有增加机体免疫力的作用；白术、茯苓、北沙参补益元气；当归补血和血；枸杞子滋补肝肾，益精养血，枸杞子多糖具有促进免疫、延缓衰老、抗肿瘤、清除自由基、抗疲劳、抗辐射、保肝、保护和改善生殖功能等作用；制黄精补气养阴；生地黄、天冬、麦冬补血养阴填精；白花蛇舌草清热解毒，现代药理研究发现其在体外对急性淋巴细胞型、粒细胞型、单核细胞型以及慢性粒细胞型肿瘤细胞有较强的抑制作用；淡黄芩、生牡蛎清热解毒，软坚散结，祛除肿块；生薏苡仁、佛手化痰，药理实验证实，薏苡仁之提取物有抗肿瘤作用。

甲状腺癌

逍遥散

【药物组成】柴胡，当归，白芍，白术，茯苓，甘草，薄荷，生姜。（原方无用量）

【功能主治】疏肝解郁，养血健脾。适用于肝气郁结型甲状腺癌。

【用量用法】水煎服，日一剂，早晚温服。

【出处】范焕芳，霍炳杰，李德辉，等. 刘亚娴教授辨证论治甲状腺癌经验总结[J]. 环球中医药，2019，12（2）：218-220.

【方解】本方为全国老中医药专家学术经验继承工作指导老师刘亚娴教授治疗肝气郁结型甲状腺癌的经验方。方中柴胡疏肝解郁，使肝气得以调达，为君药。当归补血和血；白芍酸苦微寒，养血敛阴，柔肝缓急；二者共为臣药。白术益气健脾，药理研究证实其对小鼠艾氏腹水癌、淋巴肉瘤腹水型及食管癌都有显著的抑制作用；茯苓健脾去湿，使运化有权，气血有源；甘草益气补中，缓肝之急；共为佐药。加入薄荷少许，助柴胡疏散郁遏之气，透达肝经郁热；生姜温胃和中；共为使药。诸药合用，可收肝脾并治，气血兼顾的效果。凡属肝郁血虚，脾胃不和者，皆可应用。

升降散合消瘰丸

【药物组成】僵蚕，蝉蜕，姜黄，大黄，玄参，浙贝母，牡蛎。（原方无用量）

【功能主治】化痰散结。适用于痰热内阻型甲状腺癌。

【用量用法】水煎服，日一剂，早晚温服。

【出处】范焕芳，霍炳杰，李德辉，等. 刘亚娴教授辨证论治甲状腺癌经验总结[J]. 环球中医药，2019，12（2）：218-220.

【方解】本方为全国老中医药专家学术经验继承工作指导老师刘亚娴教授治疗痰热内阻型甲状腺癌的经验方。方中僵蚕咸辛性平，气味俱薄，轻浮而升，善能升清散火，清热解郁；蝉蜕味甘性寒，升浮宣透；姜黄辛苦性温，善能行气活血解郁；大黄苦寒降泄，清热泻火，通腑逐瘀，擅降浊阴；大黄、姜黄相配，荡积行瘀，清邪热，解温毒，降浊阴；玄参滋阴降火，苦咸消瘰，可引肾水上行至咽喉，《名医别录》谓其散颈下核；浙贝母清热化痰止咳，解毒散结消痈，其中的生物碱有镇咳、解痉的作用；牡蛎咸微寒，育阴潜阳，软坚消瘰。诸药合用，升清降浊，消瘿散结。

栀子清肝散

【药物组成】柴胡，栀子，牡丹皮，茯苓，川芎，白芍，当归，牛蒡子，甘草。（原方无用量）

【功能主治】清热疏肝。适用于肝郁日久，郁火内灼型甲状腺癌。

【用量用法】水煎服，日一剂，早晚温服。

【出处】范焕芳，霍炳杰，李德辉，等. 刘亚娴教授辨证论治甲状腺癌经验总结[J]. 环球中医药，2019，12（2）：218-220.

【方解】本方为全国老中医药专家学术经验继承工作指导老师刘亚娴教授治疗肝郁日久，郁火内灼型甲状腺癌的经验方。方中柴胡疏肝退热；栀子泻心火，清三焦之火；牡丹皮清热疏肝，泻肝火力量强；白芍柔肝和血止痛；甘草柔肝敛阴；当归养血和营；川芎行气活血止痛，有改善脑循环抗肿瘤等作用；茯苓实脾助运；牛蒡子疏散肝经风热。诸药合用，共奏清肝泻火，凉血止血之效。

八珍汤合右归丸

【药物组成】党参，白术，茯苓，当归，白芍，鹿角胶，熟地黄，山药，枸杞子，山茱萸，肉桂，菟丝子，杜仲，郁金。（原方无用量）

【功能主治】补气养血。适用于气血亏虚型甲状腺癌。

【用量用法】水煎服，日一剂，早晚温服。

【出处】范焕芳，霍炳杰，李德辉，等. 刘亚娴教授辨证论治甲状腺癌经验总结[J]. 环球中医药，2019，12（2）：218-220.

【方解】本方为全国老中医药专家学术经验继承工作指导老师刘亚娴教授治疗气血亏虚型甲状腺癌的经验方。方中党参益气健脾，生津润燥，具有增加机体免疫力的作用；

茯苓健脾补气；白术益气健脾，药理研究证实其对小鼠艾氏腹水癌、淋巴肉瘤腹水型及食管癌都有显著的抑制作用；当归补血和血；白芍柔肝和血止痛；鹿角胶养血补血；熟地黄、山药养肾阴；枸杞子滋补肝肾，益精养血，枸杞子多糖具有促进免疫、延缓衰老、抗肿瘤、清除自由基、抗疲劳、抗辐射、保肝、保护和改善生殖功能等作用；山茱萸补养肝肾，并能涩精，现代药理研究证实其具有增强免疫系统功能的作用；肉桂、菟丝子、杜仲温肾助阳；郁金行气解郁，使气血行，从而到达气血双补，肾气充足之效。

治疗甲状腺癌术后经验方 1

【药物组成】黄芪，墨旱莲，女贞子，沙参，麦冬，白花蛇舌草，半枝莲。（原方无用量）

【功能主治】益气养阴，清热解毒。适用于气阴两虚型甲状腺癌。

【用量用法】水煎服，日一剂，早晚温服。

【出处】欧阳文奇，陈继东，向楠，等. 陈如泉辨证分型治疗乳头状甲状腺癌术后[J]. 中医药临床杂志，2020，32（1）：24-26.

【方解】本方为全国老中医药专家学术经验继承工作指导老师陈如泉教授治疗甲状腺癌术后的经验方。手术治疗本身易耗伤患者气血津液，部分患者由于病情较重甚至有远处转移表现，需行 ^{131}I 治疗，性属"热毒"的放射性核素在清除肿瘤组织的同时也会对其他周围组织造成伤害，伤津耗气，以成气阴两虚之证。方中黄芪补脾益气，现代药理研究表明黄芪可以增强机体免疫功能，其中含有的黄芪总苷不仅在整体水平有抑瘤作用，而且对体外肿瘤细胞有直接抑制作用，并可能通过诱导癌细胞凋亡起到抑癌作用；墨旱莲、女贞子、沙参、麦冬益气养阴，肝肾肺胃皆得滋养；少佐白花蛇舌草清热解毒，现代药理研究发现其在体外对急性淋巴细胞型、粒细胞型、单核细胞型以及慢性粒细胞型肿瘤细胞有较强的抑制作用；半枝莲清热解毒散结，具有抗肿瘤作用。气虚乏力明显者可重用黄芪、太子参；阴虚热甚表现为身体消瘦、怕热、多汗，心悸胸闷、咽干明显者加用知母、黄柏。

治疗甲状腺癌术后经验方 2

【药物组成】淫羊藿，菟丝子，茯苓，炒白术。（原方无用量）

【功能主治】温肾健脾利湿。适用于脾肾阳虚型甲状腺癌。

【用量用法】水煎服，日一剂，早晚温服。

【出处】欧阳文奇，陈继东，向楠，等. 陈如泉辨证分型治疗乳头状甲状腺癌术后[J]. 中医药临床杂志，2020，32（1）：24-26.

【方解】本方为全国老中医药专家学术经验继承工作指导老师陈如泉教授治疗甲状腺癌术后的经验方。行甲状腺全切手术的患者通常遗留永久性的甲状腺功能减退症，甲状腺激素分泌严重不足，而出现全身代谢减缓，尤其是手术后时间长、年龄相对较大的患者由于久病失调、损及肾阳。肾亦称"真阳""元阳"，为人体阴阳脏腑之本，生命之源，陈师认为肾阳之温煦、推动的功能本质上包括了甲状腺及相关内分泌系统的功能，章楠《医门棒喝》有言"脾胃之能生化者，实由肾中元阳之鼓舞，而元阳以固密为贵，其所以能固密者，又赖脾胃生化阴精以涵育耳"，肾阳虚衰，气化不利，脾失健运，肾失所养，二者相互影响，致脾肾阳虚之证。方中淫羊藿补肾壮阳；菟丝子补益肝肾；炒白术益气健脾，药理研究证实其对小鼠艾氏腹水癌、淋巴肉瘤腹水型及食管癌都有显著的抑制作用；茯苓健脾利湿。诸药合用，脾肾同补，正气得复。若畏寒重、腰膝酸软加制附片、桂枝、怀牛膝、杜仲；大便稀溏者加白扁豆、山药；脾虚湿盛瘀滞严重者可见胫前黏液性水肿，则加用地龙、鸡血藤、独活等活血通络。

治疗甲状腺癌术后经验方 3

【药物组成】柴胡，黄芩，炒白芍，郁金，香附。（原方无用量）

【功能主治】疏肝解郁。适用于肝郁气滞型甲状腺癌。

【用量用法】水煎服，日一剂，早晚温服。

【出处】欧阳文奇，陈继东，向楠，等. 陈如泉辨证分型治疗乳头状甲状腺癌术后[J]. 中医药临床杂志，2020，32（1）：24-26.

【方解】本方为全国老中医药专家学术经验继承工作指导老师陈如泉教授治疗甲状腺癌术后的经验方。陈师重视情志因素对乳头状甲状腺癌术后患者的影响，肝主谋虑，司疏泄，七情不舒，肝气失于舒畅与条达，则肝气郁结，气机阻滞。方中柴胡、黄芩疏肝解郁，现代研究亦证实柴胡、黄芩均有抗抑郁作用，两药配伍，可增强疏肝解郁之效；炒白芍柔肝和血止痛；郁金、香附行气止痛，二者共用梳理全身气机。气滞较甚者，用枳实、青皮、橘核、荔枝核；失眠则加茯神、酸枣仁、首乌藤、煅龙骨、煅牡蛎；手术后仍残留良性甲状腺结节者加山慈菇、浙贝母，或配以小金胶囊活血散结。

治疗甲状腺癌术后经验方 4

【药物组成】法半夏，茯苓，炒白术，陈皮，丹参，赤芍，当归，益母草，猫爪草。（原方无用量）

【功能主治】化痰健脾，活血散瘀。适用于痰血瘀阻型甲状腺癌。

【用量用法】水煎服，日一剂，早晚温服。

【出处】欧阳文奇，陈继东，向楠，等. 陈如泉辨证分型治疗乳头状甲状腺癌术后[J]. 中医药临床杂志，2020，32（1）：24-26.

【方解】本方为全国老中医药专家学术经验继承工作指导老师陈如泉教授治疗甲状腺癌术后的经验方。手术刺激破坏甲状腺周围组织即足厥阴肝经循行所过之部位，一则阻碍肝经气机运行，气机郁滞不通，津液运行受阻，凝聚颈前为痰；二则手术本身致血离经外，形成局部瘀血，术后气血亏虚，气虚无力推动，血虚失于濡养，气机运行受阻，血行愈加不畅，痰瘀互结，形成血瘀痰阻之证。方中法半夏燥湿化痰，降逆止呕，消痞散结，其中含有的半夏多糖、半夏生物碱、胡芦巴碱、外源性凝聚素等对多种肿瘤细胞均有抑制作用；陈皮理气调中，燥湿化痰，有祛痰、平喘等作用；炒白术益气健脾，药理研究证实其对小鼠艾氏腹水癌、淋巴肉瘤腹水型及食管癌都有显著的抑制作用；茯苓健脾利湿；赤芍清热凉血，祛瘀止痛，具有解热、抗炎等作用，其中的赤芍正丁醇提取物赤芍D有抗肿瘤作用；丹参活血且能补血；当归补血和血；益母草活血通经且利湿助祛痰；猫爪草清热解毒，散结消瘀。若舌质暗，瘀血明显加鬼箭雨、三棱、莪术、石见穿、王不留行；舌苔厚腻，痰湿明显加胆南星、苍术；疼痛明显加延胡索。

治疗甲状腺癌经验方

【**药物组成**】猫爪草，黄药子，土贝母，山慈菇，连翘，石蒜，牡蛎，无花果，远志，喜树皮，娃儿藤，泽漆，浙贝母。（原方无用量）

【**功能主治**】清热解毒，活血散瘀。适用于甲状腺癌。

【**用量用法**】水煎服，日一剂，早晚温服。

【**出处**】张志远. 常见癌症与中药调治[J]. 辽宁中医杂志，1994（6）：248-250.

【**方解**】本方为国医大师张志远教授治疗甲状腺癌的经验方。方中猫爪草、土贝母、连翘、无花果、泽漆清热解毒散结；山慈菇清热解毒，消痈散结，《滇南本草》言其"消阴分之痰，止咳嗽，治喉痹，止咽喉痛。治毒疮，攻痈疽，敷诸疮肿毒，有脓者溃，无脓者消"；石蒜祛痰解毒散结，善治痰核瘰疬；浙贝母清热化痰止咳，解毒散结消痈，其中的生物碱有镇咳、解痉的作用；黄药子、牡蛎软坚散结消瘿；远志安神定志；喜树皮、娃儿藤活血解毒。

骨肿瘤篇

骨癌

治疗骨癌经验方

【药物组成】菝葜，五加皮，寻骨风，虎杖，威灵仙，骨碎补，白花蛇舌草，黄藤，徐长卿，刘寄奴，三颗针。（原方无用量）

【功能主治】清热解毒，活血散瘀。适用于骨癌。

【用量用法】水煎服，日一剂，早晚温服。

【出处】张志远. 常见癌症与中药调治[J]. 辽宁中医杂志，1994（6）：248-250.

【方解】本方为国医大师张志远教授治疗骨癌的经验方。方中菝葜利湿去浊，祛风除痹，解毒散瘀；五加皮祛风湿，补益肝肾，强筋壮骨，利水消肿；威灵仙祛风除湿，通络止痛，消骨鲠，祛痰水；寻骨风、徐长卿祛风湿，通经络，止痹痛；虎杖利湿退黄，清热解毒，散瘀止痛；骨碎补散瘀止痛，接骨续筋；白花蛇舌草清热解毒，现代药理研究发现其在体外对急性淋巴细胞型、粒细胞型、单核细胞型以及慢性粒细胞型肿瘤细胞有较强的抑制作用；黄藤清热解毒，消肿散结；刘寄奴破血逐瘀；三颗针清热利湿散瘀。痛剧加蟾酥、透骨草、丹参、草乌、木鳖子、蜂房、马钱子。

骨肉瘤

身痛逐瘀汤

【药物组成】桃仁，水红花子，当归，川芎，牛膝，炒枳壳，广木香，乳香，没药，蜈蚣，鳖甲，龟甲，山慈菇，重楼，甘草。

【功能主治】补益脾肾。适用于骨肉瘤瘀血阻滞，瘤毒胶结。

【用量用法】水煎服，日一剂，早晚温服。

【出处】王辉，孙桂芝. 孙桂芝治疗骨肉瘤经验[J]. 世界中医药，2012，7（1）：21-22.

【方解】本方为全国老中医药专家学术经验继承工作指导老师孙桂芝教授治疗骨肉瘤的经验方。方中当归补血和血；川芎行气活血止痛，有改善脑循环、抗肿瘤等作用；

桃仁活血化瘀；水红花子活血和血；牛膝、炒枳壳、广木香理气顺下，引药下行；乳香、没药、蜈蚣通经活络，攻毒止痛；鳖甲滋阴清热，软坚散结，具有抗肝纤维化、抗癌等作用，并可增强实验动物免疫力；龟甲滋阴软坚散结；山慈菇清热解毒，消痈散结，《滇南本草》言其"消阴分之痰，止咳嗽，治喉痹，止咽喉痛。治毒疮，攻痈疽，敷诸疮肿毒，有脓者溃，无脓者消"；重楼、甘草解毒抗癌。

四君子汤合六味地黄丸

【药物组成】太子参，茯苓，白术，甘草，黄芪，防风，熟地黄，山茱萸，山药。（原方无用量）

【功能主治】补益脾肾。适用于骨肉瘤肾虚脾弱，骨不得养。

【用量用法】水煎服，日一剂，早晚温服。

【出处】王辉，孙桂芝. 孙桂芝治疗骨肉瘤经验[J]. 世界中医药，2012，7（1）：21-22.

【方解】本方为全国老中医药专家学术经验继承工作指导老师孙桂芝教授治疗骨肉瘤的经验方。方中太子参益气生津；白术、茯苓健脾祛湿；黄芪、防风补气固表，断邪入里之路，现代药理研究表明黄芪可以增强机体免疫功能，其中含有的黄芪总苷不仅在整体水平有抑瘤作用，而且对体外肿瘤细胞有直接抑制作用，并可能通过诱导癌细胞凋亡起到抑癌作用；熟地黄滋阴补肾，填精益髓；山茱萸补养肝肾，并能涩精，现代药理研究证实其具有增强免疫系统功能的作用；山药补益脾阴，亦能固精；甘草益气，调和诸药。若癌毒偏寒，阴毒内盛，则酌加附子、肉桂，振奋肾阳，另以阳和汤之熟地黄、鹿角胶滋阴补血，补肾填精；桂枝少许，引动阳气。若癌毒属阳，则酌加金银花、天花粉、白芷清热解毒，疏风散邪，知母、黄柏清泻肾中虚火，防其助毒之火，外加川续断、骨碎补、透骨草、鹿衔草补肾强骨。

羌活胜湿汤合六君子汤

【药物组成】羌活，独活，川芎，赤芍，蔓荆子，升麻，肉桂，党参，白术，茯苓，甘草，半夏，陈皮。（原方无用量）

【功能主治】补益脾肾。适用于骨肉瘤湿邪内蕴，痰浊留滞。

【用量用法】水煎服，日一剂，早晚温服。

【出处】王辉，孙桂芝. 孙桂芝治疗骨肉瘤经验[J]. 世界中医药，2012，7（1）：21-22.

【方解】本方为全国老中医药专家学术经验继承工作指导老师孙桂芝教授治疗骨肉瘤的经验方。方中羌活、独活除周身之湿；川芎行气活血止痛，有改善脑循环、抗肿瘤等作用；赤芍清热凉血，祛瘀止痛，具有解热、抗炎等作用，其中的赤芍正丁醇提取物赤芍D有抗肿瘤作用；蔓荆子祛风胜湿；升麻、肉桂发越阳气，清除阴湿之气；白术益气健脾，药理研究证实其对小鼠艾氏腹水癌、淋巴肉瘤腹水型及食管癌都有显著的抑制作用；党参益气健脾，生津润燥，具有增加机体免疫力的作用；茯苓、甘草益气健脾；半夏燥湿化痰，降逆止呕，消痞散结，其中含有的半夏多糖、半夏生物碱、胡芦巴碱、外源性凝聚素等对多种肿瘤细胞均有抑制作用；陈皮理气调中，燥湿化痰，有祛痰、平喘等作用。若湿重，舌苔白腻如渣，则加苦杏仁、薏苡仁、白蔻仁去三焦之湿，竹叶、通草通利小便，湿从便除。

骨髓瘤

阳和汤

【药物组成】鹿角霜 10g，干姜 10g，麻黄 6g，白芥子 10g，熟地黄 20g，肉桂 6g，壁虎 10g，浙贝母 10g，制川乌 10g，清半夏 10g，鸡内金 10g，甘草 6g。

【功能主治】温阳散寒，祛瘀化痰。适用于骨髓瘤。

【用量用法】温开水冲服，日一剂，早晚温服。

【出处】孙玉信. 张磊治疗癌症五法[J]. 河南中医，2017，37（2）：215-216.

【方解】本方为国医大师张磊教授治疗骨髓瘤的经验方。方中重用熟地黄滋补阴血，填精益髓；配以血肉有情之鹿角霜，补肾助阳，益精养血；两者合用，温阳养血，以治其本。肉桂、干姜、白芥子温阳散寒；少佐麻黄宣通经络，与诸温和药配合，可以开腠理，散寒结，引阳气由里达表，通行周身；壁虎活络散结，祛瘀解毒；浙贝母清热化痰止咳，解毒散结消痈，其中的生物碱有镇咳、解痉的作用；制川乌行气活血；清半夏燥湿化痰，降逆止呕，消痞散结，其中含有的半夏多糖、半夏生物碱、胡芦巴碱、外源性凝聚素等对多种肿瘤细胞均有抑制作用；鸡内金消食和中；甘草解毒且调和诸药。

治疗骨髓瘤经验方

【药物组成】生晒参 9g，黄芪 30g，白术 15g，熟地黄 30g，巴戟天 15g，半枝莲 20g，夏枯草 15g，茯苓 15g，葶苈子 12g，川贝母 6g，生牡蛎 30g，麦冬 15g，肉苁蓉 15g，丹参 20g，延胡索 20g。

【功能主治】益气养阴，调补肺肾，活血止痛，化痰软坚。适用于气阴亏虚，痰凝血瘀，肺肾两伤型骨髓瘤。

【用量用法】水煎服，日一剂，早晚温服。

【出处】王庆其，李孝刚，邹纯朴，等. 国医大师裘沛然治案（四）——治疗癌症案四则[J]. 中医药通报，2015，14（6）：22-24.

【方解】本方是国医大师裘沛然教授治疗骨髓瘤的经验方。方中生晒参大补元气，其中存在的天然皂苷能抑制癌细胞转移，诱导肿瘤细胞凋亡，为极具开发前景的抗肿瘤药物；黄芪补脾益气，现代药理研究表明黄芪可以增强机体免疫功能，其中含有的黄芪总苷不仅在整体水平有抑瘤作用，而且对体外肿瘤细胞有直接抑制作用，并可能通过诱导癌细胞凋亡起到抑瘤作用；白术益气健脾，药理研究证实其对小鼠艾氏腹水癌、淋巴肉瘤腹水型及食管癌都有显著的抑制作用；茯苓益气健脾；熟地黄、麦冬滋补肾阴；巴戟天、肉苁蓉温肾助阳；丹参活血通经；延胡索行气活血，止痛散结，药理研究表明其中含有的延胡索乙素有明显的镇痛作用，而其中的左旋四氢帕马丁则具有镇静作用，延胡索总碱还能扩张外周血管；生牡蛎软坚散结；葶苈子泻肺降气，祛痰平喘；川贝母清热润肺，化痰止咳，散结消肿，其中含有的生物碱有明显的祛痰镇咳作用；半枝莲清热解毒散结，具有抗肿瘤作用；夏枯草清热散结消肿，现代药理研究表明夏枯草具有较强的抗癌作用，其提取物熊果酸能够明显诱导重力细胞的脱氧核糖核酸分裂，从而抑制肿瘤细胞的复制，达到抗肿瘤作用。诸药合用，共奏益气养阴，清热解毒，散结抗癌之效。

治疗瘀热阻络型多发性骨髓瘤经验方

【药物组成】丹参，赤芍，桃仁，牡丹皮，鸡矢藤，徐长卿，桑枝，地龙，刘寄奴，天南星。（原方无用量）

【功能主治】通络活血，疏散邪滞，清热降火。适用于瘀热阻络型多发性骨髓瘤。

【用量用法】水煎服，日一剂，早晚温服。

【出处】郭飘婷，吴晴，王松坡. 张镜人教授治疗多发性骨髓瘤的经验[J]. 世界中医药，2015，10（10）：1549-1551，1554.

【方解】本方为国医大师张镜人教授治疗瘀热阻络型多发性骨髓瘤的经验方。方中丹参活血通经；牡丹皮清热凉血，活血化瘀；赤芍清热凉血，祛瘀止痛，具有解热、抗炎等作用，其中的赤芍正丁醇提取物赤芍 D 有抗肿瘤作用；桃仁活血化瘀；鸡矢藤祛风利湿，消食化积，止咳，止痛；徐长卿祛风，化湿，止痛，止痒；桑枝祛风湿，利关节；地龙活络散结，行血散瘀；刘寄奴活血祛瘀生新；天南星清热解毒。

治疗气阴亏虚型多发性骨髓瘤经验方

【药物组成】太子参，白术，白芍，石斛，麦冬，续断，补骨脂，狗脊，牛膝。（原方无用量）

【功能主治】益气养阴，补益肝肾。适用于肝肾气阴亏虚型多发性骨髓瘤。

【用量用法】水煎服，日一剂，早晚温服。

【出处】郭飘婷，吴晴，王松坡. 张镜人教授治疗多发性骨髓瘤的经验[J]. 世界中医药，2015，10（10）：1549-1551，1554.

【方解】本方为国医大师张镜人教授治疗气阴亏虚型多发性骨髓瘤的经验方。方中太子参益气健脾；白术益气健脾，药理研究证实其对小鼠艾氏腹水癌、淋巴肉瘤腹水型及食管癌都有显著的抑制作用；白芍柔肝和血止痛；石斛益胃生津，对肺癌、卵巢癌和早幼粒细胞性白血病等恶性肿瘤的某些细胞有杀灭作用，具有较强的抗肿瘤活性；麦冬养阴润肺，益胃生津，清心除烦，有抗疲劳、清除自由基、提高细胞免疫功能、镇静、催眠等作用；续断、补骨脂补肾强筋骨；狗脊祛风湿，补肝肾，强腰膝；牛膝逐瘀通经，补肝肾，强筋骨。

治疗热毒炽盛型多发性骨髓瘤经验方

【药物组成】金银花，连翘，生地黄，白英，白花蛇舌草，土大黄。（原方无用量）

【功能主治】清营泄热，凉血止血。适用于热毒炽盛型多发性骨髓瘤。

【用量用法】水煎服，日一剂，早晚温服。

【出处】郭飘婷，吴晴，王松坡. 张镜人教授治疗多发性骨髓瘤的经验[J]. 世界中医药，2015，10（10）：1549-1551，1554.

【方解】本方为国医大师张镜人教授治疗热毒炽盛型多发性骨髓瘤的经验方。方中金银花、连翘清热解毒散结；生地黄清热滋阴；白英清热解毒，利湿消肿，抗癌；白花蛇舌草清热解毒，现代药理研究发现其在体外对急性淋巴细胞型、粒细胞型、单核细胞型以及慢性粒细胞型肿瘤细胞有较强的抑制作用；土大黄味苦辛性凉，破癖生新，清热杀虫解毒。

综合篇

肿瘤

【药物组成】野菊花，重楼，鸦胆子，龙葵。（原方无用量）

【功能主治】解毒制癌。适用于肿瘤初、中期，体质壮实者。

【用量用法】水煎服，日一剂，早晚温服。

【出处】王兰英. 扶正护胃治癌症——试述王自立主任医师治癌思想[J]. 甘肃中医，2007（12）：13.

【方解】本方为国医大师王自立教授治疗肿瘤的经验方。方中野菊花性微寒，能疏散风热，消肿解毒，具有清热、抗炎的作用，能治疗疔疮痈肿，咽喉肿痛，风火赤眼，头痛眩晕等症；重楼苦寒，清热解毒，平喘止咳，息风定惊，治痈肿，疔疮，瘰疬，喉痹，慢性气管炎，小儿惊风抽搐，蛇虫咬伤，其中的重楼醇提物与多西紫杉醇联合应用在胃癌细胞系 SGC-7901 和 BGC-823 两株细胞中均产生了较好的协同抗肿瘤作用；鸦胆子清热解毒，有明显的抗肿瘤、提高机体免疫力等功效；龙葵清热，解毒，活血，消肿，具有抗炎、镇静、提高机体免疫力的作用。本方用药皆属寒凉，适用于肿瘤早期且体质壮实以热毒表现为主的患者，应注意不可久服，若年老体虚不耐攻伐者应配伍补益药使用。

【药物组成】黄芪，党参，女贞子，五味子，山药，山茱萸。（原方无用量）

【功能主治】益气养血，培补元气。适用于肿瘤中，晚期。

【用量用法】水煎服，日一剂，早晚温服。

【出处】王兰英. 扶正护胃治癌症——试述王自立主任医师治癌思想[J]. 甘肃中医，2007（12）：13.

【方解】本方为国医大师王自立教授治疗肿瘤的经验方。方中黄芪补脾益气，现代药理研究表明黄芪可以增强机体免疫功能，其含有的黄芪总苷不仅在整体水平有抑瘤作用，而且对体外肿瘤细胞有直接抑制作用，并可能通过诱导癌细胞凋亡起到抑癌作用；

党参益气健脾，生津润燥，且其性偏润，可制约黄芪之燥，药理实验表明其具有增加机体免疫力的作用；女贞子补益肝肾之阴，佐制黄芪之温；五味子敛心肺之阴，益气扶正，亦能保肝；山药健脾益气补虚，滋养脾阴，药理研究表明山药块茎富含多糖，可刺激和调节人类免疫系统，山药多糖对环磷酰胺所导致的细胞免疫抑制有对抗作用，故能抗肿瘤；山茱萸补养肝肾，并能涩精，现代药理研究证实其具有增强免疫系统功能的作用。诸药合用，阴阳并补，可有效改善患者的生存质量。

治疗脾肾阳虚型肿瘤经验方

【药物组成】黄芪 30g，党参 24g，炒白术 15g，补骨脂 15g，肉豆蔻 9g，五味子 12g，干姜 12g，附子 9g，甘草 12g。

【功能主治】温阳健脾。适用于脾肾阳虚型肿瘤。

【用量用法】水煎服，日一剂，早晚温服。

【出处】王庆其，李孝刚，邹纯朴，等. 国医大师裘沛然肿瘤治疗经验[J]. 中医药通报，2016，15（6）：27-29.

【方解】本方是国医大师裘沛然教授治疗肿瘤的经验方。方中黄芪补气固表，利水消肿，可增强机体免疫力，提高肿瘤患者生活质量；党参益气健脾，生津润燥，同时可制约黄芪之燥，以防伤阴动血；同时，附子、党参、炒白术、干姜、甘草配伍，取附子理中丸之义，温中健脾，实验证明，附子理中丸能增强小鼠的耐寒能力，对醋酸引起的小鼠腹痛有显著的镇痛作用，还可明显拮抗肾上腺素和乙酸胆碱对家兔离体肠管的作用，对离体肠管的运动状态有双向调节作用，即明显拮抗肾上腺素引起的回肠运动抑制和乙酰胆碱引起的回肠痉挛；补骨脂温肾助阳，固精缩尿，温脾止泻，纳气平喘，现代药理研究证明，补骨脂含有香豆素类、黄酮类、单萜酚类等多种化合物，具有免疫调节、抗炎、抗肿瘤等多种功效；肉豆蔻温中涩肠，助附子温阳，与补骨脂相配，对脾肾阳虚患者的腹泻有很好的治疗效果；五味子敛心肺之阴，益气扶正。

治疗肝肾阴虚型肿瘤经验方

【药物组成】知母 12g，黄柏 15g，熟地黄 18g，山茱萸 15g，鳖甲 24g，牡蛎 30g，女贞子 15g，山药 18g，牡丹皮 12g，茯苓 20g，当归 15g，甘草 12g。

【功能主治】滋阴补肝肾。适用于肝肾阴虚型肿瘤。

【用量用法】水煎服，日一剂，早晚温服。

【出处】王庆其，李孝刚，邹纯朴，等. 国医大师裘沛然肿瘤治疗经验[J]. 中医药通报，2016，15（6）：27-29.

【方解】本方是国医大师裘沛然教授治疗肿瘤的经验方。方中熟地黄滋阴补肾，填精益髓；山茱萸补养肝肾，并能涩精；山药补益脾阴，亦能固精，现代药理研究证实三者均具有增强免疫系统功能的作用，三药相配，滋养肝脾肾。牡丹皮清泄相火，并制山茱萸之温涩；茯苓淡渗脾湿，并助山药之健运，渗湿浊，平其偏胜以治标；知母、黄柏为滋阴降火的常用药对，知母清热泻火，润燥软坚，黄柏苦寒，坚肾清火，具有解热、抗炎作用；鳖甲滋阴清热，软坚散结，具有抗肝纤维化、抗癌等作用，并可增强实验动物免疫力；女贞子补益肝肾之阴；当归养血和血；牡蛎软坚散结；甘草甘温，健脾益气，并调和诸药。诸药合用，补养肝肾且不滋腻，兼能软坚散结，为攻补兼施，以补为本之妙法。

治疗气血两亏型肿瘤经验方

【药物组成】生晒参 12g，太子参 12g，白术 15g，茯苓 18g，甘草 12g，当归 15g，川芎 12g，熟地黄 24g，白芍 15g。

【功能主治】益气养血。适用于气血两亏型肿瘤。

【用量用法】水煎服，日一剂，早晚温服。

【出处】王庆其，李孝刚，邹纯朴，等. 国医大师裘沛然肿瘤治疗经验[J]. 中医药通报，2016，15（6）：27-29.

【方解】本方是国医大师裘沛然教授治疗肿瘤的经验方。方中生晒参大补元气，其中存在的天然皂苷能抑制癌细胞转移，诱导肿瘤细胞凋亡，为极具开发前景的抗肿瘤药物；太子参益气健脾，生津润肺，相比人参补中有润，故共用增强补益之功；白术益气健脾，药理研究证实其对小鼠艾氏腹水癌、淋巴肉瘤腹水型及食管癌都有显著的抑制作用；茯苓淡渗脾湿，平其偏胜以治标；熟地黄滋阴补肾，填精益髓；当归补血和血；川芎行气活血止痛，有改善脑循环、抗肿瘤等作用；白芍柔肝和血止痛；甘草益气健脾且调和诸药。诸药合用，气血并补，且补中有行，补而不滞。

治疗热毒积聚型肿瘤经验方

【药物组成】黄芪，党参，女贞子，白花蛇舌草，鸦胆子。（原方无用量）

【功能主治】益气养血，解毒抗癌。适用于肿瘤正气不足，热毒积聚。

【用量用法】水煎服，日一剂，早晚温服。

【出处】王兰英. 扶正护胃治癌症——试述王自立主任医师治癌思想[J]. 甘肃中医，2007（12）：13.

【方解】本方为国医大师王自立教授治疗肿瘤的经验方。方中黄芪补脾益气，增强机体免疫力；党参益气健脾，生津润燥，具有增加机体免疫力的作用；女贞子补益肝肾之阴；白花蛇舌草清热解毒，现代药理研究发现其在体外对急性淋巴细胞型、粒细胞型、单核细胞型以及慢性粒细胞型肿瘤细胞有较强的抑制作用；鸦胆子清热解毒，有抗肿瘤、提高机体免疫力的功效。诸药合用，攻补兼施，邪去而正气不伤，临床应用当根据正邪虚实的程度调整用量。

治疗痰热瘀毒内结型肿瘤经验方

【药物组成】半夏 15g，陈皮 12g，土茯苓 30g，葛根 30g，黄芩 18g，黄连 6g，桃仁 12g，牡丹皮 12g，乌药 9g，延胡索 12g，甘草 9g，枳壳 12g。

【功能主治】化痰行瘀软坚。适用于痰热瘀毒内结型肿瘤。

【用量用法】水煎服，日一剂，早晚温服。

【出处】王庆其，李孝刚，邹纯朴，等. 国医大师裘沛然肿瘤治疗经验[J]. 中医药通报，2016，15（6）：27-29.

【方解】本方是国医大师裘沛然教授治疗肿瘤的经验方。方中半夏燥湿化痰，降逆止呕，消痞散结，其中含有的半夏多糖、半夏生物碱、胡芦巴碱、外源性凝聚素等对多种肿瘤细胞均有抑制作用；陈皮理气调中，燥湿化痰，有祛痰、平喘等作用；枳壳理气解郁宽中；土茯苓清热解毒散结，有抗肿瘤作用；葛根清热生津止渴；黄芩、黄连清中上二焦之热；黄连清热燥湿，具有抗炎、解热作用，其中小檗碱还能通过抑制癌细胞呼吸，阻碍癌细胞嘌呤和核酸的合成，干扰癌细胞代谢等途径产生抗癌作用；桃仁活血化瘀；牡丹皮清热凉血，活血化瘀；乌药行气开郁，散寒止痛，具有抗炎镇痛、改善血液循环的作用；延胡索行气止痛，具有镇静、止痛等作用；甘草调和诸药。诸药合用，化痰，活血，清热，软坚，散结，适用于肿瘤初期痰热瘀毒内结，尚未转虚的治疗，若病久伤正，当配合补益药使用。

恶性肿瘤

康泰汤

【药物组成】黄芪 30g，西洋参 6g，灵芝 12g，无花果 10g，白花蛇舌草 15g，丹参 15g，乌梢蛇 10g，蜈蚣 2 条，甘草 10g。

【功能主治】扶正祛邪，攻补兼施。适用于病机复杂的多种恶性肿瘤。

【用量用法】水煎服，日一剂，早晚温服。

【出处】沈智理，张学文. 国医大师张学文治疗恶性肿瘤经验方康泰汤组方思路探析[J]. 湖南中医药大学学报，2015，35（9）：9-11.

【方解】本方为国医大师张学文教授治疗恶性肿瘤的经验方。恶性肿瘤的病机较为复杂，多为虚实夹杂，本虚标实，有痰、热、瘀、毒造成的实证表现，同时也因疾病的长期损耗造成的正气不足。方中以大剂量黄芪补脾益气为君药。西洋参益气养阴不助邪，其中含有的总皂苷可以有效增强中枢神经，达到静心凝神，消除疲劳，增强记忆力的作用；灵芝补益五脏之气，具扶正固本之效，现代药理研究表明灵芝含有丰富的营养物质，能滋补人体器官，并能双向调节各器官的生理功能，使之恢复正常，且有较强的补气安神、止咳平喘、祛痰、抗肿瘤、减轻抗放射性损伤的作用；二者共为臣药，加强扶正抗癌的功效。无花果化痰解毒；白花蛇舌草清热解毒，现代药理研究发现其在体外对急性淋巴细胞型、粒细胞型、单核细胞型以及慢性粒细胞型肿瘤细胞有较强的抑制作用；丹参、乌梢蛇、蜈蚣化瘀解毒，共为佐药。甘草长于解毒，且能调和诸药为使。总体以扶正为本，祛邪为辅，标本兼顾，适用于各种病机造成的恶性肿瘤。在临床应用时，可根据患者的症状表现灵活加减，正气虚损严重的酌加党参、茯苓、生地黄、枸杞子、沙参、麦冬；热毒表现明显的酌加半枝莲、山慈菇、败酱草、重楼；痰毒表现明显的酌加浙贝母、天南星、半夏、蜂房、瓜蒌；瘀血严重的酌加三七、三棱、莪术、桃仁、红花、川芎、当归等。

化癥扶正汤

【药物组成】鳖甲 20g，莪术 10g，冬凌草 20g，葎草 15g，猫爪草 20g，百合 10g，黄芪 20g，薏苡仁 15g，蜈蚣 4g。

【功能主治】益气养阴，活血散结。适用于痰瘀互结型的多种恶性肿瘤。

【用量用法】水煎服，日一剂，早晚温服。

【出处】蒋宏亮，刘华蓉，刘尚义. 国医大师刘尚义运用化癥扶正汤合小陷胸汤加减治疗恶性肿瘤的经验[J]. 云南中医中药杂志，2019，40（9）：12-14.

【方解】本方为国医大师刘尚义教授治疗恶性肿瘤的经验方。方中鳖甲滋阴清热，软坚散结，具有抗肝纤维化、抗癌等作用，并可增强实验动物免疫力；莪术、蜈蚣具有软坚散结，滋阴潜阳，破血散瘀之功，鳖甲与莪术配伍，寒温并用，能增强软坚散结，破血化瘀消癥之力，有缩小肿瘤之功；冬凌草、葎草、猫爪草清热解毒，消肿散结，冬凌草与猫爪草相伍能增强消肿散结之功，亦可治疗各种肿瘤；现代医学也认为鳖甲、莪术、冬凌草、猫爪草四味中药具有抗肿瘤、增强机体的免疫力等作用。百合养阴润肺，清新安神，兼清肺热；薏苡仁利水除湿，除痹舒筋，排脓消肿通络；黄芪补益元气，现代药理研究表明，黄芪可以增强机体免疫功能，其中含有的黄芪总苷不仅在整体水平有抑瘤作用，而且对体外肿瘤细胞有直接抑制作用，并可通过诱导癌细胞凋亡起到抑癌作用。诸药合用，功能扶正固本，养阴散结，活血祛瘀，清热解毒兼以化湿，祛邪兼以扶正，标本同治，使正气得复，邪气则散。

小柴胡汤

【药物组成】柴胡 12g，半夏 9g，人参 6g，甘草 3g，黄芩 9g，生姜 9g，大枣 12g。

【功能主治】扶正祛邪，疏肝解郁，调和神机。适用于多原发恶性肿瘤。

【用量用法】水煎服，日一剂，早晚温服。

【出处】陈海玲，李明花，刘苓霜，等. 刘嘉湘调神疏肝治疗多原发恶性肿瘤经验拾萃[J]. 浙江中医杂志，2020，55（9）：639-640.

【方解】本方是国医大师刘嘉湘常用治疗恶性肿瘤的通治方。本方为《伤寒论》六经辨证中和解少阳，疏肝解郁的代表方剂。方中柴胡辛苦微寒，入肝、胆、肺经，透解邪热，疏达经气；黄芩清泄邪热；半夏燥湿化痰，降逆止呕，消痞散结，其中含有的半夏多糖、半夏生物碱、胡芦巴碱、外源性凝聚素等对多种肿瘤细胞均有抑制作用；人参、甘草扶助正气，抵抗病邪；生姜、大枣和胃气，生津。本方用药辛开、苦降、甘补，有收有散、有攻有补，既可攻邪，又可扶正，可使邪气得解，少阳得和，上焦得通，津液得下，胃气得和。如见中焦积滞、痰湿中阻之证，症见精神抑郁，胸部闷塞，胁肋胀满，纳呆口苦，咽中有物梗塞，吞之不下，咳之不出，苔白腻，脉弦滑，常合用枳术丸、保和丸、二陈汤、温胆汤等；如见泄下溏薄不止，多思善疑，神疲乏力，心悸胆怯，失眠健忘，纳差，舌质淡，苔薄白，脉细的心脾两虚证时合用理中汤、葛根芩连汤、酸枣仁汤等；若见情绪不宁，多疑易惊，悲忧善哭，主诉颇多，痛无定处，脘闷嗳气，不思饮食，大便不调，舌质淡红，苔薄腻，脉弦之肝气郁结，忧思伤神证候，多合用甘麦大枣汤、生铁落饮；若见烦热，口干，急躁易怒，舌红少苔之心肾阴虚证，多合用沙参麦冬汤、百合地黄汤、交泰丸等。

扶正抑瘤汤

【药物组成】生晒参 10g，黄芪 15g，丹参 10g，天葵子 15g，白花蛇舌草 15g，半枝莲 15g，珍珠母 12g，制鳖甲 12g，山慈菇 12g。

【功能主治】益气活血，清热解毒，软坚散结。适用于各类肿瘤。

【用量用法】水煎服，日一剂，早晚温服。

【出处】刘应科，孙光荣. 肿瘤病症辨治心悟[J]. 湖南中医药大学学报，2016，36（3）：1-4。

【方解】本方为国医大师孙光荣教授治疗肿瘤的经验方。方中生晒参大补元气，现代药理研究表明其中存在的天然皂苷能抑制癌细胞转移，诱导肿瘤细胞凋亡；黄芪补脾益气，可以增强机体免疫功能，并有明显的抑癌作用；丹参凉血消瘀；白花蛇舌草清热解毒；天葵子、半枝莲清热解毒，利水消肿；制鳖甲滋阴清热，软坚散结，具有抗肝纤维化、抗癌等作用，并可增强实验动物免疫力；珍珠母软坚散结；山慈菇清热解毒，消痈散结，《滇南本草》言其"消阴分之痰，止咳嗽，治喉痹，止咽喉痛。治毒疮，攻痈疽，敷诸疮肿毒，有脓者溃，无脓者消"。诸药合用，共奏益气活血，清热解毒，软坚散结之效。

疏调气机汤

【药物组成】柴胡 10g，香附 10g，郁金 10g，丹参 10g，川芎 10g，枳实 10g，白芍 12g，白术 10g，茯苓 15g，淫羊藿 15g，薄荷 6g，甘草 6g。

【功能主治】疏肝理气，补益脾肾，调畅气机，活血行血。适用于各类肿瘤肝失疏泄，脾肾不足，气机失常，血行不畅等证。

【用量用法】水煎服，日一剂，早晚温服。

【出处】高娅雪，李元浩，郭子媛，等. 浅谈国医大师张震疏调气机法在肿瘤治疗领域之应用[J]. 中医药临床杂志，2020，32（10）：1849-1852.

【方解】本方为国医大师张震教授治疗肿瘤的经验方。本方在柴胡舒肝散的基础上化裁而来。方中柴胡疏肝解郁，其中的柴胡皂苷、柴胡醇、α-菠菜甾醇对肝脏都有保护作用；香附理气疏肝而止痛，有利胆抗炎的作用，川芎行气活血止痛，有改善脑循环、抗肿瘤等作用，二药相合，助柴胡以解肝经之郁滞，并增行气活血止痛之效；郁金行气止痛助柴胡解郁；枳实理气行滞；薄荷清透上行助调畅气机；丹参活血调经，具有改善微循环的作用；白芍柔肝和血止痛，合甘草养血柔肝，缓急止痛；白术益气健脾，药理研究证实其对小鼠艾氏腹水癌、淋巴肉瘤腹水型及食管癌都有显著的抑制作用；茯苓益气健脾，并且先升后降，助理气药增强疏调气机的功效；淫羊藿补肾助阳，强筋骨；甘草调和诸药。诸药相合，共奏疏肝行气、活血止痛之功。

疏调解郁汤

【药物组成】柴胡 10g，香附 10g，郁金 10g，丹参 10g，川芎 10g，枳实 10g，白芍 12g，白术 10g，茯苓 15g，淫羊藿 15g，薄荷 6g，甘草 6g，刺蒺藜 15g，石菖蒲 15g，佛手 15g，甘松 15g，玫瑰花 15g，素馨花 15g，厚朴花 15g。

【功能主治】疏调气机，协调脏腑功能。适用于各类肿瘤心阴、肾阴亏耗，脾虚失运等证。

【用量用法】水煎服，日一剂，早晚温服。

【出处】高娅雪，李元浩，郭子媛，等. 浅谈国医大师张震疏调气机法在肿瘤治疗领域之应用[J]. 中医药临床杂志，2020，32（10）：1849-1852.

【方解】本方为国医大师张震教授治疗肿瘤的经验方。本方为在上述疏调气机汤的基础上添加多味行气解郁之品，加强疏肝行气解郁的功效。方中柴胡疏肝解郁，其中的柴胡皂苷、柴胡醇、α-菠菜甾醇对肝脏都有保护作用；香附理气疏肝而止痛，有利胆抗炎的作用，川芎行气活血止痛，有改善脑循环、抗肿瘤等作用，二药相合，助柴胡以解肝经之郁滞，并增行气活血止痛之效；郁金行气止痛助柴胡解郁；枳实理气行滞；薄荷清透上行助调畅气机；丹参活血调经，具有改善微循环的作用；白芍柔肝和血止痛，合甘草养血柔肝，缓急止痛；白术益气健脾，药理研究证实其对小鼠艾氏腹水癌、淋巴肉瘤腹水型及食管癌都有显著的抑制作用；茯苓益气健脾；淫羊藿补肾助阳强筋骨；佛手、甘松、玫瑰花、厚朴花、素馨花皆是行气止痛的良药；刺蒺藜下气行血；石菖蒲理气活血开窍。诸药合用，一身之气机可调畅而病邪无所藏匿。对于纳呆、四肢乏力、便溏、面色萎黄等脾虚症状较明显者，可减去素馨花，酌加炒麦芽、炒谷芽、砂仁、鸡内金等；伴有心烦、心悸健忘、腰酸腿软、耳鸣等心肾不交症状者，可选加酸枣仁、炒黄柏、炒知母、五味子等；对于脘腹胀闷、痰多、神志昏聩、谵妄狂躁等痰火上扰者，可加礞石、天南星、天竺黄、大黄等。

疏调安胃汤

【药物组成】柴胡 10g，香附 10g，郁金 10g，丹参 10g，川芎 10g，枳实 10g，白芍 12g，白术 10g，茯苓 15g，薄荷 6g，甘草 6g，木香 15g，乌药 15g，厚朴 15g，紫苏梗 15g，法半夏 15g，白蔻仁 15g。

【功能主治】疏调人体气机。适用于各类肿瘤气机失调，胃气上逆等证。

【用量用法】水煎服，日一剂，早晚温服。

【出处】高娅雪，李元浩，郭子媛，等. 浅谈国医大师张震疏调气机法在肿瘤治疗领域之应用[J]. 中医药临床杂志，2020，32（10）：1849-1852.

【方解】本方为国医大师张震教授治疗肿瘤的经验方。本方为在上述疏调气机汤的基础上减去补肾助阳的淫羊藿，增加行气开胃药物而成。方中柴胡疏肝解郁，其中的柴胡皂苷、柴胡醇、α-菠菜甾醇对肝脏都有保护作用；香附理气疏肝而止痛，有利胆抗炎的作用，川芎行气活血止痛，有改善脑循环、抗肿瘤等作用，二药相合，助柴胡以解肝经之郁滞，并增行气活血止痛之效；郁金行气止痛助柴胡解郁；枳实理气行滞；薄荷清透上行助调畅气机；丹参活血调经，具有改善微循环的作用；白芍柔肝和血止痛，合甘草养血柔肝，缓急止痛；白术益气健脾，药理研究证实其对小鼠艾氏腹水癌、淋巴肉瘤腹水型及食管癌都有显著的抑制作用；茯苓益气健脾；木香辛散温通，能升能降，宣散滞气，健胃消食；乌药之辛开温通，宣畅气机，除胀消痞；厚朴行气除满，消积导滞；紫苏梗芳香降气；法半夏降逆止呕，健脾和胃，燥湿化痰；白蔻仁气味芳香，能行气开郁，醒脾化湿，止呕和胃。

癌性睡眠障碍

疏调安神汤

【药物组成】柴胡 10g，郁金 10g，丹参 10g，白芍 12g，白术 10g，茯苓 15g，淫羊藿 15g，薄荷 6g，甘草 6g，酸枣仁 20g，柏子仁 15g，五味子 15g，首乌藤 30g，合欢花 30g，石菖蒲 15g，远志 15g。

【功能主治】调谐阴阳，祛除病邪，扶持正气。适用于各类肿瘤伴严重睡眠障碍。

【用量用法】水煎服，日一剂，早晚温服。

【出处】高娅雪，李元浩，郭子媛，等. 浅谈国医大师张震疏调气机法在肿瘤治疗领域之应用[J]. 中医药临床杂志，2020，32（10）：1849-1852.

【方解】本方为国医大师张震教授治疗肿瘤的经验方。本方为在上述疏调气机汤的基础上减去几味行气解郁之品，增加安神助眠药物而成。方中柴胡疏肝解郁，其中的柴胡皂苷、柴胡醇、α-菠菜甾醇对肝脏都有保护作用；郁金行气止痛助柴胡解郁；薄荷清透上行助调畅气机；丹参活血调经，具有改善微循环作用；白芍柔肝和血止痛，合甘草养血柔肝，缓急止痛；白术益气健脾，药理研究证实其对小鼠艾氏腹水癌、淋巴肉瘤腹水型及食管癌都有显著的抑制作用；茯苓益气健脾；淫羊藿补肾助阳强筋骨；当脏腑阴阳失调，夜不能寐时，主要矛盾不在于气机不行，过多的行气药会使神动而更不安附。酸枣仁养心补肝，宁心安神，柏子仁养心安神，二者皆对虚烦失眠有很好的疗效；五味子敛心气故能助安神；首乌藤、合欢花皆可养心安神；石菖蒲、远志宁神定志，共奏安神助眠之功。

半夏薏苡仁汤合当归四逆汤化裁

【药物组成】当归，白芍，桂枝，细辛，甘草，大枣，清半夏，薏苡仁。（原方无用量）

【功能主治】祛湿和胃，养血安神。适用于肿瘤伴严重睡眠障碍的中寒湿阻，阴阳失交证。

【用量用法】水煎服，日一剂，早晚温服。

【出处】夏华敏，蒋士卿. 蒋士卿治疗肿瘤相关性失眠经验总结[J]. 国医论坛，2020，35（3）：55-56.

【方解】本方为全国老中医药专家学术经验继承工作指导老师蒋士卿教授治疗癌性睡眠障碍的经验方。方中清半夏具有燥湿化痰，降逆止呕，消痞散结等功效；薏苡仁利湿健脾，其所含的薏苡仁酯不仅具有滋补作用，还是一种抗癌剂，可以抑制癌细胞的生长；桂枝、白芍调和营卫，调和阴阳；当归养血活血，畅通血脉，且配白芍养血和营；细辛辛温走窜，温经散寒，利水止痛，细辛挥发油具有抗炎、止痛的作用，可增强心肌收缩力、抗心肌缺血，其中的马兜铃酸等物质具有明显的抗肿瘤的作用，桂枝合细辛又能温经散寒；甘草、大枣补中益气，顾护脾胃，且能缓急止痛。

丹栀逍遥散化裁

【药物组成】柴胡，薄荷，当归，白芍，牡丹皮，栀子。（原方无用量）

【功能主治】疏肝清热，养血潜阳。适用于肿瘤伴严重睡眠障碍的肝郁血瘀，痰火扰神证。

【用量用法】水煎服，日一剂，早晚温服。

【出处】夏华敏，蒋士卿. 蒋士卿治疗肿瘤相关性失眠经验总结[J]. 国医论坛，2020，35（3）：55-56.

【方解】本方为全国老中医药专家学术经验继承工作指导老师蒋士卿教授治疗癌性睡眠障碍的经验方。方中柴胡轻清疏解，能遂肝木条达之性而疏解肝郁，肝气得以条达，气机舒畅；薄荷疏散郁遏之气，透达肝经郁热，以助柴胡疏肝解郁之意；白芍酸苦微寒，养血敛阴，柔肝缓急；当归甘辛苦温，养血和血，与白芍合用，共补肝体，二者再与柴胡同用，补肝体而助肝用；栀子苦寒泄降，又泄三焦之火，既能清气分热，又能清血分热；牡丹皮清热凉血，活血行瘀。多梦者加酸枣仁、首乌藤、合欢皮养心安神，少量黄连与肉桂相配以交通心肾，帮助睡眠。

归脾汤化裁

【药物组成】人参，炒白术，炙甘草，黄芪，当归，远志，酸枣仁，茯神，龙眼肉，木香。（原方无用量）

【功能主治】补益心脾，养血安神。适用于肿瘤伴严重睡眠障碍的气血不足，心脾两虚证。

【用量用法】水煎服，日一剂，早晚温服。

【出处】夏华敏，蒋士卿. 蒋士卿治疗肿瘤相关性失眠经验总结[J]. 国医论坛，2020，35（3）：55-56.

【方解】本方为全国老中医药专家学术经验继承工作指导老师蒋士卿教授治疗癌性睡眠障碍的经验方。方中黄芪、人参为君药，补益脾气，使气旺血生。当归、龙眼肉、炒白术、炙甘草为臣药，当归和龙眼肉养血补心；炒白术和炙甘草补脾益气，助参芪补脾以资生化之源。佐以酸枣仁、茯神、远志养血，宁心安神；木香理气醒脾，使之补而不滞；炙甘草调和诸药。诸药合用，起到益气补血，健脾养心之功效。现代实验证实，归脾丸有抗心肌缺血、增加免疫、调节中枢神经功能、强壮、增进造血功能、扩张血管、降血压、降血脂、抗消化性溃疡、增进消化功能、改善食欲等药理作用❶。

癌性发热

疏调气机汤合升降散

【药物组成】柴胡 10g，香附 10g，郁金 12g，丹参 12g，川芎 10g，枳壳 10g，白芍 12g，白术 10g，茯苓 15g，淫羊藿 15g，薄荷 6g，甘草 6g，白僵蚕^{米酒炒} 6g，蝉蜕 3g，姜黄^{去皮} 9g，川大黄^生 12g。

【功能主治】疏肝解郁，祛风清热。适用于癌性发热。

【用量用法】水煎服，日一剂，早晚温服。

【出处】郭利华，张超一，卢佳岑，等. 疏调气机学说在肿瘤防治中的运用[J]. 云南中医中药杂志，2019，40（2）：95-96.

【方解】本方为国医大师张震教授治疗癌性发热的经验方。本方以疏调气机汤合用升降散而成。方中柴胡疏肝解郁，其中的柴胡皂苷、柴胡醇、α-菠菜甾醇对肝脏都有保护作用；香附理气疏肝而止痛，有利胆抗炎的作用，川芎行气活血止痛，有改善脑循环、

---

❶ 叶晓滨. 归脾丸的药理作用和临床应用研究进展[J]. 光明中医，2021，36（3）：493-496.

抗肿瘤等作用，二药相合，助柴胡以解肝经之郁滞，并增行气活血止痛之效；郁金行气止痛助柴胡解郁；枳壳理气行滞；薄荷清透上行助调畅气机；丹参活血调经，具有改善微循环的作用；白芍柔肝和血止痛，合甘草养血柔肝，缓急止痛；白术益气健脾，药理研究证实其对小鼠艾氏腹水癌、淋巴肉瘤腹水型及食管癌都有显著的抑制作用；茯苓益气健脾；淫羊藿补肾助阳，强筋骨；白僵蚕味辛苦气薄，喜燥恶湿，得天地清化之气，轻浮而升阳中之阳，故能胜风除湿，清热解郁，从治膀胱相火，引清气上朝于口，散逆浊结滞之痰也；蝉蜕味甘性寒无毒，为清虚之品，能祛风而胜湿，涤热而解毒；姜黄气味辛苦，性温，无毒，祛邪伐恶，行气散郁，能入心脾二经，建功辟疫；川大黄味苦，大寒无毒，上下通行，亢盛之阳，非此莫抑；白僵蚕、蝉蜕升阳中之清阳；姜黄、川大黄降阴中之浊阴，一升一降，内外通和，而杂气之流毒顿消矣。

五味退热方

【药物组成】 柴胡，黄芩，重楼，青蒿，葛根。（原方无用量）

【功能主治】 疏肝解郁，祛风清热。适用于癌性发热。

【用量用法】 水煎服，日一剂，早晚温服。

【出处】 丁玉霞，李素领. 李素领教授治疗原发性肝癌癌性发热经验[J]. 中西医结合肝病杂志，2020，30（1）：78-79.

【方解】 本方为全国老中医药专家学术经验继承工作指导老师李素领教授治疗癌性发热的经验方。本方清泄少阳以利肝胆，解表透邪，清热解毒以祛邪热。方中柴胡为少阳专药，透解邪热；黄芩善清少阳相火，清泄邪热；二者一散一清，共解少阳郁热之邪。现代药理研究证实小柴胡汤在调节机体免疫、抗炎降温、改善血管通透性等方面均具有良好的作用[1]。重楼清热解毒，消肿止痛，实验研究证实重楼皂苷 I 对人肝癌细胞 MHCC97-H 具有抑制其增殖、诱导凋亡的作用。青蒿解表透邪，助热外出。葛根解肌退热，生津止渴，药理研究发现葛根可以通过肿瘤坏死因子信号通路、核苷酸结合寡聚化结构域样受体信号通路和核转录因子 κB 信号等通路发挥解肌退热作用。根据辨证分型为湿热壅滞者，李师喜合清中汤、三仁汤加白花蛇舌草、半枝莲等利湿解毒；少阳郁热者合蒿芩清胆汤等疏肝泄胆、利胆解毒；气虚发热者合补中益气汤以取益气补中、甘温退热之效；气阴两虚者合六味地黄丸加石斛、麦冬、西洋参、天花粉之类滋补肝肾，甘寒养阴；阴虚兼瘀者合滋水清肝饮加川芎、水蛭等养阴化瘀；瘀热互结者合血府逐瘀汤加牡丹皮、赤芍等凉血化瘀解毒。同时根据症状加减用药：胁痛加延胡索、川楝子理气止痛；腹水加中满分消丸、茯苓皮、车前子、泽泻、大腹皮清利湿热；黄疸加茵陈蒿汤、赤芍、赤小豆利湿退黄；纳差加鸡内金、炒麦芽、炒神曲；出血加白茅根、藕节、青黛；口干口渴加天花粉、石斛。

[1] 姜希仁，王文萍. 小柴胡汤治疗癌性发热 47 例临床观察[J]. 实用中医内科杂志，2015，29（5）：29-31.

四君子汤合青蒿鳖甲汤化裁

【药物组成】太子参15g，黄芪20g，茯苓15g，法半夏9g，青蒿10g，鳖甲10g，黄芩10g，白花蛇舌草20g，半枝莲20g，甘草6g，石见穿20g，牡丹皮15g，柴胡10g，白芍10g，炒麦芽15g，全蝎6g，竹茹10g，炒谷芽15g，三七5g。

【功能主治】益气养阴清热。适用于气阴两虚型癌性发热。

【用量用法】水煎服，日一剂，早晚温服。

【出处】曾雯，张宁静，滕然. 蒋益兰教授治疗癌性发热经验撷要[J]. 广西中医药，2019，42（6）：46-47.

【方解】本方为全国老中医药专家学术经验继承工作指导老师蒋益兰教授治疗癌性发热的经验方。本方以四君子汤合青蒿鳖甲汤化裁而来。方中太子参益气生津，黄芪补气升阳，二者共用，补而不燥；茯苓健脾益气而能利水，因其先升后降的特点兼可疏理气机；法半夏降气燥湿，化痰散结；竹茹养阴清热和胃，法半夏、竹茹相配清热化痰之功更效；青蒿轻清走表，善退虚热，可透热外出；鳖甲滋阴潜阳，故能退虚热；黄芩清热燥湿，走上焦亦助热退；炒麦芽、炒谷芽健脾开胃，促进水谷精气化生，以防热耗津伤；白花蛇舌草、半枝莲、石见穿、全蝎清热解毒散结；牡丹皮清热凉血，活血行瘀；三七活血化瘀；柴胡、白芍联用疏肝敛阴；甘草缓中补虚，调和诸药。

癌性胸腹水

疏调气机汤合五苓散

【药物组成】柴胡10g，香附10g，郁金12g，丹参12g，川芎10g，枳壳10g，白芍12g，白术10g，茯苓15g，淫羊藿15g，薄荷6g，甘草6g，猪苓^{去皮}10g，泽泻15g，桂枝^{去皮}7g。

【功能主治】疏肝解郁，化气行水。适用于癌性胸腹水。

【用量用法】水煎服，日一剂，早晚温服。

【出处】郭利华，张超一，卢佳岑，等. 疏调气机学说在肿瘤防治中的运用[J]. 云南中医中药杂志，2019，40（2）：95-96.

【方解】本方为国医大师张震教授治疗癌性胸腹水的经验方。本方以疏调气机汤合用五苓散而成。方中柴胡疏肝解郁，其中的柴胡皂苷、柴胡醇、α-菠菜甾醇对肝脏都有保护作用；香附理气疏肝而止痛，有利胆抗炎的作用，川芎行气活血止痛，有改善脑循环、抗肿瘤等作用，二药相合，助柴胡以解肝经之郁滞，并增行气活血止痛之效；郁金行气止痛助柴胡解郁；枳壳理气行滞；薄荷清透上行助调畅气机；丹参活血调经，具有改善微循环的作用；白芍柔肝和血止痛，合甘草养血柔肝，缓急止痛；白术益气健脾，药理研究证实其对小鼠艾氏腹水癌、淋巴肉瘤腹水型及食管癌都有显著的抑制作用；茯苓益气健脾；淫羊藿补肾助阳，强筋骨；茯苓、猪苓甘淡，入肺而通膀胱；泽泻干咸，入肾与膀胱，利水渗湿；桂枝外解太阳表邪，内助膀胱气化利水。

葶苈大枣泻肺汤

【药物组成】葶苈子，大枣。（原方无用量）

【功能主治】泻肺利水。适用于癌性胸腹水。

【用量用法】水煎服，日一剂，早晚温服。

【出处】赵杰. 孙桂芝教授治疗癌性胸腹水五法探析[J]. 辽宁中医杂志，2015，42（9）：1649-1650.

【方解】本方为全国老中医药专家学术经验继承工作指导老师孙桂芝教授治疗癌性胸水的经验方。葶苈大枣泻肺汤出自《金匮要略》，由葶苈子、大枣组成。葶苈子辛苦大寒，能开泄肺气，具有泻水逐痰之功，治实证有捷效。恐其猛泻而伤正气，故佐以大枣之甘温安中而缓和药性，使泻不伤正。组方具有泻水逐痰之功。药理研究证实，葶苈子具有显著的止咳平喘、强心利尿、抗感染作用。用于治疗具有邪实气闭，喘不得卧等症状之肺痈或支饮。《医宗金鉴》提到"喘咳不得卧，短气不得息，皆水在肺之急症也，故以葶苈大枣汤直泻肺水也"。

黄芪防己汤

【药物组成】防己，黄芪，甘草，炒白术。（原方无用量）

【功能主治】益气行水。适用于癌性胸腹水。

【用量用法】水煎服，日一剂，早晚温服。

【出处】赵杰. 孙桂芝教授治疗癌性胸腹水五法探析[J]. 辽宁中医杂志，2015，42（9）：1649-1650.

【方解】本方为全国老中医药专家学术经验继承工作指导老师孙桂芝教授治疗癌性胸水的经验方。方用防己苦泄辛散，祛风除湿，利水消肿；黄芪补脾益气，现代药理研究表明黄芪可以增强机体免疫功能，其中含有的黄芪总苷不仅在整体水平有抑瘤作用，而且对体外肿瘤细胞有直接抑制作用，并可能通过诱导癌细胞凋亡起到抑癌作用；二药相伍，补气祛湿利水，祛风散湿固表，共为君药。炒白术补脾燥湿，既助黄芪补气固表，又助防己祛湿利水，为佐药。甘草调和诸药。

瓜蒌薤白椒目方

【药物组成】椒目，瓜蒌，薤白，桑白皮，葶苈子，橘红，半夏，茯苓，紫苏子，蒺藜，生姜。（原方无用量）

【功能主治】通阳利水。适用于癌性胸腹水。

【用量用法】水煎服，日一剂，早晚温服。

【出处】赵杰. 孙桂芝教授治疗癌性胸腹水五法探析[J]. 辽宁中医杂志，2015，42

（9）：1649-1650.

【方解】本方为全国老中医药专家学术经验继承工作指导老师孙桂芝教授治疗癌性胸水的经验方。方中椒目通行水道，滑利逐饮；瓜蒌清气化痰，兼通壅滞之腑气；薤白宽胸条达气机；瓜蒌配薤白可宽胸通阳化饮邪，瓜蒌配椒目可行水逐饮；桑白皮泻肺平喘，利水消肿；半夏燥湿化痰，降逆止呕，消痞散结，其中含有的半夏多糖、半夏生物碱、胡芦巴碱、外源性凝聚素等对多种肿瘤细胞均有抑制作用；橘红理气化痰；茯苓利水渗湿；紫苏子降气行水；蒺藜活血祛风；葶苈子泄肺止咳；生姜行水温胃。

实脾饮

【药物组成】白术，厚朴，木瓜，木香，槟榔，茯苓，干姜，附子，甘草，生姜，大枣，大腹皮，草豆蔻。（原方无用量）

【功能主治】温阳化饮。适用于癌性胸腹水。

【用量用法】水煎服，日一剂，早晚温服。

【出处】赵杰. 孙桂芝教授治疗癌性胸腹水五法探析[J]. 辽宁中医杂志，2015，42（9）：1649-1650.

【方解】本方为全国老中医药专家学术经验继承工作指导老师孙桂芝教授治疗癌性胸水的经验方。方中干姜大热，温运脾阳，健运中焦；附子温肾助阳，化气行水；二者相合振奋脾肾之阳，共为君药。白术益气健脾，药理研究证实其对小鼠艾氏腹水癌、淋巴肉瘤腹水型及食管癌都有显著的抑制作用；茯苓健脾和中，渗湿利水；二者合用助君药补脾利水，共为臣药。厚朴燥湿消痰，下气除满，药理研究表明其具有调整胃肠运动功能、促进消化液分泌等作用；木香、槟榔调脾胃之滞气；大腹皮行气之中兼能利水消肿；木瓜酸温能于土中泻木，兼祛湿利水；草豆蔻辛热燥烈，善治湿郁伏邪。五药相合醒脾化湿，行气导滞，共为佐药。甘草、生姜、大枣调和诸药，益脾温中为使。诸药相合，温脾暖肾，行气利水，肿证自除。

癌性便秘

疏调气机汤合大承气汤

【药物组成】柴胡 10g，香附 10g，郁金 12g，丹参 12g，川芎 10g，枳壳 10g，白芍 12g，白术 10g，茯苓 15g，淫羊藿 15g，薄荷 6g，甘草 6g，大黄 12g，厚朴 24g，芒硝 9g。

【功能主治】疏肝解郁，润肠通便。适用于癌性便秘。

【用量用法】水煎服，日一剂，早晚温服。

【出处】郭利华，张超一，卢佳岑，等. 疏调气机学说在肿瘤防治中的运用[J]. 云南中医中药杂志，2019，40（2）：95-96.

【方解】本方为国医大师张震教授治疗癌性便秘的经验方。本方以疏调气机汤合用大承气汤而成。方中柴胡疏肝解郁，其中的柴胡皂苷、柴胡醇、α-菠菜甾醇对肝脏都有保护作用；香附理气疏肝而止痛，有利胆抗炎的作用，川芎行气活血止痛，有改善脑循环、抗肿瘤等作用，二药相合，助柴胡以解肝经之郁滞，并增行气活血止痛之效；郁金行气止痛助柴胡解郁；枳壳理气行滞；薄荷清透上行助调畅气机；丹参活血调经，具有改善微循环的作用；白芍柔肝和血止痛，合甘草养血柔肝，缓急止痛；白术益气健脾，药理研究证实其对小鼠艾氏腹水癌、淋巴肉瘤腹水瘤及食管癌都有显著的抑制作用；茯苓益气健脾；淫羊藿补肾助阳，强筋骨；大黄泻热通便，荡涤肠胃，芒硝助大黄泻热通便，并能软坚润燥，二药相须为用，峻下热结之力甚强；积滞内阻，则腑气不通，故以厚朴行气散结，消痞除满，并助硝、黄推荡积滞以加速热结之排泄。

济川煎合温脾汤

【药物组成】黑附子^{先煎 2h}4g，党参 15g，生大黄^{后下}15g，火麻仁 20g，当归 15g，肉苁蓉 12g，黄芪 30g，甘草 6g，枳壳 10g。

【功能主治】温补脾肾，散润通便。适用于癌性便秘脾肾亏虚，虚实夹杂的治疗。

【用量用法】水煎服，日一剂，早晚温服。

【出处】耿翠翠，李宁，王希胜. 名中医王希胜从虚论治癌性便秘经验总结[J]. 陕西中医药大学学报，2021，44（2）：37-39.

【方解】本方为全国老中医药专家学术经验继承工作指导老师王希胜治疗癌性便秘的经验方。全方重在通燥结之便，佐以温补脾肾。方中重用生大黄泻下积滞，荡涤肠胃；火麻仁润肠通便；并予少量黑附子温脾，祛寒，止痛；党参健脾益气；当归补血活血；黄芪补脾益气；肉苁蓉补肾助阳，益精血，润肠通便，《玉楸药解》言"谷淖在胃，不得顺下，零星传送，断落不联，历阳明大肠之燥，炼成颗粒，秘涩难通，总缘风木枯槁，疏泄不行也。肉苁蓉滋木清风，养血润燥，善滑大肠，而下结粪，其性从容不迫，未至滋湿败脾，非诸润药可比"；枳壳行气导滞；甘草调和诸药。

癌性疼痛

疏调气机汤合手拈散

【药物组成】柴胡 10g，香附 10g，郁金 12g，丹参 12g，川芎 10g，枳壳 10g，白芍 12g，白术 10g，茯苓 15g，淫羊藿 15g，薄荷 6g，甘草 6g，草豆蔻 15g，延胡索 15g，五灵脂 15g，没药 15g。

【功能主治】疏肝解郁，活血止痛。适用于癌性疼痛。

【用量用法】水煎服，日一剂，早晚温服。

【出处】郭利华，张超一，卢佳岑，等. 疏调气机学说在肿瘤防治中的运用[J]. 云南中医中药杂志，2019，40（2）：95-96.

【方解】本方为国医大师张震教授治疗癌性疼痛的经验方。本方以疏调气机汤合用手拈散而成。方中柴胡疏肝解郁，其中的柴胡皂苷、柴胡醇、α-菠菜甾醇对肝脏都有保护作用；香附理气疏肝而止痛，有利胆抗炎的作用，川芎行气活血止痛，有改善脑循环、抗肿瘤等作用，二药相合，助柴胡以解肝经之郁滞，并增行气活血止痛之效；郁金行气止痛助柴胡解郁；枳壳理气行滞；薄荷清透上行助调畅气机；丹参活血调经，具有改善微循环的作用；白芍柔肝和血止痛，合甘草养血柔肝，缓急止痛；白术益气健脾，药理研究证实其对小鼠艾氏腹水癌、淋巴肉瘤腹水型及食管癌都有显著的抑制作用；茯苓益气健脾；淫羊藿补肾助阳，强筋骨；延胡索行气活血，长于止痛；五灵脂通利血脉，行血止痛；没药祛瘀止痛；草豆蔻理气散寒，故用于气滞血瘀所致的脘腹疼痛有效。

仙龙定痛饮

【药物组成】制天南星20g，补骨脂15g，骨碎补15g，淫羊藿10g，地龙20g，全蝎9g。

【功能主治】化痰散结，温阳通络。适用于骨转移癌痛。

【用量用法】水煎服，日一剂，早晚温服。

【出处】罗海英，徐凯，陈达灿. 朱良春教授治疗骨转移癌痛32例分析[J]. 中医药学刊，2004（6）：975-989.

【方解】本方为国医大师朱良春教授治疗骨转移癌痛的经验方。方中选用善散风痰、开结闭、止骨痛的制天南星为君药。淫羊藿功善补肾壮阳，强筋壮骨，祛风除湿；补骨脂补肾助阳，益精髓，暖腰膝，逐冷风顽痹而止痛；二者共为臣药。骨碎补补肾强骨，活血止痛；全蝎破血逐瘀，通络止痛；二者共为佐药，增强止痛之功。地龙咸寒清热，通经络活，可引药至病所，为使药。本方体现了朱老善用虫类药，以血肉之品开气血之凝滞的学术思想。

阳和汤

【药物组成】熟地黄30g，鹿角胶10g，桂枝10g，白芥子10g，炮姜6g，麻黄6g，山慈菇10g，全蝎10g，乳香10g，没药10g，甘草6g。

【功能主治】温经散寒，活血解毒。适用于肿瘤骨转移寒凝经脉，瘀毒内结。

【用量用法】水煎服，日一剂，早晚温服。

【出处】杜小艳. 潘敏求主任医师治疗肿瘤骨转移疼痛经验[J]. 湖南中医杂志，2009，25（6）：23-24.

【方解】本方为国医大师潘敏求教授治疗卵巢癌的经验方。方中重用熟地黄以温补营血；鹿角胶填精补髓，强壮筋骨；桂枝、炮姜、白芥子温通经脉，温中有通；麻黄解表以散寒，温中有散；山慈菇清热解毒，消痈散结，《滇南本草》言其"消阴分之痰，止咳嗽，治喉痹，止咽喉痛。治毒疮，攻痈疽，敷诸疮肿毒，有脓者溃，无脓者消"；全蝎、乳香、没药活血通络止痛；甘草调和诸药。诸药相合，温经散寒、活血解毒止痛。

八珍汤

【药物组成】白参10g，白术10g，茯苓12g，陈皮10g，当归10g，赤芍30g，川芎10g，山慈菇10g，蜈蚣10g，全蝎10g，白花蛇舌草30g，半枝莲30g，甘草6g。

【功能主治】益气养血，活血解毒。适用于肿瘤骨转移气血两虚，瘀毒内结。

【用量用法】水煎服，日一剂，早晚温服。

【出处】杜小艳. 潘敏求主任医师治疗肿瘤骨转移疼痛经验[J]. 湖南中医杂志，2009，25（6）：23-24.

【方解】本方为国医大师潘敏求教授治疗卵巢癌的经验方。方中白参、白术、茯苓、甘草补脾益气；当归补血和血；赤芍清热凉血，祛瘀止痛，具有解热、抗炎等作用，其中的赤芍正丁醇提取物赤芍D有抗肿瘤作用；川芎补血活血，补而不滞；山慈菇清热解毒，消痈散结，《滇南本草》言其"消阴分之痰，止咳嗽，治喉痹，止咽喉痛。治毒疮，攻痈疽，敷诸疮肿毒，有脓者溃，无脓者消"；全蝎、蜈蚣活血通络止痛；陈皮行气活血；白花蛇舌草清热解毒，现代药理研究发现其在体外对急性淋巴细胞型、粒细胞型、单核细胞型以及慢性粒细胞型肿瘤细胞有较强的抑制作用；半枝莲清热解毒散结，具有抗肿瘤作用。诸药相合，以此益气养血，活血解毒止痛。如脾胃虚弱者加人参、黄芪等；肾精亏虚者加枸杞子、菟丝子、女贞子、山茱萸等；肾阳亏虚者加骨碎补、补骨脂、胡芦巴、巴戟天、锁阳、淫羊藿等；血瘀明显者加延胡索、桃仁、红花、莪术等；气滞者加紫苏梗、隔山消、枳实、香附等；热毒明显者加连翘、蒲公英、紫花地丁、菝葜、石见穿等；痰湿盛者加胆南星、半夏等。

扶正通络汤

【药物组成】全蝎6g，地龙10g，僵蚕15g，清半夏10g，瓜蒌15g，酸枣仁10g，柴胡6g，延胡索15g，黄芪30g，党参10g，当归12g，茯苓15g，生地黄10g，陈皮12g，白花蛇舌草30g，珍珠母15g，焦三仙各10g，白术15g，阿胶烊化6g，炙甘草6g。

【功能主治】益气养血，宁心安神，通络止痛。适用于癌性疼痛气血亏虚，痰瘀互结。

【用量用法】水煎服，日一剂，早晚温服。

【出处】范铁兵，杨志旭. 运用郭子光教授"全蝎、地龙、僵蚕"角药治疗癌性疼痛的临床体会[J]. 中医肿瘤学杂志，2019（1）：4-7.

【方解】本方为国医大师郭子光教授治疗癌性疼痛的经验方。方中黄芪补脾益气，现代药理研究表明黄芪可以增强机体免疫功能，其中含有的黄芪总苷不仅在整体水平有抑瘤作用，而且对体外肿瘤细胞有直接抑制作用，并可通过诱导癌细胞凋亡起到抑癌作用；党参益气健脾，生津润燥，具有增加机体免疫力的作用；白术、茯苓、炙甘草益气健脾；当归补血和血；生地黄、阿胶滋阴养血生津；焦三仙消食化积除滞；柴胡疏肝解郁；酸枣仁、珍珠母宁心安神；清半夏、陈皮祛痰化湿；瓜蒌清热化痰，宽胸散结，润肠通便；全蝎、地龙、僵蚕配以延胡索，功善通络止痛；白花蛇舌草清热解毒，现代药理研究发现其在体外对急性淋巴细胞型、粒细胞型、单核细胞型以及慢性粒细胞型肿瘤细胞有较强的抑制作用。全方配伍，功奏益气养血，宁心安神，通络止痛之功。

肿瘤术后

健中扶正汤

【药物组成】黄芪 30g，酸枣仁 25g，炒谷芽 25g，山药 20g，橘络 20g，绿梅花 20g，仙鹤草 15g，石斛 15g，无花果 15g，灵芝 10g，竹茹 10g。

【功能主治】扶正固本，调和中州。适用于肿瘤术后。

【用量用法】水煎服，日一剂，早晚温服。

【出处】李艳，张国梁，李崇慧，等. 徐经世治疗肿瘤术后诸证经验[J]. 安徽中医学院学报，2012，31（5）：29-30.

【方解】本方为国医大师徐经世治疗肿瘤术后的经验方。方中黄芪补脾益气，可以增强机体免疫功能，为君药。仙鹤草性平味苦，既养血又调血，具有双向调节作用，现代医学研究表明，仙鹤草抗肿瘤效果肯定，可抑制瘤体增殖，防止转移；山药味甘性平，平补脾肺肾三脏，助君药补气；石斛性轻清和缓，主生津止渴，补虚除烦，尚能开胃健脾，厚肠理胃；炒谷芽、绿梅花芳香开郁，醒脾和胃，直以安中；五药共为臣。佐以无花果，性平味甘，既能收涩止泻，又能润肠通便，更兼抗癌作用；灵芝补益五脏之气，具扶正固本之效，现代药理研究表明灵芝含有丰富的营养物质，能滋补人体器官，并能双向调节各器官的生理功能，使之恢复正常，有较强的补气安神、止咳平喘、祛痰、抗肿瘤、减轻抗放射性损伤的作用；酸枣仁意在宁心安神，从统筹全局的角度多方位达到"安中"效果；同时佐以橘络护胃络，降冲逆；最后使以竹茹清化痰热、宁神开郁的特性协调全方，使胃受纳。全方诸药药性平和，共奏扶正安中，滋养化源之效，护脾而不碍脾，补脾而不滞脾，泄脾而不耗脾；温燥适度，甘平养胃，益脾兼理气。